临床护理研究与实践

程海英　等主编

吉林科学技术出版社

图书在版编目（ＣＩＰ）数据

临床护理研究与实践/程海英等主编. -- 长春：
吉林科学技术出版社，2023.5
ISBN 978-7-5744-0302-4

Ⅰ.①临... Ⅱ.①程... Ⅲ.①护理学—研究 Ⅳ.
①R47

中国国家版本馆 CIP 数据核字 (2023) 第 063487 号

临床护理研究与实践

主　　编　程海英等
出 版 人　宛　霞
责任编辑　张　凌
封面设计　史晟睿
制　　版　张灏一
幅面尺寸　185mm×260mm
开　　本　16
字　　数　300 千字
印　　张　13.5
印　　数　1-1500 册
版　　次　2023年5月第1版
印　　次　2023年10月第1次印刷

出　　版　吉林科学技术出版社
发　　行　吉林科学技术出版社
地　　址　长春市福祉大路5788号
邮　　编　130118
发行部电话/传真　0431-81629529 81629530 81629531
　　　　　　　　　　81629532 81629533 81629534
储运部电话　0431-86059116
编辑部电话　0431-81629518
印　　刷　廊坊市印艺阁数字科技有限公司

书　　号　ISBN 978-7-5744-0302-4
定　　价　110.00元

前言

护理学是一门实践性、应用性很强的学科。随着人民群众对护理服务需求的日益加大和护理工作模式的转变,临床护理服务的内容和护理学理论、实践研究重点也发生了深刻变化。医学发展推动了护理学的进展,通过国内外护理界的广泛交流,许多先进的护理理论和护理模式被国内护士接受和引用。同时,随着人民生活水平的不断提高,人们对护理的需求日益增强。

本书结合临床护理实际,先概述了护理工作方法、护理程序等基础内容,又详细介绍了临床各专业科室常见疾病的护理概述、护理评估、护理措施等内容。

全书内容新颖、全面,力求反映临床护理和护理研究的最新成果,是一本面向广大医护人员的参考用书。本书撰写中虽做了较大努力,但由于时间及水平所限,错误和遗漏之处实属难免。希望广大读者不吝批评指正。

编者
2021 年 2 月

前言

目　录

第一章　绪　论

护理学是医学科学领域中的一门独立的分支学科，是以自然科学和社会科学理论为基础的研究、维护、促进、恢复人类健康的护理理论、知识、技能及其发展规律的综合性应用学科。随着医学及科学技术的发展、人们生活水平的提高和健康需求的增加，护理学经历了从简单的清洁卫生护理到以疾病为中心的护理，再到以患者为中心的整体护理，直至以人的健康为中心的发展过程。其研究内容、范畴与任务涉及影响人类健康的生物、心理、社会等各个方面，通过应用科学的方法对护理对象进行整体的认识，全面揭示护理的本质及其发展规律。

第一节　护理学发展简史

护理是人类生存的需要。护理的起源可追溯到原始人类，可以说自从有了人类就有了护理活动。护理学的发展与人类的社会进步、文明程度、科学发展息息相关。

一、护理学的形成

（一）人类早期护理

自有人类就有生老病死，也就有了原始医护照顾的萌芽，其照顾方式随当时人们对疾病和伤害形成的原因及他们对生命的看法不同而不同。原始社会时，人类居住在山林和洞穴中，靠采集和渔猎生活；为谋求生存，在向自然做斗争的过程中积累了丰富的生活和生产经验，在生活中逐渐认识到吃了某些食物导致消化不良、胃部不适时，用手抚摸可减轻疼痛，从而形成了原始的按摩疗法；火的使用结束了人类"茹毛饮血"的生活，人们认识到进食熟食可减少胃肠道疾病，开始了解饮食与胃肠道疾病的关系；通过观察动物疗伤的方法，对受伤者采用舌头舔伤口或用溪水冲掉血污来防止伤情恶化，逐渐形成了原始的"自我保护"式的医疗照顾。

为了在恶劣的环境中求生存，人类逐渐群居，形成以家族为中心的母系氏族社会，人们开始定居，组成家庭并初步分工，在料理其他家务的同时，妇女担负起照顾家中伤病者的责任。凭她们的天赋本能和代代相传的经验，以温柔慈祥的母爱照顾老人和病者。当时，常用一些原始的治疗、护理方法为伤病者解除痛苦，促进康复，如伤口包扎、止血、热敷、按摩及饮食调理等，形成原始社会"家庭式"的医护照顾。

在古代，医护照顾长期与宗教和迷信活动联系在一起。由于当时人类对疾病还没有正确的认识，把疾病看作灾难，认为疾病是由神鬼超自然力量所致的，由此产生迷信、宗教，巫师也应运而生。他们采用念咒、画符、祈祷、捶打、冷热水浇浸等方法去取悦或驱除"鬼怪"以减轻痛苦、治疗疾病。此时医巫不分。

随着人类文明的发展，在征服伤病的过程中，经过实践经验的积累，逐渐知道不能仅靠画符、祈祷等方法祛除疾病，也可用砭石、草药等来治病。一些人摒弃了巫术，医、巫逐渐分开，形成集医、药、护于一身的原始医生。一些文明古国（如中国、古印度、古埃及、古希腊、古罗马)已有关于如何处理儿童健康、公共卫生、内外科疾病治疗及预防与止血、伤口缝合、绷带包扎、沐浴、催眠、尸体包裹等医护活动的记录。

公元初年，基督教兴起，教徒们在传播宗教信仰、修建修道院的同时，开展了医病、济贫等慈善事业，建立了最初的医院。医院开始主要作为收容徒步朝圣者的休息站，以后发展为治疗精神病、麻风等疾病的场所及养老院。一些献身于宗教事业的妇女，在做教会工作的同时，还参与对老弱病残的护理。一位名叫菲比的基督徒被称为第一个女执事和第一个护士；另一位古罗马妇女法比奥拉花了许多财富、精力和时间去照顾有病的人和穷人，在公元390年，她建立了第一所免费医院，使护理工作开始从家庭走向社会，她们访视病患者就像今日医院家庭访视护士所做的一样。她们虽未受过专门训练，但工作认真，服务热忱，有献身精神，受到社会的赞誉和欢迎，这就是早期护理的雏形，对以后护理事业的发展有着良好的影响。

(二)中世纪护理

中世纪的欧洲，护理工作受到宗教和战争的影响，修道院逐渐发展起来，并在院内收容了一些男女从事繁重的体力劳动，同时为院外有病的人提供帮助，这对护理工作的开展起到了一定的促进作用，护理逐渐由"家庭式"迈进了"社会化和组织化"的服务，形成了宗教性、民俗性及军队性的护理社团。13—14世纪罗马天主教皇掌握了欧洲许多国家的宗教大权，在各地广建教堂和修道院，修道院内收治患者；同时由于欧洲连年战争，伤寒、麻风、疟疾等疫病大肆流行，各国普遍设置医院，但医院大多数受教会的控制，担任护理工作的多为修女，她们缺乏护理知识，又无足够的护理设备，更谈不上护理管理，护理工作多限于简单的生活照料。

(三)文艺复兴与宗教改革时期的护理

大约于公元1400年，意大利兴起文艺复兴运动，医学也迅猛发展，西方国家称这个时期为科学新发现时代。在此期间，人们破除了对疾病的神话和迷信，诊治疾病有了新的依据。文艺复兴后期，因慈善事业的发展，护理逐渐摆脱教会的控制，从事护理的人员开始接受部分的工作训练，专门照顾伤病者，类似的组织相继成立，护理开始走向独立职业之旅。但是，发生于1517年的宗教革命使社会结构与妇女地位发生了变化，护理工作不再由具有仁慈博爱精神的神职人员来担任，新招聘的护理人员往往是那些找不到工作的人，她们既无经验又未经适当训练，也缺乏宗教热忱，致使护理质量大大下降，护理的发展进入了长达200年的"黑暗时期"。

(四)科学护理的诞生与南丁格尔的贡献

在19世纪，工业革命的发展使社会经济发生了变化。随着科学的发展和医学的进步，社会对护理的需求日益迫切，护理工作的地位有所提高。1836年，英国牧师弗里德尔在凯撒斯威斯城建立医院和女执事训练所，招收年满18岁、身体健康、品德优良的妇女，给予护理训练，这就是最早的具有系统化组织的护训班。

英国的佛罗伦萨·南丁格尔是历史上最负盛名的护士，被尊为"近代护理事业的创始人"，她对护理的贡献非常深远。19世纪中叶，她首创了科学的护理专业，促进了健康与卫生的发展，重建了军中与民间的医院，发展了以促进舒适和健康为基础的护理理念。国际上称这个时期为"南丁格尔时代"。这是护理工作的转折点，也是护理专业真正的开始。

南丁格尔 1820 年 5 月 12 日出生于父母旅行之地——意大利佛罗伦萨，她受过高等教育，在英国德比郡成长，精通英、法、德、意等语言，信仰宗教，擅长音乐和绘画，具有较高的文化修养。她从少女时代起就为人慈善，博爱为怀，接济贫困人家，更关心伤病者。她对护理工作怀有深厚的兴趣，在从事慈善事业的活动中，深深感到十分需要训练有素的护士。1850 年，她力排众议，又说服母亲，慕名去了当时最好的护士培训基地——德国的凯撒斯威斯城，参加护理训练班学习，并对英、法、德等国的护理工作进行了考察研究。1853 年，她在慈善委员会的帮助下，在英国伦敦成立了看护所，开始了她的护理生涯。

1854 年 3 月，英、法等国与俄国在克里米亚地区爆发了战争。英国和法国共同派兵参加了战争，以对付沙皇俄国对土耳其的入侵。当时英国的战地医院管理不善，条件极差，缺乏护理。伦敦报纸揭露在前线英勇奋战的英国士兵在负伤或患病后，由于得不到合理的照料而大批死亡，病死率高达 50%。这个消息引起民众的强烈不满。南丁格尔立即致函当时的英国陆军大臣，自愿率护士赴前线救伤。1854 年 10 月南丁格尔被任命为"驻土耳其英国总医院妇女护士团团长"，率 38 名精心挑选的护士克服重重困难，抵达战地医院，顶住医院工作人员的抵制和非难，投入忙碌的抢救工作，当时伤员达万人。南丁格尔率领护士改善医院病房环境，清洗病员伤口，消毒物品，消灭害虫，以维持清洁；改善伤员膳食，以增加营养；设立阅览室、娱乐室，以调节士兵的生活；重整军中邮务，方便士兵与家人通信，使伤员精神上获得慰藉；入夜，她常常手持油灯巡视伤员，亲自安慰和关怀那些受重伤和垂危的士兵。她的积极服务精神赢得了医院医务人员的信任和伤员的尊敬。士兵们称颂她为"提灯女神""克里米亚天使"。由于她致力改革，在短短的半年时间内使英国前线伤员的病死率降为 2.2%。南丁格尔的护理成效受到广泛的重视，改变了英国政府对护士的看法，提高了妇女地位，护理工作从此受到了社会重视。1856 年战争结束，南丁格尔回到英国，受到全国人民的欢迎，英国政府授予她巨额奖金。但南丁格尔把政府表彰她献身精神和伟大功勋的 44000 英镑全部献给了护理事业。晚年的南丁格尔视力减退，至 1901 年完全失明。她献身护理事业，终身未嫁，1910 年 8 月 13 日，她在睡眠中溘然长逝，享年 90 岁。她留下遗嘱，谢绝国葬而葬于自己家族的墓园内。

克里米亚战争的护理实践使南丁格尔越发深信护理是科学事业，护士必须接受严格的科学训练。1860 年，南丁格尔在英国的圣托马斯医院创办了世界上第一所护士学校——南丁格尔护士训练学校，使护理的教育方式由学徒式转变为正式的学校教育，为护理教育奠定了基础。从 1860 年到 1890 年，学校共培养学生 1005 名，她们在各地推行护理改革，创建护士学校，弘扬南丁格尔精神，使护理工作有了崭新的面貌。

南丁格尔一生写了大量的日记、书信、报告和论著，她的代表作为《护理札记》和《医院札记》。这两本书曾作为当时护士学校的教科书而广泛应用。《护理札记》说明了护理工作应遵循的指导思想和原理，被称为护理工作的经典著作。《医院札记》提出了改进医院建筑和管理方面的意见。此外，她还写下了有关福利、卫生统计、社会学等方面的著作 100 多篇，在世界各国杂志上发表，迄今仍具有指导意义。

南丁格尔还支持地区家庭护理工作，首创了近代公共卫生和地区家庭护理。瑞士银行家邓南在她的影响下，于 1864 年在日内瓦成立了国际红十字会，以救治当时欧洲战场上的伤痛士兵。

南丁格尔以她渊博的知识、远大的目光和高尚的品德投身护理工作，开创了科学的护理事业。她把毕生的精力贡献给了神圣的护理事业，功绩卓著，赢得了全世界人民的爱戴和尊敬。为了纪念她，英国伦敦和意大利佛罗伦萨都铸有她的铜像，国际护士会设立了南丁格尔基金，向各国护士颁发奖学金供进修学习之用，并将每年 5 月 12 日南丁格尔诞辰日定为国际护士节，国际红十字会设立了南丁格尔奖章，作为对各国优秀护士的最高荣誉奖，每两年颁发一次。到 2019 年已向全世界优秀护士颁奖 47 次。我国共有 80 名优秀护理工作者获此殊荣。

现代护理学与南丁格尔时期创建的护理学已大不相同，在护理学的知识结构、护理的目的、护理的对象、护士的作用等方面发生了极大的变化。但是，南丁格尔对护理的认识和改进及颇有见地的独到见解，在当时和现在都有着深刻的影响和指导意义。

（五）现代护理学的发展

现代护理学是在南丁格尔创建的护理学基础上发展起来的。现代护理学的发展过程，也就是护理学科的建立和护理专业形成的过程。世界各地受经济发展、文化、教育、宗教、妇女地位等各方面因素的影响，对护理工作和护理教育的重视程度大相径庭，因此，各国护理专业的发展也很不平衡。

1. 护理工作向专科化发展

随着医学科学技术的不断发展和医院数量和规模的扩展，现代护理学的专业分科越来越细。为了提高护理质量，在医学分科的同时，护理人员也通过深入研究和学习，开展了各专科的护理工作。在重症监护、急救护理、器官移植护理、透析护理等领域发挥着重要的作用。现代护理观的形成和护理程序的应用，使护理服务的对象和范围越来越广泛，一些具有硕士及以上学历的护理人员成了可独立解决专科护理工作难题的护理专家，以至在一些发达国家出现了开业护士，独立开展护理工作。还有的护士进入社区，给一些特殊人群，如妇女、儿童、老年人提供护理及预防保健服务。

2. 形成多层次的护理教育

随着护理学科的发展，对护理教育的层次和质量提出了新的要求。以医院为基础的证书教育项目是最早开展的一种护理教育形式。20 世纪 40 年代，美国等发达国家开始在专科学院和综合性大学建立护理系，以发展护理教育。1919 年，第一个授予学士学位的护理教育在美国明尼苏达州开办。1932 年，美国天主教大学首先开始了护理硕士的研究教育。1933 年，美国哥伦比亚大学教师学院开设了第一个培养护理教师的博士项目。1964 年，美国加州大学旧金山分校开设了第一个护理博士学位项目。目前，美国、加拿大、澳大利亚、英国、泰国、新西兰、韩国、中国等国家开设护理学博士教育项目。这些国家的护理教育发展水平较高，护理工作也比较受重视，已形成了多层次、高质量的护理教育体系。

3. 建立专业学术团体

护理团体不断发展，1896 年，美加护士会成立，1911 年改为美国护士会，1899 年成立了国际护士会。这些团体的成立增进了各国护理人员的国际交流，特别关注护理人员在全球基本保健需要中的作用、各国护理学术团体的作用和它们在与其政府有关部门的关系，以及护士的社会、经济福利等问题。同时，通过制定和实施护理实践和伦理等专业标准，促进了护理专业的发展。

4.建立执业注册制度

各国相继建立了护士执业注册制度，以保证进入护理队伍的人员达到合格的标准，提高护理质量；并通过执业注册制度保证护士的终身教育。

5.护理研究和护理理论的发展

1948年，世界卫生组织在其宪章中提到："健康，不仅仅是没有躯体疾病，还要有完整的生理、心理状态和良好的社会适应能力。"这一新的健康理念为护理研究提供了广阔的领域。护理程序的提出使护理工作有了科学的方法。自20世纪60年代以后，美国的护理理论家就不断提出和形成护理学的独特模式和理论，为护理事业的发展奠定了基础。

随着护理教育的发展，具有科研能力的护理人员不断增加。20世纪60年代护理研究着重于对护理措施的结果和护理质量的评价；20世纪80年代，研究范围更为广泛，与其他学科的研究者的合作更加紧密。1985年，美国国立卫生研究院设立了全国护理研究院，以指导、支持和传播护理研究项目。

二、我国护理学发展概述

(一)中医学与护理

中医学有着悠久的历史，医、药、护不分，寓护理于医药之中，强调"三分治七分养"，养即为护理。从中医学发展史和丰富的医学典籍及历代名医传中，经常可见到有关护理理论和技术的记载。许多内容对现代护理仍有指导意义。我国现存最早的医学经典著作《黄帝内经》阐述了许多生理和病理现象、治疗和护理原则，并提出要"扶正祛邪"，即加强自身防御和"圣人不治已病治未病"的预防观点。东汉末年名医张仲景总结自己和前人的经验，著有《伤寒杂病论》，总结了药物灌肠术、人工呼吸和舌下给药法。晋朝葛洪的《肘后方》中有筒吹导尿术的记载："小便不适，土瓜捣汁，入少水解之。筒吹入下部。"其中，筒是导尿工具。唐代杰出医药家孙思邈所著的《备急千金要方》中宣传了"凡衣服、巾、栉、枕、镜不宜与人同之"的隔离观点；有关口腔护理的重要性和方法也有记载，如"早漱口，不若将卧而漱，去齿间所积，牙亦坚固"等；他还改进了前人的筒吹导尿术，采用细葱管进行导尿。宋朝名医陈自明的《妇女大全良方》为妇女产前、产后护理提供了许多资料。明、清代，瘟疫流行，先后出现了不少研究传染病防治的医学家。他们在治病用药的同时，十分重视护理。如胡正心提出用蒸汽消毒法处理传染患者的衣物；当时还流行用燃烧艾叶、喷洒雄黄酒来对空气和环境进行消毒。

几千年来，中医学是采用朴素的唯物主义观点对待人体和疾病的。中医把人体看作是统一的有机体，并把人的健康与内在的心理状态和外在生活环境紧密联系起来，在阴阳、五行、四诊、八纲、辨证论治等理论指导下实施医疗护理措施。因此，中医药学为护理学的起源提供了丰富的理论和技术基础。

(二)中国近代护理的发展

我国近代护理事业的形成和发展在很大程度上受西方护理的影响，主要是在鸦片战争前后，随着各国军队、宗教和西方医学进入中国而开始的。1835年，英国传教士巴克尔在广州开设了第一所西医院。两年之后，这所医院开始以短训班的方式培训护理人员。

1887年，美国护士麦克尼在上海妇孺医院开办了护士训练班，推行"南丁格尔"护理制度，此可视为中国护理教育的初始。

1888年，美国的约翰逊女士在福州医院创办了第一所护士学校。

1895年和1909年，先后在北京成立护训班和护士学校，1907年以后，中国的一些城市（如广州、南京、长沙、成都等）开设了培训班，我国护理专业队伍逐渐形成。

1909年，中国护理界的群众学术团体"中华护士会"在江西牯岭成立(1937年改为中华护士学会，1964年改为中华护理学会)，学会的主要任务是制定护理教学计划、编译教材，办理全国护士学校的注册，组织毕业生会考和颁发执照。1920年，中华护士会创刊《护士季报》，1922年加入国际护士会，成为国际护士会第十一个会员国。

1921年，美国人开办了私立北京协和医学院护理系，学制为4~5年，5年制的学生毕业时被授予理学学士学位。这是我国高等护理教育的开端。此后，还与燕京大学、金陵女子文理学院、东吴大学、岭南大学、齐鲁大学等5所大学合办了五年制高等护理教育，培养了一批水平较高的护理师资和护理管理人员，直至1950年停办。

1934年，中华民国教育部成立护理教育专门委员会，将护理教育改为高级护士职业教育，招收高中毕业生，护士教育被纳入国家正式教育系统。

抗日战争期间，我国许多医护人员满怀激情奔赴延安，在解放区设立了医院，护理工作受到党中央的重视和关怀。傅连暲于1931年在江西开办了"中央红色护士学校"，1941年在延安成立了"中华护士学会延安分会"，广大护理人员为当地人民和战士的健康保健做出了重要贡献，护理工作也备受重视。

(三)中国现代护理的发展

1. 护理教育

中华人民共和国成立后，我国护理工作进入一个新的时期。1950年，第一届全国卫生工作会议将护理教育列为中专教育之一，并由卫生部制定全国统一教学计划和编写统一教材。1961年，原北京第二医学院再次开办高等护理教育。

1980年，原南京医学院首先开办了高等护理专修班。

1983年，天津医学院首先开设护理本科专业。1984年，卫生部和教育部召开全国高等护理专业教育座谈会，明确要建立高层次、多规格的护理教育体系，培养高级护理人才，充实教学、管理等岗位，以提高护理质量，促进学科发展，尽快缩短与先进国家在护理上的差距。目前我国已有120余所院校设立了学士学位的护理教育，为国家培养了一批高等护理人才。

1992年，北京、上海等地又开设了护理学硕士研究生教育项目；2004年以来，我国有20多所院校陆续开设了博士教育项目，促使护理专业向更高层次和水平迈进。目前我国中专、大专、本科、研究生4个层次的护理教育体系基本形成。

自20世纪80年代以来，许多地区开展各种形式的护理成人教育，促进了护理人才的培养，体现了终身教育对护理队伍建设的意义。1997年，中华护理学会在无锡召开了继续护理学教育座谈会，制定了相应的法规，从而保证继续护理学教育走向制度化、规范化和标准化。

2. 护理研究

自1977年以来，中华护理学会和各地分会先后恢复，总会多次召开全国性护理学术经验交流会。各地分会也普遍举行各种不同类型的专题学习班、研讨会等。中华护理学会还成立了学术委员会和各护理专科委员会。1954 年创刊的《护理杂志》复刊，1981 年改为《中华护理杂志》；《实用护理杂志》《护理学杂志》等 10 多种护理期刊也相继创刊；护理教材、护理论著相继出现；护理研究和护理科普文章如雨后春笋般涌现。1993 年，中华护理学会设立了护理科技进步奖，每两年评奖一次。

1980 年以后，国际学术交流日益加强，中华护理学会多次与美国、加拿大、日本等国家的护理学会联合召开国际护理学术交流会。中华护士代表团先后与美国、加拿大、澳大利亚、日本、新加坡等国及中国香港、澳门等地区的护士学会进行互访交流，中外护理专家还进行了互派讲学。1985 年，全国护理中心在北京成立，进一步取得了 WHO 对我国护理学科发展的支持。通过国际交流，开阔了眼界，活跃了学术氛围，增进和发展了我国护理界与世界各国护理界的友谊，促进了我国护理学科的发展。

3. 护理专业水平

自 1950 年以来，临床护理工作一直以疾病为中心，护理技术操作常规多围绕完成医疗任务而制定，医护分工明确，护士为医生的助手，护理工作处于被动状态。随着高等护理教育的恢复和发展，以及多层次、多规格护理教育的开展，护理人员的科研能力、学术水平不断增强，护理专业水平不断提高。改革开放以后，逐渐引入国外有关护理的概念和理论，认识到人的健康与疾病受心理、社会、文化、习俗等诸多因素的影响，护理人员开始加强基础护理工作，并分析、判断患者的需求，探讨如何以人为中心进行整体护理，应用护理程序为患者提供积极、主动的护理服务，护理工作的内容和范围不断扩大。大面积烧伤、器官移植、肿瘤、显微外科、重症监护等专科护理，以及中西医结合护理、家庭护理和社区护理等迅速发展，为护理学的发展增添了新的内容。

4. 护理管理

随着护理学科的发展，护理管理体制逐渐健全。为加强对护理工作的指导，完善护理管理体制，我国国家卫生部医政司设立了护理处，负责全国护士的管理，制定有关政策法规。各省市自治区卫生厅（局）在医政处下设专职护理干部，负责管辖范围内的护理管理，各地医院也大力整顿护理工作，建立健全了护理指挥系统。1979 年，国务院批准卫生部颁发了《卫生技术人员职称及晋升条例（试行）》，明确规定了护理专业人员的高级、中级和初级职称。根据这一条例，各省、市、自治区制定了护士晋升考核的具体内容和方法。1993 年卫生部颁发了新中国成立以来第一个关于护士执业和注册的部长令与《中华人民共和国护士管理办法》。1995 年 6 月，全国举行首届执业护士考试，考试合格获执业证书方可申请注册。护理管理工作走向法治化轨道。

第二节　护理学的基本概念

一、基本概念

任何一门学科都是建立在一定的理论基础之上，理论则用相关的概念来表达。现代护理学包含 4 个最基本的概念——人、环境、健康和护理。对这 4 个概念的认识和界定直接影响护理学的研究领域、护理工作的范围和内容。每位护理专业的理论家在阐述其相关理论时，都要先对 4 个基本概念进行描述，以便他人了解相关理论的基本思想。

(一)人

护理是为人的健康服务的，护理学的研究对象是人，包括个体的人和群体的人。对人的认识是护理理论、护理实践的核心和基础。对于护士来说，正确认识人的整体特征、熟悉人与周围环境之间的广泛联系、把握人体需求的特点、了解人成长与发展的规律，对于以后提供专业服务是非常必要的。

1.人是一个统一的整体

作为护理对象的人，首先是一个由各器官、系统组成的受生物学规律控制的生物的人，同时又是一个有思想、有情感、从事创造性劳动、过着社会生活的社会人，是生理、心理、精神、社会等多方面组成的整体的人。任何一方的功能失调都会在一定程度上引起其他方面的功能变化，进而对整体造成影响。如疾病可影响人的情绪和社会活动；同样心理压力也会造成身体的不适。而人体各方面功能的正常运转，又能促进人体整体功能的发挥，从而使人获得最佳健康状态。

2.人是一个开放系统

人与周围的环境不断进行着物质、能量和信息的交换，达到保持机体内环境的稳定和平衡，以适应外环境的变化。经由这些互动，发展出生活的行为模式，使人能与其他人及环境和谐一致。强调人是一个开放系统，提示护理中不仅要关心机体各系统或各器官功能的协调平衡，还要注意环境对机体的影响，这样才能使人的整体功能更好地发挥和运行。

3.人有其基本需要

人为了生存、成长和发展，必须满足其基本需要。不同年龄组的人各自不同的发展特点和任务，具有不同层次的基本需要，人可通过各种方式表达自己的需要。如基本需要得不到满足，机体会因内外环境的失衡而致疾病发生。护理的功能是帮助护理对象满足其基本需要。

4.人有自理能力并对自己的健康负责

每个人都希望自己有健康的身体和健全的心理。人对自身的功能状态具有意识和监控能力，人有学习、思考、判断和调适的能力，可通过调节利用内外环境以适应环境变化和克服困难。因此，人不会被动地等待治疗和护理，而是主动寻求信息，积极参与维护健康的过程。同时，人也有责任维持和促进自身健康。护士在护理实践中必须充分认识上述特点，努力调动人的这一内在的主观能动性，这对预防疾病、促进健康十分重要。

(二)环境

人的一切活动都离不开环境，并与环境相互作用、相互依存。

1.人与环境相互依存

环境包括内环境和外环境。内环境指人的生理、心理等方面；外环境则指自然环境和社会、文化环境。任何人都无法脱离环境而生存。环境是动态的、变化的，人必须不断调整机体内环境，以适应外环境的变化；同时人又可以通过自身力量来改造环境，以利于生存。

2.环境影响人的健康

环境深受人类的影响，而人类也被环境所左右。环境作为压力源对人类健康产生重要影响。良好的环境可促进人类健康，不良的环境则给人的健康造成危害。在人类所患疾病中，不少与环境的致病因素有关。护理人员应掌握有关环境与健康的知识，为人类创造适于生活、休养的良好环境。

(三)健康

健康是护理学关注的核心内容，人与环境的相互作用直接影响人的健康状态。预防疾病、促进健康是护理人员的天职，对健康的认识也直接影响护理人员的行为。

1.健康是生理、心理、精神等方面的完好状态

1948 年世界卫生组织(WHO)将健康定义为："健康，不仅是没有疾病和身体缺陷，还要有完整的生理、心理状态和良好的社会适应能力。"由此可见人的健康包括了身体、心理和社会各个方面，表明健康是机体内部各系统间的稳定、协调，以及机体与外部环境之间平衡、和谐、适应的良好状态。

2.健康是一个动态、连续变化的过程

如果以一条横坐标表示健康和疾病的动态变化过程，一端代表最佳健康状态，另一端则代表病情危重或死亡，每个人的健康状况都处在这一连续体的某一点上，且时刻都在动态变化之中。当人成功地保持内外环境的和谐稳定时，人处于健康完好状态；当人的健康完整性受到破坏、应对失败时，人的健康受损继而产生疾病，甚至死亡。护理工作的范围包括健康的全过程，即从维护最佳的健康状态到帮助濒临死亡的人平静、安宁、有尊严地死去。护理人员有责任促进人类向健康的完好状态发展。

3.人类的健康观念受多方面因素的影响

人生活在自然和社会环境中，有着复杂的生理、心理活动。社会背景、经济水平、文化观念等直接影响人们对健康的认识和理解，每个人对健康问题形成自己的看法或信念。护士可在帮助人们转变不正确或不完整的健康观念和采取健康生活方式等方面发挥作用。

(四)护理

护理的概念是随着护理专业的建立和发展而不断变化和发展的。护理一词来源于拉丁文"nutrici-us"，原意为抚育、扶助、保护、照顾幼小等。护理是为人的健康提供服务的过程，护理活动是科学、艺术、人道主义的结合。

(1)护理的目的是协助个人促进健康、预防疾病、恢复健康、减轻痛苦。

(2)护理能增强人的应对及适应能力，满足人的各种需要。

(3)护理程序是护理工作必须应用的科学方法，以发挥独立性及相互依赖性的护理功能，满足个人、团体、社会的健康需要。

(4)护理学是一门综合自然科学和社会科学知识的独立的应用学科。护理将持续不断地适应人类健康和社会需要的变化，修正护理人员的角色功能。

人、环境、健康、护理 4 个概念密切相关。护理研究必须注重人的整体性、人与社会的整体性、人与自然的整体性，只有把人和自然、社会看成一个立体网络系统，把健康和疾病放在整个自然、社会的背景下，运用整体观念，才能探索出护理学的规律，促进护理学的发展。

二、护理学概念的形成与发展

自南丁格尔创建护理专业以来，护理学科不断变化和发展。从理论研究来看，护理学的变化和发展可概括地分为 3 个阶段。

(一)以疾病为中心的护理阶段(1860 年至 20 世纪 40 年代)

这一阶段为现代护理发展的初期。当时医学科学的发展逐渐摆脱了宗教和神学的影响，相继提出各种科学学说、考虑患病的原因时，只考虑细菌或外伤因素，认为无病就是健康。因此，一切医疗行为都围绕疾病进行，以清除病灶为基本目标，从而形成了"以疾病为中心"的医学指导思想。受这一思想的影响，加之护理在当时还没有形成自己的理论体系，护理的概念仅限于协助医生诊疗、消除身体的疾患、恢复正常功能。护士成为医生的助手，护理的服务方式是执行医嘱、完成护理常规和技术操作程序。

1859 年，南丁格尔提出护理的定义是："通过改变环境，使患者处于最佳状态，待其自然康复。"

(二)以患者为中心的护理阶段(20 世纪 40 年代至 20 世纪 70 年代)

20 世纪 40 年代，系统论、人的基本需要层次论、人和环境的相互关系学说等理论的提出和确立，为护理学的进一步发展奠定了理论基础。1948 年，WHO 提出了新的健康观，为护理研究提供了广阔的领域。此后护理学者提出了以系统论为基础的护理程序，为护理实践提供了科学的方法。20 世纪 60 年代以后，相继出现了一些护理理论，提出应重视人是一个整体的观念，从此，在疾病护理的同时，开始注重人的整体护理。1977 年，美国医学家恩格尔提出了"生物—心理—社会医学模式"。这一新的医学模式强化了人是一个整体的思想，从而引起护理学概念的变化，即强调以患者为中心的宗旨，运用护理程序为患者提供整体护理。护士与医生的关系为合作伙伴关系，护士与患者的关系更加密切。

1943 年，奥利维尔认为：护理是艺术和科学的结合，包括照顾患者的一切，增进其智力、精神、身体的健康。

1957 年，克瑞特提出：护理是对患者加以保护、教导，以满足患者不能自我照料的基本需要，使患者舒适。

20 世纪 60 年代，约翰森认为：护理是某些人在某种应激或压力下不能达到自己的需要，护士给其提供技术需要，解除其应激，以恢复原有的内在平衡的过程。

以患者为中心的护理改变了护理的内容和方法，但护理的研究内容仍局限于患者的康复，护理的工作场所限于医院内，尚未涉及群体保健和全民健康。

(三)以人的健康为中心的护理阶段(20 世纪 70 年代至现在)

随着社会的发展和科学技术的日新月异，疾病谱发生了很大变化。过去威胁人类健康的传染病得到了很好的控制，而与人的行为、生活方式相关的疾病如心脑血管病、恶性肿瘤、意外伤害等成为威胁人类健康的主要问题。同时，随着人们物质生活水平的提高，人类对健康的需求也日益增加。1977 年，WHO 提出的"2000 年人人享有卫生保健"的战略目标成为护理专业发展的指导方向。

护理是以整体的人的健康为中心，服务范围扩展到健康和疾病的全过程，服务对象从个体扩展到群体。

1966 年，亨德森指出：护理的独特功能是协助个体(患者、健康人)执行各项有利于健康或恢复健康(或安详死亡)的活动。

1970 年，美国护理学家罗吉斯提出：护理是协助人们达到其最佳的健康潜能状态，护理的服务对象是所有的人，只要有人的场所就有护理服务。护理要适应、支持或改革人的生命过程，促进个体适应内外环境，使人的生命潜能得到发挥。

1980 年，美国护士会(ANA)将护理定义为："护理是诊断和处理人类对现存的和潜在的健康问题的反应。"此定义对世界各国的护理学影响很大，被许多国家赞同和采用。这一定义揭示了护理学所具有的科学性和独立性。护理是研究健康问题的"反应"，而"反应"可以包括人的身体、智力、精神和社会的各个方面，表明护理以处于各种健康水平的人为研究对象。护士的职责是通过识别"反应"，制定和实施护理计划，并对护理结果进行评价，完成"诊断"和"处理"人类对健康问题的反应的任务。

概括地说，现代护理学是为人类健康服务的，是自然科学与社会科学相结合的一门综合性的应用学科，它是科学、艺术和人道主义的结合。

第三节　护理学的内容和范畴

一、护理学的任务和范围

(一)护理学的任务和目标

随着护理学科的发展，护理学的任务和目标发生了深刻变化，在保护人的健康、防治重大疾病、提高人口素质、解决社会生活中出现的卫生保健问题等方面担负着重大的使命。WHO 护理专家会议提出了健康疾病 5 个阶段中应提供的健康护理。

(1)健康维持阶段：通过护理活动使个体尽可能达到并维持健康状态。

(2)疾病易感阶段：帮助人群获得维持健康的知识，预防疾病的发生。

(3)早期检查阶段：尽快识别、诊断和治疗处于疾病早期的个体，减轻身心痛苦。

(4)临床疾病阶段：运用护理知识和技能帮助疾病中的个体解除痛苦和战胜疾病；给予濒死者必要的安慰和支持。

(5)疾病恢复阶段：帮助解决个体出现的健康问题，减少残障的发生，或帮助残障者进行功能锻炼，从活动中获得自信，把残疾损害降到最低限度，提高健康水平。

在尊重人的需要和权利的基础上，提高人的生命质量是护理的目标，并通过"促进健康，预防疾病，恢复健康，减轻痛苦"来体现。护理的最终目标不仅是维护和促进个人、家庭、社会高水平的健康，而且是最终提高整个人类社会的健康水平。

(二)护理学的研究和工作范围

1.护理学基础知识和技能

护理学的基本概念和理论、基础护理措施的原理和方法以及基本和特殊护理技术操作是护理实践的基础，如饮食护理、病情观察、排泄护理、临终关怀等。

2.临床专科护理

以护理学及相关学科理论为基础，结合临床各专科患者的特点及诊疗要求，为患者进行身心整体护理。如内科护理、外科护理、妇科护理、儿科护理、急救护理、康复护理等，以及专科护理技能操作。

3. 护理交叉学科和分支学科

随着现代科学的高度分化和广泛综合，护理学与自然科学、社会科学、人文科学等多学科相互渗透。在理论上相互促进，在方法上相互启迪，在学术上相互借用，形成许多新的综合型、边缘型的交叉学科和分支学科，如护理心理学、护理教育学、护理管理学、护理伦理学、护理美学及老年护理学、社区护理学、急救护理学等，从而在更大范围内促进了护理学的发展。

4. 不同人群的护理

社会对护理的需求不仅仅局限于在医院为个人提供护理服务，护理还要在不同场所、面对不同人群发挥作用。例如，社区护理、职业护理，学校和托幼机构的护理与预防疾病，促进儿童生长发育，为有特殊心理、行为问题的儿童和家庭提供帮助，这些领域也是护理工作和研究的重要方面。

5. 护理教育

护理教育一般分为基本护理教育、毕业后护理教育和继续护理教育三大类，护理教育是以护理学和教育理论为基础，培养合格实践者，是保证护理专业适应未来需要的基础。护理教育活动包括制定教育培养方向、制定各种层次教育项目的培养目标、设置和实施教学计划、教学评价、研究教与学的方法、学生能力培养、教师队伍建设等内容。

(三)护理管理

运用管理学的理论和方法，对护理工作的诸要素——人、物、财、时间、信息进行科学的计划、组织、指挥、协调和控制，以提高护理工作的效率和效果以及质量。

(四)护理科研

护理研究对护理学知识体系的发展有深远的影响。运用观察、科学实验、调查分析等方法揭示护理学的内在规律，促进护理理论、知识、技术的更新。护理人员有责任通过科学研究的方法推动护理学的发展。

总之，随着科学技术的进步和护理科研创作的开展，护理学的内容和范畴将不断丰富和完善。

二、护理工作方式

(一)功能制护理

功能制护理方式始于 20 世纪 30 年代，依据生物－医学模式将护理工作的内容归纳为处理医嘱、打针发药、生活护理等若干项，机械地分配给护理人员，护士被分为"巡回护士""治疗护士""办公室护士"等。优点：护士分工明确，易于组织管理，节约时间，节省人力。缺点：为患者提供的各种护理活动相互分离，呈间断性，护士与患者交流机会少，较难掌握患者的心理、社会需求的全面情况，易致护士倦怠，难以发挥护士的主动性和创造性。

(二)责任制护理

责任制护理是在 20 世纪 70 年代医学模式转变过程中发展起来的。由责任护士和辅助护士按护理程序对患者进行系统的整体护理。其结构是以患者为中心，患者从入院到出院期间的所有护理始终由一名责任护士实行 8h 在岗、24h 负责制。责任护士以护理程序为基本工作方法，对所护理的患者及其家庭进行生理、心理和社会的全面评估，制定护理计划和实施护理措施，并评价护理效果。责任护士不在岗时，由辅助护士按责任护士的计划实施护理。优点：护士责任明确，能全面了解患者情况，为患者提供连续、整体、个性化的护理；调动了护士的积极性，增强了责任心；密切了护患关系；有利于护理工作从从属地位上升为独立工作体系。缺点：此种护理需较多高水平的责任护士；护士间不了解各自患者的情况，易造成责任护士间的距离感，工作繁忙时，难以互相帮助；同时，护士需负较大的责任，因而带来一定的压力。

(三)系统化整体护理

近年来，我国一些大医院结合临床实际开展了系统化整体护理模式。这种模式的宗旨是：以患者为中心，以现代护理观为指导，以护理程序为方法，将临床护理与护理管理的各个环节系统化。其特点是首先建立指导护理实践的护理理论，制定以护理程序为框架的护士职责条文和护士行为评价标准，确定病房护理人员的组织结构，建立以护理程序为核心的护理质控系统，编制标准护理计划和标准健康教育计划，设计贯彻护理程序的各种护理表格。在此基础上，以小组责任制的形式对当班患者实施连续的、系统的整体护理。优点：此护理方式提出了新型护理管理观，强调一切护理手段与护理行为均应以增进患者健康为目的，增强了护士的责任感，同时，标准化护理表格的使用减少了护士用于文字工作的时间，护士有更多的机会与患者交流，提供适合患者身心、社会、文化等需要的最佳护理。缺点：也需较多的护理人员，且各种规范表格及标准计划的制定有一定难度。

不同的护理工作方式各有利弊，在护理学的发展历程中都起了重要作用，在临床护理实践中交错使用。

(四)其他护理方式

1. 个案护理

20 世纪 80 年代末，西方一些国家为控制患者的治疗护理费用，采取了缩短住院日、将康复期患者及早转入社区等健康服务机构的措施。一名护士护理一例或几例患者，即由专人负责实施个体化护理。该方式适用于抢救患者或某些特殊患者，也适用于临床教学需要和社区患者的管理。优点：责任明确，可对患者实施全面、细致的护理，满足其各种需要，同时可显示护士个人的才能，满足其成就感，有效利用了财力和物力，患者能较好地应对从医院到社区的转换过程。缺点：个案管理者需要进一步接受培训，对护士的要求较高，耗费人力，不适合所有的患者。

2. 小组护理

小组护理起源于 20 世纪 50 年代的一些西方国家，其目的是为患者提供可观察的、连续性的护理，即以小组的形式对患者进行护理，小组成员由不同级别的护理人员组成，在组长的计划、指导下共同参与并完成护理任务，实现确定的目标。每组通常由 3～4 名护士负责 10～12 例患者。优点：能发挥各级护理人员的作用，较好地了解患者需要，因人施护，弥补功能制护理的不足。同时，小组成员彼此合作，分享成就，可维持良好的工作气氛。缺点：

护士的个人责任感相对减弱，且小组成员之间需花费较多时间互相交流。

综上，各种护理工作方式都有自己的优缺点，医院和病房需根据各自现有的条件，包括护士的人数、护理队伍的知识水平和工作能力、患者的具体情况等因素选择适合本单位的护理方式，其根本目的是以整体的人为中心，为护理对象提供优质、高效、低费用的护理服务。

第二章 护理工作方法

第一节 系统化整体护理

系统化整体护理是于 20 世纪 90 年代早期发展的一种新的护理模式,是以现代护理观为指导,以护理程序为核心,将临床护理服务与护理管理科学地结合起来,其特点是按照护理程序的科学工作方法,以患者为中心,为患者解决问题,系统地实施整体护理的临床护理组织管理模式。

一、系统化整体护理的产生和发展

20 世纪 70 年代,世界范围内的医学思想发生了巨大的变化,世界卫生组织对健康赋予了新的含义,而生物—心理—社会医学模式的诞生,使以疾病为中心的护理模式向以患者和人的健康为中心的系统化整体护理转变。1994 年,护理专家袁剑云博士将系统化整体护理引入我国。自此,我国护理界掀起了一场改革的浪潮——从功能制护理向系统化整体护理的转变。它是一项提高护理质量、改善护士形象,促进护理事业发展的新举。系统化整体护理在我国的发展大致经历了以下 3 个阶段。

1. 引进学习阶段

1994 年在卫生部医政司和中华护理学会的协助下,袁剑云博士先后在北京、山东、上海等十多个省(直辖市)举办"系统化整体护理与模式病房建设"研习班,帮助大家学习和理解系统化整体护理的内涵和实质。

2. 模式病房试点阶段

受过培训的护理管理者及护理骨干们回院后纷纷以不同方式、最快的速度宣传、推广系统化整体护理。1995—1996 年整体护理模式病房的试点工作在全国各大医院相继开展起来。

3. 模式病房全面推广阶段

模式病房的试点工作取得了显著成效后,卫生部加大了对模式病房建设的支持。卫生部还成立了全国整体护理协作网及全国整体护理专家指导组,对具体工作进行指导,以确保整体护理的顺利进行。

二、系统化整体护理的内涵

系统化整体护理是以现代护理观为指导,以护理程序为核心将护理临床业务和护理管理的各个环节系统化的工作模式。核心是护理程序,以"整体性、系统化"为基础,为患者解决问题的一种科学方法。

1. 整体性

狭义的整体性是指护理应把服务对象视为生物、社会的、文化的、发展的人,强调以"人"为中心,护理就是要解决人的整体的健康问题。广义的整体性是指护理专业的整体性,指护理行政与业务、护理管理与品质保证、护理教育与研究以及临床护理业务等各个环节都应紧密联系,相互配合,协调一致,以保证整体护理水平的提高。其内涵包括以下 4 点:①应把患者作为一个整体。②人的一生的整体。③社会的人的整体。④护理制度、护理管理、服务质量、护士素质等是一个整体。

2. 系统化

护理本身是由一些相互关联和相互作用的部分组成的一个系统的整体。护理业务和护理管理的各个环节、护理程序的各个步骤及护理人员之间的沟通网络的协调一致，连续且环环相扣地完整统一。"系统化"可分3个层次来理解。第一个层次是临床的工作上，"护理程序"必须系统化，护士对每个工作环节都要做到以护理程序为框架，环环相扣。第二个层次是在医院管理上系统化，在确立护理管理制度、护理职责与护士行为考核标准、考虑护理人员调配与组织、进行护理质量评价都应以护理程序为框架。第三个层次是在实施系统化整体护理时，为使中国护理改革向前推进，必须在国家政策法规和各级行政管理方面的系统化，有国家层面、省市层面、机构层面和个人层面。

三、系统化整体护理的影响

1. 转变了护士单纯执行医嘱的从属地位

系统化整体护理是以护理程序为核心，护理程序包括评估、诊断、计划、实施和评价5个步骤。它的出现标志着护理人员从单纯的"操作者"转变为"思考者"。实施整体护理后，护士有了自己的护理诊断，有了自己的工作模式——护理程序，除了执行医嘱外，把更多的时间用于患者的诊断和健康问题的解决上。

2. 将健康教育纳入护士的日常工作，密切了护患关系

系统化整体护理要求护理人员把健康教育贯穿于护理操作的全过程。通过健康教育使护理人员更好地了解患者，正确地评估、照顾患者，建立良好的护患关系。

3. 规范了护理表格，便于评价护理效果

系统化整体护理以护理程序为框架设计各种护理表格，如患者入院评估表、健康教育表、住院评估表等。每一份表格都有自己的作用，各表相互联系，环环相扣，它不仅详细地记录了患者住院期间的护理全过程，及时准确地反映了患者情况，而且在护理记录中把患者的问题、护理措施与结果评价联系起来，以体现出患者经护理后的最终效果。

四、责任制护理与系统化整体护理异同点

1. 共同点

责任制护理与系统化整体护理均以现代护理观为指导，按照护理程序的理论与方法开展工作。它们强调护士不是被动的执行者，而是主动的思考者；护士应对患者负责，而不是仅对医生负责，护理不是单纯的技术操作和疾病护理，而是涉及生理、心理、社会等各层面的整体护理；恢复健康的过程不是医护人员单方面的活动，而是医护及其亲属共同参与和合作的活动过程。

2. 区别点

(1)责任制护理具有以下特点：强调责任护士应由业务水平高、临床经验丰富的护士承担；强调对患者的护理应有连续性。

(2)系统化整体护理具有以下特点：认为每名护士都可以做责任护士；重视健康教育，视护理为护患合作性活动；采用标准化护理表格，以减少护士用于病历书写工作时间。

第二节　临床护理路径

临床护理路径(CNP)是一种科学、高效的医学护理管理模式，是综合多学科的医疗护理管理计划，属于临床路径的范畴。临床护理路径和临床路径两者是相辅相成的，对临床路径的全面理解和学习能更好地促进对临床护理路径的掌握。

一、临床路径

临床路径的概念最早起源于美国。20 世纪 70 年代早期，美国高速发展的医疗技术和政府服务项目收费的医疗体制及不断增加的慢性疾病和老年人口等因素，导致医疗高费用和健康服务资源的不适当利用。美国政府为了降低医疗费用的增长，采用了一系列控制医疗资源适当利用的措施。在工业生产中应用广泛的关键路径技术遂被引入到临床工作中，临床路径因而诞生。其基本原则是根据疾病严重程度的标准和医疗护理强度的标准，政府根据相应的疾病只对医院提供的适当的临床健康服务项目补偿医疗费用，以调控医院临床服务的适当性，控制过度利用。其基础是由耶鲁大学研发的"诊断关联群(DRGS)"。因此，医院只能改变内部结构和运作方式，不断寻求提高医院的营运效率，提高医疗服务质量，降低医疗成本的措施。

临床路径是经过医护人员仔细地调查、核准，经医疗专家科学论证并经多学科组成员共同商讨制定的疾病康复路径图，是针对某一个病种(或手术)，以时间为横轴，以入院指导、诊断、检查、治疗、护理、教育和出院计划等手段为纵轴，制定标准化的治疗护理流程(临床路径表)。它以缩短平均住院日，减少医疗费用支出，节约医疗资源为目的，增强了诊疗活动的计划性，从而有效地降低医疗成本和有效运营资源；同时也有利于医疗服务质量的控制和持续改进。

医院拥有领导的重视和支持，并且做好充分的思想动员与培训后方可开展临床路径。开展临床路径应遵循以下步骤。

(1)充分尊重患者的意见。

(2)选择要推行的疾病或手术。

(3)选择开展临床路径的团队人员。

(4)制定临床路径图。

(5)确定预期目标、建立评价标准。

(6)资料的收集与记录。

(7)阶段评估与分析。

随着中国医疗卫生事业的发展，以患者为中心的整体医疗与整体护理正在作为一种先进的服务理念广为应用。我国已于 2009 年 12 月试点启动临床路径，2010 年 1 月至 2011 年 10 月组织开展试点实施，现已完成了评估总结工作，获得了丰富的经验。

二、临床护理路径

临床护理路径是患者住院期间的护理模式，是有计划、有目的、有预见性的护理工作。它通过依据每日护理计划标准，为患者制定从入院到出院的一整套医疗护理整体工作计划和健康教育的路线图或表格，使护理工作更加标准化、规范化。

(一)临床护理路径的产生和发展

1985 年，美国波士顿新英格兰医疗中心的护士 Karen Zander 和助手们最先运用护理程序与工业中关键路径的概念。之后，CNP 逐渐在欧美等国家地区得以应用和推广，到 20 世纪 80 年代末，CNP 已经成为美国开发的护理标准化工具。虽然 CNP 已于 20 世纪 90 年代传入中国大陆，但直到 2002 年在北京召开了"临床路径研讨会"后，临床路径才开始应用于医疗护理服务。随着 CNP 在国内许多医院不断推广和研究，CNP 作为医院医疗质量与服务质量管理改革的一项重要工具，已取得了明显的效果。

(二)临床护理路径的实施

1.临床护理路径的制定

临床护理路径是指导临床护理工作的有效工具，它的制定必须满足以下条件。

(1)体现以患者为中心的原则。

(2)由多学科组成的委员会共同制定护理路径。

(3)以取得最佳护理效果为基本标准。

(4)依据现有的国际、国内疾病护理标准。

(5)有委员会签署发布的文字资料，能结合临床实践及时予以修改。

(6)由委员会定期修订，以保证符合当前的护理标准。

2.临床护理路径的内容

临床护理路径通常包括：查看前一日护理路径记录、实验室检查，实施治疗护理措施、用药、饮食、健康教育等。

3.临床护理路径的步骤

(1)患者入院后由主管医生、责任护士对患者进行评估，建立良好的护患关系，解释 CNP 的有关内容、目的和注意事项等，患者和家属同意实施后与之签订知情同意书。

(2)护理小组长协同责任护士 24h 内制定护理计划。

(3)CNP 护理篇放于护理病历中，便于当班护士按 CNP 上的参考时间落实措施，将 CNP 患者篇悬挂于床尾，告知患者在各时间段医生和护士将要为他们做的治疗和护理。

(4)护理小组长按每阶段内容认真执行和评估，病区医生、护士共同参与 CNP 实施，并得到科主任的指导。

(5)护士长通过每天的护理查房督查是否达到预期目标并进行指导，科护士长不定时检查与指导。对不能达到预期目标者，质量控制小组人员共同分析，给予修改、补充或重新制定护理计划和措施，完善和更新 CNP。

(6)出院前护士长对 CNP 成效指标进行总结评价。

(三)临床护理路径的作用

临床护理路径作为一种提高医疗护理质量，降低医疗护理成本的全新医疗护理服务模式，现已受到越来越多的医院管理者和医护人员的青睐并接受。

临床护理路径主要有以下几个作用。

1.有利于健康教育的规范化，显著地提高护理效果

CNP 实施之后，使护士有更多的时间深入病房，按设置好的程序有序执行，保证临床护理工作持续改进和提高，使健康教育做到有章可循，明显提高了整体护理质量。和以往对

患者单纯的灌输式的单一教育不同，临床护理路径教育方式是通过个别指导、讲解、操作示范、观看录像等方法，使健康教育模式向多向式交流转化。

2. 有利于提高患者的生活质量

CNP 的制定须遵循以患者为中心的原则，在具体的临床工作中护理人员也应以患者为中心指导、协调护理工作。临床护理路径以严格的时间框架为指导，使患者明确自己的护理目标，充分尊重了患者的知情权和监督权。不同的护理人员在临床护理路径的帮助下也能很好地交流、传递信息，保证患者的护理工作的延续性。

3. 有利于护理工作的标准化，提高护理质量

临床护理路径是经多学科委员会审定的科学、实用、表格化的护理路线图。护理人员有预见性、计划性、主动性、连续性地实施护理，帮助患者以最快的速度完成各项检查、诊疗，掌握好相关健康知识，对疾病发展、转归、预后进一步了解，使患者变被动为主动地配合治疗和护理，并能有效地减少护理疏漏。CNP 使记录简单、一目了然，减少了护理文件书写记录的时间，护士有更多的时间，按设置好的程序有序执行。CNP 克服了部分护理人员知识的缺陷，有章可循，明显提高了整体护理质量。

4. 有利于增强医护人员团结协作精神

CNP 让护理人员能够全面、准确地观察患者病情，能及时向医生提供患者的全面、准确分析的信息，从而减少不必要的医疗处置，避免资源浪费，同时减少患者住院时因医护人员处理程序不同而产生的各种变异情况。医护人员团结协作精神得到增强，保证了患者住院期间医护工作的连续性和协调性，从而提高了服务质量和工作效率。

5. 有利于有效地减少护理差错，提高患者对医院工作满意度

CNP 可使单病种的诊疗过程更加标准化、规范化、程序化，医务人员可以按照规程指导为患者提供医疗服务，以此来规范医疗行为。由于患者在住院期间能得到最有效、最有利的医疗护理服务，因此在很大程度上能杜绝护理人员由于遗忘或个人疏忽造成的护理差错，从而避免医疗纠纷或医疗事故的发生。

CNP 已在我国很多地区进行了尝试，不少患者在其中接受人性化的护理服务，能真切感受到护士的关爱与亲情，无论从生理还是心理上均能使其获得极大的满足感和安全感，充分体现了"以人为本"的护理内涵。

三、变异的处理

患者在住院期间不一定完全都能按照预先设计好的路径接受诊疗和护理，个别患者在假设的标准中出现偏差或在沿着标准临床路径接受医疗照护的过程中有所变化的现象称为变异。根据引起变异因素的来源不同，临床路径研究人员将变异分为 3 类，即与医院系统相关的变异、与医务人员相关的变异和与患者相关的变异。

一旦出现负性变异，医务人员应迅速分析其原因，科学而全面地分析变异原因，结合客观实际，找出解决变异的最佳措施，不断修改、完善临床路径，积累经验。变异处理的成效如何，很大程度上取决于所有医疗服务人员对变异的认识和接受程度以及医院各个系统和部门的合作与协调。需特别强调的是，对于变异的处理应因人而异、因地制宜，任何情况下都不能偏离科学的论据与论断，只有这样，才能使临床路径得到不断的完善和发展。

第三节　循证护理

循证护理是 20 世纪 90 年代受循证医学影响而产生的一种新的护理理念，直译为"以证据为基础的护理"，Muhall 将其定义为"护理人员在计划其护理活动中，将科研结论与临床经验、患者需要相结合，获取实证，作为临床护理决策的过程。"

一、循证护理的产生与发展

循证护理的产生源于循证医学。1991 年，加拿大 Mc-Master 大学的内科医学 Guyatt 博士在前人的基础上最先提出了"循证医学"这一术语。同校的大学护理系的 Alba Dicenso 教授最早将循证医学应用于护理工作，提出循证护理的概念，之后其观点迅速得到了广泛的关注和研究。循证护理在 20 世纪 90 年代迅速兴起和发展得益于两个条件：信息与网络技术的发展和政府的重视。

循证护理是 20 世纪 90 年代伴随着循证医学的发展而产生的一种护理新理念、新概念、新观点和新思维。如今循证观念正在向许多其他学科渗透，其中循证护理既是循证医学的重要组成部分，又是独立的实践与研究领域，已引起世界上许多国家的重视。循证护理是护理人员在计划其护理活动过程中，将科研结论与临床经验、患者需求相结合，获得实证，作为临床护理决策依据的过程。

随着中国护理事业的发展，临床护理、护理科研和护理教育体系不断完善，以实证为基础的循证护理已经开始受到学术界和临床护理工作者的高度重视。因此，积极探讨循证护理实践与研究，提出切实可行的对策，对促进中国循证护理的运用和发展，提高护理质量具有重要意义。

二、循证护理的概念与内涵

(一)概念

循证护理又称实证护理或以证据为基础的护理，其定义为慎重、准确、明智地应用当前所获得的最佳的研究依据，并根据护理人员的个人技能和临床经验，考虑患者的价值、愿望与实际情况，将三者结合起来制定出完整的护理方案。其核心是运用现有最新最好的科学证据为服务对象提供服务，即以有价值的、可信的科学研究结果为证据，提出问题，寻找实证，并且运用实证，对患者实施最佳的护理。

(二)内涵

循证护理包含 3 个要素：①可利用的最适宜的护理研究依据。②护理人员的个人技能和临床经验。③患者的实际情况、价值观和愿望。护理人员在制定患者的护理计划时应将这 3 个要素有机地结合起来，树立以科学研究指导实践、以科学研究带动实践的观念，促进护理学科的发展。同时，专业护理人员的经验积累也是护理实践不可缺少的财富。整体护理的中心理念是以患者为中心，从患者的实际情况出发，这同样也是循证护理的基本出发点，如果只注重统一化的所谓最佳行为，就会忽视个体化的护理。

三、循证护理的实践程序

(一)实践循证护理的原则

循证护理的操作原则是根据可靠信息决定护理活动,实践循证护理应遵循的原则包括以下几点。

(1)根据有关护理信息提出相应问题。

(2)根据最优资料和临床资料,搜索最佳证据。

(3)评价各种证据的科学性和可靠性。

(4)结合临床技能和患者的具体特点,将证据应用于临床实践。

(5)评价实践后的效果和效率并进行改进。

(二)循证护理的实践程序

一个完整的循证护理程序由 5 个基本步骤组成:①确定临床护理实践中的问题。②检索有关文献。③分析与评价研究证据。④应用最佳证据指导临床护理实践。⑤实践反馈,对应用的效果进行评价。

(三)循证护理应用方法举例

根据临床问题和情况,按照循证护理程序的实践步骤进行实施,举例如下。

例: 对创伤性骨折患者出现患肢肿胀、疼痛问题进行循证护理实践。

(1)确定问题: 多数创伤性骨折患者急诊入院时患肢肿胀明显,疼痛难忍,治疗上通常静脉滴注 20%甘露醇或β-七叶皂苷钠,5～7d 肿胀消退方可进行手术,不仅增加了患者的经济负担和护理人员工作量,也影响到病房床位周转。

(2)检索证据: 查阅相关资料,获得具体检索结果。

(3)分析、评价证据: 冷疗可以使局部创面迅速降温,并可抑制组胺类炎性递质的释放,抑制微血管的通透性,减轻水肿,抑制高代谢,使局部温度降低到皮肤疼痛阈值下,从而有效缓解肿胀与疼痛。

(4)应用证据: 对急性创伤(伤后 24～48h),患肢明显肿胀,疼痛但末梢循环良好的患者进行冷疗,同时可将患肢抬高 15°～20°,观察肿胀消退及末梢血运情况。

(5)评价护理效果: 患肢 2d 后明显消肿,疼痛减轻,第 3 天可以进行手术。

四、循证护理对护理工作的促进

(一)促进护理科研成果在临床中的应用

循证护理的过程中,护理人员在临床实践中查找期刊资料和网络资源的同时,也运用了相关问题的先进理念和科研成果,这些科研成果又在临床实践中得到验证推广及修正,并再次用于指导临床护理实践。

(二)促进护理人员知识更新及科研水平的提高

循证护理是科学指导护理实践的方法,使以经验为基础的传统护理向以科学为依据的现代护理发展。在循证护理实践时,护理人员要打破基于习惯轻视研究的传统,这就要求护理人员具备扎实的医学知识、专业技能和临床护理知识,不断提高和丰富自己的专业水平,完善自身知识结构,才能准确把握,圆满完成护理任务。

(三)改进护理工作效率，提高护理服务质量

推行循证护理能提高临床护理工作质量和卫生资源配置的有效性。将证据应用于临床护理实践，可以避免一些不必要的工作步骤，一些低效率的操作也能被经过实践证明更有效的操作所取代，同时还可以减少不必要的试验性治疗。因此，花费在低效率操作和试验性干预上的时间和费用就可大大缩减，使护理实践工作在效率和效益两方面受益。

(四)促进护患关系的改善

循证护理改变了以往医护人员掌握主动权而患者只能被动接受治疗护理的传统观念，要求护理人员有义务和责任将收集、获取的信息、证据告知患者及家人，使其了解当前有效诊疗方法、不良反应及费用等，护患双方相互交流互动，使患者及家人根据自己的意愿和支付能力酌情进行选择，增强了患者自我意识和能力，有利于获得患者及亲属的信任，达到最佳护理效果。因此，循证护理使传统的护患关系发生了质的变化。

(五)循证护理促进护理学科的发展

许多护理手段停留在约定俗成的习惯与经验阶段，缺乏科学依据。循证护理理念的出现打破了传统的思维和工作模式，为护理学的发展指明了方法论，使临床护理发展科学化，它以科学的方式促使经验向理论升华，从而促进了护理学科的发展。

(六)具有很大的经济学价值和法律意义

循证护理的理念是将科学与技术结合起来，为成本—效益提供依据，有利于节约资源，控制医疗费用的过快增长，具有经济学价值。此外，循证护理是通过正确利用及分析大量的临床资料来制定护理决策的，在此基础上进一步做出判断以指导临床各项治疗、护理措施，这一过程有着严格的事实依据。在法律规范日臻完善和患者维权意识日益增强的今天，将循证护理运用于临床不失为临床护理人员维护患者利益和保护自身合法权益的有力的措施。循证护理是 20 世纪 90 年代护理领域中兴起的新观点、新思维，这个观念同整体性护理一样，应渗透到护理的各个领域，一旦为护理人员所认同和接受，将使护士行为产生巨大的转变。

第三章 护理程序

第一节 概述

一、护理程序的概念与发展史

护理程序即护士在为护理的对象提供护理照顾时所应用的工作程序，是一种系统地解决护理问题的方法。1955 年，美国护理学家 Lydia Hall 首先提出了"护理程序"一词，她认为护理工作应按照一定的程序进行。之后 Johnson，Orlando 等专家对护理程序进行进一步阐述，并提出护理程序的三步骤模式。至 1967 年，护理程序发展为 4 个步骤，即评估、计划、实施、评价。1973 年，北美护理诊断协会成立，许多专家认为护理诊断应作为护理程序的一个独立步骤。由此，护理程序发展为目前的 5 个步骤，即评估、诊断、计划、实施、评价。

二、护理程序的基本过程及相互关系

护理程序由评估、诊断、计划、实施和评价 5 个步骤组成，是一个动态的、循环往复的过程，这 5 个步骤又是相互联系、相互促进和相互影响的。(图 3-1)

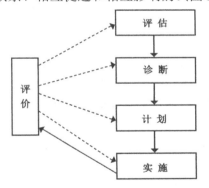

图 3-1 护理程序各步骤关系图

(一)护理评估

护理评估是护理程序的第一步，是采取各种方法和手段收集与护理对象的健康相关的资料，包括护理对象过去和现在的生理、心理、社会等方面的资料，并对资料进行分析和整理。

(二)护理诊断

对通过护理评估获得的资料进行分类，经过综合分析，确认护理对象存在的问题，即确定护理诊断。

(三)护理计划

根据护理诊断拟定相应的预期护理目标，制定护理措施，并将其以规范的形式书写出来。

(四)护理实施

护理实施是将护理计划落实于具体的护理活动的过程。

(五)护理评价

根据护理活动后产生的护理效果,对照预期目标进行判断,确定目标达到的程度。

第二节 护理程序的步骤

一、护理评估

评估是指有组织地、系统地收集资料并对资料的价值进行判断的过程。护理评估是护理程序的第一步,也是护理程序的最基本的一步和非常关键的一步,是做好护理诊断和护理计划的先决条件。收集到的资料是否全面、准确将直接影响护理程序的其他步骤。因此,护理评估是护理程序的基础。

(一)收集资料

1.资料的分类

护理评估涉及的资料依照资料来源的主客体关系,可分为主观资料和客观资料两类。主观资料是指源于护理对象的主观感觉、经历和思考而得来的资料。如患者主诉:"我头晕、头痛""我感觉不舒服""我一定得了不治之症"等。客观资料是指通过观察、体格检查或各种辅助检查而获得的资料。如"患者体温39℃,寒战""患者双下肢可凹性水肿"等。

2.资料的来源

(1)患者本人。

(2)患者的家庭成员或与护理对象关系密切的人:如配偶、子女、朋友、邻居等。

(3)其他健康保健人员:医生、护士、营养师等人员。

(4)既往的病历、检查记录:通过对既往健康资料的回顾,及时了解护理对象病情动态变化的信息。

(5)文献资料:通过检索有关医学、护理学的各种文献,为基础资料提供可参考的信息。

3.资料的内容

收集的资料不仅涉及护理对象的身体情况,还应包括心理、社会、文化、经济等方面。

(1)一般资料:包括姓名、性别、年龄、民族、职业、婚姻状况、受教育水平、家庭住址、联系人等。

(2)现在健康状况:包括此次发病情况、目前主要不适的主诉及目前的饮食、营养、排泄、睡眠、自理、活动等日常生活形态。

(3)既往健康状况:包括既往患病史、创伤史、手术史、过敏史、既往日常生活形态、烟酒嗜好,护理对象为女性时还应包括月经史和婚育史等。

(4)家族史:家庭成员是否有与护理对象类似的疾病或家族遗传病史。

(5)护理对象体检的检查结果。

(6)实验室及其他检查结果。

(7)护理对象的心理状况:包括对疾病的认识和态度、康复的信心、病后精神、行为及情绪的变化、护理对象的人格类型、对应激事件的应对能力等。

(8)社会文化情况:包括护理对象的职业及工作情况、目前享受的医疗保健待遇、经济状况、家庭成员对疾病的态度和对疾病的了解、社会支持系统状况等。

4.收集资料的方法

(1)交谈法：护理评估中的交谈是一种有目的、有计划的交流或谈话。通过交谈，一方面可以获得有关护理对象的资料和信息，另一方面可以促进护患关系的发展，有利于治疗与护理工作的顺利进行，还可以使护理对象获得有关病情、检查、治疗、康复的信息。

(2)观察法：运用感官获得有关信息的方法。通过观察可以获得有关护理对象的生理、心理、社会、文化等多方面的信息。

(3)身体评估：护士通过视诊、触诊、叩诊、听诊等体格检查技术，对护理对象的生命体征及各个系统进行全面检查，收集有关护理对象身体状况方面的资料。

(4)查阅：通过查阅医疗病历、护理病历、各种实验室及其他辅助检查结果，获取有关护理对象的资料。

(二)整理资料

1.资料的核实

(1)核实主观资料：主观资料常常来源于护理对象的主观感受，因此，难免会出现一定的偏差，如患者自觉发热，而测试体温时却显示正常。核实主观资料不是对护理对象不信任，而是核实主、客观资料相符与否。

(2)澄清含糊的资料：如果在资料的收集整理过程中发现有些资料内容不够完整或不够确切时，应进一步进行搜集和补充。

2.资料分类

(1)按马斯洛的需要层次理论分类：将收集到的各种资料按照马斯洛的 5 个需要层次进行分类。分别对应于生理需要、安全需要、爱与归属需要、尊敬与被尊敬需要和自我实现的需要。

(2)按人类反应型态分类：北美护理诊断协会(NANDA)将所有护理诊断按 9 种型态分类，即交换、沟通、关系、赋予价值、选择、移动、感知、认识、感觉/情感 9 种。收集到的资料可以按此方法进行分类。

(3)按 Majory Gordon 的 11 个功能性健康型态分类：Majory Gordon 将人类的功能分为 11 种型态，即健康感知—健康管理型态；营养—代谢型态；排泄型态；活动—运动型态；睡眠—休息型态；认知—感知型态；自我认识—自我概念型态；角色—关系型态；性—生殖型态；应对—应激耐受型态；价值—信念型态。此分类方法通俗易懂，便于临床护士掌握，应用较为广泛。

(三)分析资料

1.找出异常所在

分析资料时应首先将收集到的患者相关资料与正常人体资料进行对照，发掘其中的差异，这是进行护理诊断的关键性的前提条件。因此，需要护理人员能熟练运用医学、护理学及人文科学知识，具备进行综合分析判断的能力。

2.找出相关因素和危险因素

通过对资料的分析比较后，能够发现异常所在，但这只是对资料的初步分析，更重要的是要对引起异常的原因进行进一步的判断，找出导致异常的相关因素和危险因素，为后期进行护理计划的制定提供依据。

(四)资料的记录

资料的记录格式可以根据资料的分类方法不同和各地区的特点自行设计。但资料的记录应遵循以下几个原则。

(1)资料要客观地反映事实情况,实事求是,不能带有主观判断和结论。

(2)资料的记录要完整,并遵循一定的书写格式。

(3)要正确使用医学术语进行资料的记录。

(4)语言简明扼要,字迹清楚。

二、护理诊断

根据收集到的资料进行护理诊断是护理程序的第二步,也是专业性较强,具有护理特色的重要一步。护理诊断一词源于 20 世纪 50 年代,Virginia Fry 首先在其论著中提出。1973年,美国护士协会正式将护理诊断纳入护理程序。北美护理诊断协会(NANDA)对护理诊断的发展起了重要的推动作用。目前使用的护理诊断定义就是 1990 年 NANDA 提出并通过的定义。

(一)护理诊断的定义

护理诊断是关于个人、家庭、社区对现存的或潜在的健康问题或生命过程的反应的一种临床判断,是护士为达到预期结果选择护理措施的基础,这些预期结果是应由护士负责的。

(二)护理诊断的组成

NANDA 的每个护理诊断均由名称、定义、诊断依据和相关因素四部分组成。

1. 名称

名称是对护理对象健康状态或疾病的反应的概括性描述,一般可用改变、减少、缺乏、缺陷、不足、过多、增加、功能障碍、受伤、损伤、无效或低效等特定术语来描述健康问题,但不能说明变化的程度。根据护理诊断名称的判断,可将护理诊断分为 3 类。

(1)现存的:是对个人、家庭或社区的健康状况或生命过程的反应的描述。如"体温过高""焦虑""疼痛"等。

(2)有……危险的:是对一些易感的个人、家庭或社区对健康状况或生命过程可能出现的反应的描述。此类反应目前尚未发生,但如不及时采取有效的护理措施,则可能出现影响健康的问题。因此,要求护士要有预见性,能够预测到可能出现的护理问题。如长期卧床的患者存在"有皮肤完整性受损的危险",移植术后的患者"有感染的危险"等。

(3)健康的:是对个人、家庭或社区具有加强健康以达到更高水平健康潜能的描述。健康是生理、心理、社会各方面的完好状态,护理工作的任务之一是促进健康。健康的护理诊断是护士为健康人群提供护理时可以使用的护理诊断。如"执行治疗方案有效"等。

2. 定义

定义是对护理诊断的一种清晰、准确的描述,并以此与其他护理诊断相区别。每个护理诊断都有其特征性的定义。如"便秘"是指"个体处于一种正常排便习惯发生改变的状态,其特征为排便次数减少和(或)排出干、硬便"。

3.诊断依据

诊断依据是做出该诊断的临床判断标准。诊断依据常常是患者所应具有的一组症状和体征及有关病史，也可以是危险因素。诊断依据有3种，第一种称"必要依据"，即做出某一护理诊断时必须具备的依据；第二种称"主要依据"，即做出某一诊断时通常需要存在的依据；第三种称"次要依据"，即对做出某一诊断有支持作用，但不一定每次做出该诊断时都存在的依据。3种依据的划分不是随意的，而是通过严谨的科研加以证实的。

4.相关因素

相关因素是指促成护理诊断成立和维持的原因或情境。相关因素包括以下几个方面：

(1)生理方面：指与患者的身体或生理有关的因素。

(2)心理方面：指与患者的心理状况有关的因素。

(3)治疗方面：指与治疗措施有关的因素。

(4)情境方面：即涉及环境、有关人员、生活经历、生活习惯、角色等方面的因素。

(5)成长发展方面：指与年龄相关的认知、生理、心理、社会、情感的发展状况，比单纯年龄因素所包含的内容更广。

(三)护理诊断的陈述方式

护理诊断的陈述包括3个要素，即问题、原因、症状与体征。主要有以下3种陈述方式。

1.三部分陈述

具有诊断名称、相关因素和临床表现P、E、S三个部分，即PES公式，多用于现存的护理诊断。

2.两部分陈述

只有护理诊断名称和相关因素，而无临床表现，即PE公式，多用于"有……危险"的护理诊断。

3.一部分陈述

只有P，这种陈述方式用于健康的护理诊断。

(四)医疗诊断与护理诊断的区别

1.使用人员不同

医疗诊断是医生使用的名词，用于确定一个具体疾病或病理状态。护理诊断是护士使用的名词，是对个体、家庭或社区的现存的、潜在的健康问题或生命过程反应的一种临床判断。

2.研究重点不同

医疗诊断侧重于对患者的健康状态及疾病的本质做出判断，特别是对疾病做出病因诊断、病理解剖诊断和病理生理诊断。护理诊断侧重于对患者现存的或潜在的健康问题或疾病反应做出判断。

3.诊断数目不同

每例患者的医疗诊断数目较少，且在疾病发展过程中相对稳定，护理诊断数目常较多，并随患者反应不同而发生变化。

4.解决问题的方法不同

医疗诊断做出后需通过用药、手术等医疗方法解决；而护理诊断是通过护理措施解决健康问题。

5.适用对象不同

医疗诊断只适于个体情况，而护理诊断既适于个体，也适于家庭和社区人群。

(五)护理诊断与合作性问题的区别

对护理诊断，护士需要做出一定的处理以求达到预期的结果，是护士独立采取措施可以解决的问题；而合作性问题是护士需要与其他健康保健人员，尤其是与医生共同合作解决的问题。对于合作性问题，护理的措施较为单一，重点在于监测潜在并发症的发生。

(六)护理诊断的有关注意事项

(1)护理诊断的名称应使用 NANDA 认可的专业护理诊断名称，不允许随意编造。

(2)应用统一的书写格式。如相关因素的陈述，应统一使用"与……有关"的格式。再如，有关"知识缺乏"的护理诊断陈述格式应为"知识缺乏：缺乏……方面的知识"。

(3)陈述护理诊断时，避免将临床表现误认为是相关因素。如"疼痛：胸痛：与心绞痛有关"的陈述是错误的，正确陈述应为"疼痛：胸痛：与心肌缺血缺氧有关"。

(4)贯彻整体护理观念。护理诊断应涉及患者的生理、心理、社会各个方面。

(5)避免价值判断，如"卫生自理缺陷：与懒惰有关""知识缺乏：与智商低有关"等。

三、护理计划

制定护理计划是护理程序的第三步。当对患者进行全面的评估和分析、做出护理诊断后，应根据患者的具体病情制定和书写护理计划。护理计划的制定体现了护理工作的组织性和科学性。

(一)排列护理诊断的优先次序

当患者有多个护理诊断时需要对这些护理诊断进行排序，以便统筹安排护理工作。排序时要考虑护理诊断的紧迫性和重要性，把对患者生命和健康威胁最大的问题放在首位，其他的诊断依次排列。在优先顺序上将护理诊断分为以下 3 类。

1.首要问题

首要问题是指会威胁患者生命、需要及时行动解决的问题。

2.中优问题

中优问题是指虽不直接威胁患者生命，但也能造成身体上的不健康或情绪上变化的问题。

3.次优问题

次优问题是指与患者此次发病关系不大，不属于此次发病的反应的问题。这些问题并非不重要，只是在安排护理工作时可以稍后考虑。

护理诊断的排序，并不意味着只有前一个护理诊断完全解决才进行下一个护理诊断，而是护理人员可以同时解决几个护理问题，只是把重点放在需要优先解决的首要问题上。

(二)制定护理目标

护理目标是指患者在接受护理后，期望其能达到的健康状态，即最理想的护理效果。

1.护理目标的陈述方式

(1)主语：指护理对象，是患者，也可以是患者的生理功能或患者机体的一部分。

(2)谓语：即行为动词，指患者将要完成的内容。

(3)行为标准：即护理对象行为要达到的程度。

(4)条件状语：指主语完成某活动时所处的条件状况。

(5)时间状语：是指护理对象在何时达到目标中陈述的结果。

2.护理目标的种类

(1)长期目标：是指需要相对较长的时间才能实现的目标。

(2)短期目标：是指在相对较短的时间内(几小时或几天)要达到的目标。

长期目标和短期目标在时间上没有明确的分界，有些诊断可能只有短期目标或长期目标，有些则可能同时具有长期目标和短期目标。

3.制定护理目标时应注意的问题

(1)目标主语一定是患者也可以是患者相关的生理功能或身体的某一部分，而不是护士。

(2)一个目标中只能出现一个行为动词，否则评价时无法判断目标是否实现。

(3)目标应是可测量的、可评价的，其行为标准应尽量具体。

(4)目标应是护理范畴内的，且可通过护理措施实现的。

(5)目标应具有现实性、可行性，要在患者能力可及的范围内。

(三)制定护理措施

护理措施是帮助护理人员为达到预期目标所采取的具体方法。护理措施的制定是建立在护理诊断所陈述的相关因素基础上，结合护理评估所获得的护理对象的具体情况，运用知识和经验做出决策的过程。

1.护理措施的类型

(1)依赖性的护理措施：即来自医嘱的护理措施，如遵医嘱给药等。

(2)相互合作的护理措施：是护士与其他健康保健人员相互合作采取的行动。如护士与营养师等协商患者的营养补充方案，以纠正患者出现的"营养失调：低于机体需要量问题"。

(3)独立的护理措施：指不依赖于医生的医嘱，护士能够独立提出和采取的护理措施。如护士通过音乐疗法或放松疗法缓解患者的疼痛问题等。在临床护理工作中，护理人员独立的护理措施很多，除一些常规的独立护理措施外，需要护士勤于思考和创新，用科学的方法探讨更多有效果的独立护理措施。

2.制定护理措施的注意事项

(1)措施必须与目标相一致，即护理措施应是能实现护理目标的具体护理活动。

(2)护理措施应具有可行性，应结合患者、工作人员和医院等的具体情况而制定。

(3)护理措施的制定要以保障患者的安全为前提，要符合伦理道德要求。

(4)护理措施应与其他医务人员的健康服务活动相协调。

(5)护理措施应以科学理论为指导，每项护理措施都应有依据。

(6)护理措施应具体而易于执行。

(四)验证护理计划

护理计划的制定过程中，尤其是在实施之前，应对计划的具体内容进行不断验证，以确保措施的安全有效，且符合患者的具体情况。护理计划的验证可由制定者自己验证，也可由其他健康保健人员协助验证。只有护理计划经过反复验证，确保护理措施适合患者情况时，才可进入具体实施阶段。

(五)书写护理计划

护理计划制定后应作为一种医疗护理文件执行和保存。因此，护理计划书写应符合医疗护理文件书写的基本要求，以确保其能在医务人员之间相互沟通，促进教学、科研的发展进程，能提供护理质量检查依据，并具有法律效力。

四、护理实施

护理实施是护理程序的第四步，是执行护理计划中各项措施的过程。通过实施可以解决护理问题，并可以验证护理措施是否切实可行。实施应发生于护理计划之后，包括实施前准备、实施和实施后记录3个部分。

(一)实施前准备

要求护士在实施之前要考虑与实施有关的以下几个问题。

1. 做什么

在实施前应全面回顾制定好的护理计划，并且需对护理计划的内容进行进一步的整理和组织，使之得到统筹兼顾和有秩序地进行。

2. 谁去做

确定哪些护理措施应由护士自己做，哪些应由辅助护士做，哪些需要指导患者或其家属参与完成以及哪些需与其他健康保健人员共同完成等。

3. 怎么做

实施时应采用何种技术或技巧，如何按护理计划实施等。还应考虑到实施过程可能出现的问题及解决方法。

4. 何时做

根据患者的具体情况和健康状态选择最佳的执行护理措施的时间。

(二)实施

护理实施阶段是护士综合运用专业理论知识、操作技术、病情观察能力、语言表达能力、沟通技巧、协调管理能力及应变能力等执行护理计划的过程。这一阶段不仅可以解决患者的护理问题，也同时培养和提高了护士的综合素质和能力。在实施的同时，护士对患者的病情及对疾病的反应进行评估，并对护理照顾的效果进行评价。因此，实施阶段还是评估和评价的过程。

(三)实施后记录

实施护理计划后，护士应对执行护理计划的过程及过程中遇到的问题进行记录。其意义在于：可以作为护理工作的阶段性的总结；利于其他医护人员了解实施护理计划的全过程；为今后的护理工作提供经验性资料；并且可以作为护理质量评价的内容。

五、护理评价

护理评价是指患者的健康状态与护理计划中制定的目标进行比较并做出判断的过程，即对护理效果的鉴定。护理评价是护理程序的最后一步，但并不意味着护理程序的结束，通过发现新问题，做出新的护理诊断和计划，或对既往的方案进行修改、补充等，使护理程序可以循环往复地进行下去。

(一)护理评价内容

(1)护理全过程的评价:包括对收集资料、护理诊断、护理目标、护理措施等的评价。

(2)护理效果评价:评价患者目前的健康状况是否达到预期的目标。

(二)护理评价的步骤

1. 制定评价标准

护理计划中制定的护理目标常常作为评价护理效果的标准。

2. 收集资料

收集有关患者目前健康状态的主观与客观资料。

3. 评价目标是否实现

目标的实现程度可有 3 种情况:①目标完全实现。②目标部分实现。③目标未实现。

4. 分析原因

针对目标部分实现或未实现可以从以下方面进行分析。

(1)护理评估阶段收集的资料是否全面、确切。

(2)护理诊断是否正确。

(3)护理目标是否可行。

(4)护理措施是否得当。

(5)患者是否配合。

(6)是否出现了新的护理问题。

5. 重审护理计划

根据护理评价后及时发现问题,对护理计划进行调整,具体包括以下几点。

(1)停止:对既已达到预期目标的护理诊断,说明其护理问题已经得到解决,应及时将护理诊断停止,同时其相应的护理措施也应停止。

(2)修订:通过护理计划的实施,护理目标部分实现或未实现时,应查找原因,然后对护理计划进行合理的修改。

(3)删除:对根本不存在或判断错误的护理诊断应尽快删除。

(4)增加:对未发现或新近出现的护理问题应及时加以补充。

第三节 护理病历的书写

运用护理程序护理患者过程中,要求有系统、完整、能反映护理全过程和护理效果的记录,包括有关患者的资料、护理诊断、护理目标、护理计划及效果评价的记录,这些记录构成护理病历。其书写应按照医疗护理文件的书写要求进行。包括记录内容详细完整、突出重点、主次分明、符合逻辑、文字清晰及正确应用医学术语等。

一、护理评估单

护理评估单是护理人员对护理对象进行评估后将收集的资料进行整理、概括而形成的规范化的医疗护理文件。护理评估单应将评估资料系统完整地记录出来,据此提出护理诊断。

（一）护理评估单的种类

1.入院护理评估单

护理人员对于新入院的患者进行的护理评估记录。

2.住院护理评估表

患者住院后根据患者的情况随时进行护理评估的记录。

（二）入院护理评估单的主要内容

目前国内常用的护理评估单主要是以人的需求理论为框架设计的评估表，其内容如下。

（1）患者的一般情况。

（2）简要病史。

（3）心理状态与社会支持系统情况。

（4）护理体检。

（5）主要的护理诊断/问题。

（三）护理评估单的记录方式

（1）将护理评估内容按照一定的顺序直接书写记录。

（2）在标准的护理评估单上进行选择，并在个性化资料栏内进行特殊资料的记录。

（四）在记录中的注意事项

（1）反映客观，不可存在任何主观偏见。

（2）从患者及其家属处取得的主观资料要用引号括明。

（3）避免难以确定的用词，如"尚可""稍差""尚好"等字眼。

（4）除必须了解的共性项目外，还应根据护理对象的情况进一步收集资料，以求收集个性化的护理评估资料。

二、护理诊断/问题项目单

护理诊断/问题项目单用于对患者评估后，将确定的护理诊断按优先次序进行排序于表上，便于护理人员清晰掌握及随时增加新出现的或删除已不存在的护理诊断。

三、护理计划单

护理计划的书写，目前尚无统一的格式要求，但书写一般的护理计划都包括护理诊断、护理目标、护理措施和护理评价4项，有的医院还有诊断依据和护理措施依据等。目前临床上有3种护理计划的书写方法。

（1）将护理诊断、目标、措施、评价等直接书写在预制的空白表格内。此种方法的优点是可以充分结合患者的个体化特点制定完全适合的护理措施。但其缺点是护士需花费较多时间进行书写，且对于专业知识和经验不足的护士不易掌握。

（2）标准化护理计划：事先根据护理对象的共同护理需要制定好标准护理计划，并印制成护理计划表格，结合具体患者的实际情况在表格内对护理诊断、目标、措施等进行选择和补充。其优点是减少了书写护理病历的时间，有利于集中更多时间做好患者的临床护理。缺点是常忽视患者的个体性。

（3）计算机化护理计划：计算机化护理计划是将标准护理计划存入计算机存储器中，护士在计算机终端可以根据护理评估结果自动进行护理诊断，并可结合患者的具体情况，随时调阅和选择标准护理计划中的可选项目,制定符合的个体化护理计划。其优点是高效、准确、方便、经济、快捷、页面整洁,并易于修改和补充。缺点是需要计算机资源投入,在一些地区暂时还不能广泛推广应用。

四、护理健康教育计划与出院指导

(一)健康教育计划内容

(1)疾病的诱发因素、发生与发展过程。

(2)可采取的治疗护理方案。

(3)有关检查的目的与注意事项。

(4)饮食与活动的注意事项。

(5)疾病的预防与康复措施。

(二)出院指导

其内容主要为患者出院后活动、饮食、服药、其他治疗、自我保健、护理、复诊时间等提供帮助。

第四章　内科常见症状与体征的护理

第一节　内科一般护理常规

(1)所有内科病员，原则上都应卧床休息。

(2)入院后每日测体温、脉搏、呼吸3次，连续3d，以后每日2次。体温在37.5℃以上者每4h测量1次，体温有突然升高者应复查核对，需密切观察体温者随时测量并记录。新患者测血压及体重(重症例外)1次，其他按医嘱执行。

(3)护理按病情分特别护理和一、二、三级护理：①特别护理：适用于病情危重需要随时进行抢救的患者。派专人昼夜守护，严密观察病情变化，备齐抢救用品，随时准备抢救，及时准确地填写特别记录。②一级护理：适用于病危、病重及极度虚弱的患者，如各种原因引起的消化道出血、高热、昏迷、抽搐的患者，心力衰竭、严重呼吸困难、肝肾功能衰竭者等，患者的一切活动需护士协助。护士每15～30min巡视1次，密切观察病情变化。③二级护理：适用于病危、病重期已度过，症状减轻，病情好转但仍需卧床休息者，如慢性病及年老体弱的患者，在床上可以自理但不能下床活动的患者。护士每小时巡视1次，了解三情(疾病、思想及饮食情况)，递送大小便器。④三级护理：适用于轻症等待检查的患者，恢复期和慢性病好转期已可下床活动且生活能自理的患者。护士每日巡视3～4次，观察病情。轻症患者可适当到室外散步。

(4)患者入院后，于当日留出大小便，并送化验室做常规检验。按照医嘱执行的大小便化验，于次晨留出标本。

(5)每日下午记录大便1次，有次数增多者通知主治医师进行处理。3d无大便者，可常规给番泻叶10g代茶饮，必要时可灌肠通便。

(6)每周测体重1次(重症例外)。

(7)按医嘱给予饮食，并进行饮食指导。患者家属、亲友送来的食物需经办公室护士检查后方可食用。患者之间不得互换食物，以免交叉感染。

(8)患者入院后24h内完成个人卫生处理。一般冬季每周沐浴或擦澡1次，夏季每周3次。洗发冬季每两周1次，夏季每周1次。剪指甲每周1次。

(9)卧床患者应预防压疮，并做好口腔护理。

(10)病室应保持整齐、清洁、安静、舒适。贯彻执行保护性医疗制度。

(11)定期消毒灭菌，做好消毒隔离工作，控制医院内感染的发生。

第二节　高热

发热是一种症状，常见于各种细菌和病毒感染，各种传染病、肿瘤及中暑等病。高热是指体温在39～41℃，超高热指41℃以上。

体温升高过程中，常伴有皮肤干燥、面色苍白、寒战等。体温升高以后，皮肤变潮红、有汗，口渴，呼吸、脉搏、心率增快。发热时机体代谢和各系统功能发生改变，故发生一系列症状，如头痛、头晕、全身肌肉酸痛、疲乏无力，严重者可有谵妄、惊厥、昏迷。

(1)执行内科一般护理常规。

(2)卧床休息。

(3)给高热量半流质饮食。体温过高时应给予流质饮食，每日摄入总热量为8.4～12.5MJ。

(4)高热患者应给予足够的水分。成人每日摄取量应在3000mL左右。

(5)每4h测量体温、脉搏、呼吸1次。

(6)体温在39.2℃以上者给头部冰袋，39.5℃以上者给予酒精或温水擦浴，也可应用退热药物或针刺降温(取大椎、曲池、合谷、十宣等穴)。

(7)体温骤降时应予以保温，及时测血压、脉搏、心率，做记录，同时报告医师。

(8)注意口腔卫生。每日给复方硼酸溶液漱口3～4次，口唇干燥时涂滑润剂。

(9)注意皮肤护理，预防压疮。大量出汗者，及时更换被单、内衣，并注意患者勿直接吹风，以防止感冒。

(10)过高热出现谵妄、昏迷时加用床挡，以防坠床。

(11)诊断未明确者，配合医师及时留出大、小便，以做常规化验及培养。患者发冷寒战时，涂血片检查疟原虫。

(12)疑某种传染病时，先按疑诊进行预防性隔离，以防交叉感染。确诊后按医嘱执行。

第三节　昏迷

原因很多，需及时查明，常见于脑血管病、各种严重感染、酒精中毒、一氧化碳中毒、有机磷中毒、药物中毒、中暑、癫痫、尿毒症、肝性脑病、糖尿病昏迷、低血糖等。其临床表现有神志不清、大小便失禁、意识丧失、对外界事物或刺激失去反应。

1.护理评估

(1)健康史：有无外伤、感染、中毒、脑血管疾病及休克等。有无外伤史。有无农药、CO、镇静催眠药、有毒植物等中毒。有无可引起昏迷的内科病，如糖尿病、肾病、肝病、严重心肺疾病等。

(2)症状和体征：意识状态及生命体征的变化。

(3)辅助检查：心电图、腰椎穿刺(简称腰穿)、头颅CT及MRI检查的结果。

(4)实验室检查：血检测碳氧血红蛋白有助于CO中毒的诊断。尿常规异常常见于尿毒症、糖尿病、急性尿卟啉症。疑似肝性脑病患者查血氨及肝功能。血糖及肾功能检测有助于糖尿病酮症酸中毒、低血糖昏迷及尿毒症昏迷诊断。

(5)社会心理评估：患者的情绪及心理反应。

2.护理措施

(1)保持呼吸道通畅：①环境要求：清洁舒适，保持室内空气流通，温度、湿度适宜。②体位要求：取出义齿，去枕平卧，头偏向一侧。③促进排痰、呼吸支持：舌根后坠放置口咽通气管；配合气道湿化、超声雾化吸入稀释痰液，加强翻身、叩背，促进体位排痰；急性期避免过多搬动患者，短期不能清醒者宜行气管插管、气管切开，必要时使用呼吸机辅助呼吸。④其他：定期做血气分析；使用抗生素防治呼吸道感染。

(2)安全护理：①加强安全防护措施，24h专人守护、加床挡、使用约束带，遵医嘱使用镇静剂。②禁止使用热水袋，以防烫伤。

(3)饮食护理：供给足够的营养：①禁食期间给予静脉营养治疗，准确记录液体出入量。②昏迷超过3d给予鼻饲饮食，成人鼻饲量2000～2500mL/d(也可根据患者消化情况决定鼻饲量)。a.确定胃管在胃内，喂食前检查有无胃出血或胃潴留。b.有胃潴留者，延长鼻饲间隔时间或中止一次。c.胃出血者禁止喂食，抽尽胃内容物后按医嘱注入止血药。d.每次鼻饲200～400mL，每3h1次，夜间停饲8h。③如患者意识好转，出现吞咽、咳嗽反射，应争取尽早经口进食。a.从半流质饮食开始，逐渐过渡到普通饮食。b.抬高床头防止呛咳及反流。c.入量不足部分由胃管补充。

(4)加强基础护理：①保持皮肤完整，床铺平整、清洁、干燥、无渣屑。②注意五官护理(眼、耳、鼻及口腔)，保持皮肤清洁。

(5)预防并发症：①防止压疮：a.保持床单清洁干燥、平整。b.保持皮肤清洁、干燥，及时处理大小便。c.减轻局部受压每1～2h翻身1次，用50%酒精按摩受压部位，同时建立床头翻身卡。②肺部感染：加强呼吸道护理，定时翻身拍背，保持呼吸道通畅，防止呕吐物误吸引起窒息和呼吸道感染。③泌尿系统感染：a.留置尿管应严格无菌操作。b.保持尿管引流通畅，防止扭曲、受压、折叠，及时倾倒尿液防逆流。c.每日冲洗膀胱1～2次，洗净会阴及尿道口分泌物。d.定时排尿，训练膀胱舒缩功能。④便秘：a.加强翻身，定时按摩下腹部，促进肠蠕动。b.2～3d未解粪便应给轻泻剂，必要时人工取便。⑤暴露性角膜炎：眼睑不能闭合者，给予眼药膏保护，纱布遮盖双眼。⑥血栓性静脉炎、关节挛缩、肌萎缩：a.保持肢体处于功能位，防止足下垂。b.每日进行肌肉按摩，促进局部血液循环，防止血栓性静脉炎。c.尽早行肢体功能锻炼，每日2～3次。

(6)其他：①尊重患者，维护其自尊及自身形象。②昏迷时间较长者，与家属有效沟通，取得家属的理解和积极配合，指导家属参与部分护理工作，不定期评估护理效果。

3.健康指导

(1)患者昏迷无法翻身，由护士协助患者每2h翻身1次，按摩受压处皮肤，促进血液循环。

(2)每日2次口腔护理，保持口腔清洁。口唇干裂者可给予液状石蜡涂擦。

(3)眼睑闭合不全者用生理盐水湿纱布覆盖，或涂抗生素眼膏。

(4)保持会阴部清洁干燥，保持床单和衣裤的整洁。

(5)帮助患者进行四肢及关节的被动运动，保持肢体功能位。

4.护理评价

经过治疗和护理，评价患者是否达到：①了解昏迷发作的原因。②安全、有效地用药。③焦虑减轻，感觉平静。

第四节　休克

休克是由各种原因引起的急性循环功能不全。休克时有效循环血量急剧减少，引起全身各重要组织器官的微循环灌注不足和以组织细胞缺氧为主的一系列综合病理变化，病情危重。

根据休克的原因可分为失血性休克、损伤性休克、感染性休克、过敏性休克及心源性休克。临床表现为烦躁不安、四肢湿冷、面色苍白、脉搏快而弱、血压下降、反应迟钝、表情淡漠、尿量减少或无尿等。

(1)执行内科一般护理常规。

(2)设专人护理，分秒必争进行抢救。

(3)缺氧去枕平卧(有呼吸困难、肺水肿时稍抬高头部)，注意保暖。

(4)发病危通知。

(5)氧气吸入，提高血氧饱和度，改善组织缺氧状态。

(6)抽血检查血型，按医嘱做好输液输血准备，并准备生理盐水、代血浆、低分子右旋糖酐、5%葡萄糖注射液、激素、抗生素、肝素等。

(7)准备物品，并协助医师安装中心静脉压监测装置。

(8)补充血容量，迅速建立静脉通道。选用大号针头，以利于纠正缺水及失血，尽快恢复有效循环血容量。根据血压情况按医嘱应用升压药物。血容量补足后维持血压时，应注意升压药物的浓度和输液滴速，以防肺水肿。

(9)密切观察病情变化，准确地做好特护记录。

(10)严格记录出入量，并记录每小时平均尿量。尿量每小时小于 25mL 说明血容量不足，每小时大于 30mL 表示肾血流量已有好转。

(11)对心源性休克患者，注意心率变化，严格控制输液速度，每分钟不超过 40 滴。

(12)对过敏性休克患者，立即用氢化泼尼松或地塞米松加入 5%葡萄糖注射液内静脉滴注，或用 1∶1000 肾上腺素 1mL 皮下注射。

(13)对急性中毒引起的休克患者应速洗胃，减少毒物吸收，按医嘱及时应用解毒药物。

(14)对感染性休克患者，及时按医嘱用大剂量抗生素和激素治疗。

第五节　弥散性血管内凝血

正常人机体内有完整的凝血、抗凝和纤维蛋白溶解系统，使体内血流通畅，不发生凝血现象。当某种原因造成凝血、抗凝、纤溶改变时，即可发生弥散性血管内凝血(简称 DIC)。DIC 诱发原因很多，最常见的有感染(细菌性及病毒性)合并休克，如败血症、肺炎、中毒性菌痢、化脓性腹膜炎、暴发性肝炎、流行性出血热等；另外恶性肿瘤、白血病、组织创伤(如灼伤、大手术)、严重输血输液反应、妊娠合并症等均可诱发。

轻者无明显症状，但血液学检查有异常。重者病势凶猛，患者极度烦躁不安、抽搐、昏迷、呼吸困难、全身发绀、少尿或无尿，皮肤黏膜及内脏有广泛性出血伴休克及血栓等。

(1)执行内科一般护理常规。

(2)将患者安置在宽敞、安静、舒适、空气流通、温度适宜的房间内。患者应绝对卧床休息，并防止坠床。抢救设备应备齐，以便及时配合抢救。

(3)密切观察病情，做好记录。护理人员应识别 DIC 的早期征象，如有寒冷、四肢厥冷、指趾发绀等，迅速给氧气吸入，提高血氧含量，改善微循环，并协助医师及时测定凝血时间，以助诊断。

（4）DIC 晚期可有广泛性出血，常见有皮肤黏膜或内脏出血、鼻出血、牙龈出血、血尿、脑出血等，应配合医师抢救，并加强护理：①鼻出血时可用 0.1%肾上腺素棉球或碘仿纱条填塞鼻腔。②牙龈出血时先用生理盐水含漱，再用消毒纱布压迫牙龈止血。③穿刺或注射部位易出血不止，操作后用消毒棉棒或棉球按压局部 3min 以上，至出血停止为止。④如有呕血、黑便等消化道出血时，可暂禁食，按病情需要给流质饮食，并按消化道出血常规护理。⑤血尿时留尿送检，并记录尿量。⑥剧烈头痛、视物模糊疑为脑出血时，应将头部抬高和冷敷。疑有颅压增高时，按医嘱及时给降颅压药物。

（5）抢救过程中配合医师及时治疗原发病及行抗休克治疗。密切观察有无代谢性酸中毒表现，及时抽血检查，并及早纠正酸碱失衡和电解质紊乱。

（6）在凝血为主时，应用抗凝治疗，可用肝素、潘生丁或低分子右旋糖酐等：①肝素：用量为 0.5～1mg/kg，以生理盐水稀释为 10～20mL，静脉缓注，每 4～6h 1 次，可达到肝素化，有效地起到抗凝作用。也可用肝素 100～200mg 加入 5%葡萄糖注射液 500mL 内，以每分钟 7 滴的速度静脉滴注。肝素应用的注意事项如下：DIC 伴有休克时，肝素用量要大大减少，一般静脉缓注用量为 0.25～0.5mg/kg，伴有颅内出血、肝肾疾病时，不用或慎用肝素。有代谢性酸中毒时，应先纠正酸中毒后再用肝素，使肝素发挥最大效能。抢救用药的次序应根据病情，按医嘱合理安排。应用肝素期间按医嘱定期抽血查凝血酶原时间，一般要求用药后控制在正常值的两倍。DIC 完全好转时，肝素用量应逐渐减少，不宜骤停或换用其他抗凝药物，以防出现反跳。肝素治疗期间应密切观察出血症状。有出血现象时，速告医师。严重出血时用拮抗药物，如硫酸鱼精蛋白放入 5%葡萄糖注射液内静脉滴注（硫酸鱼精蛋白用肝素的半量即起到中和肝素效果）。②溶栓剂：用纤维蛋白溶解治疗 DIC 也很重要。一般用链激酶（也称溶栓酶），可使已形成的血栓迅速溶解而改善微循环。纤溶治疗，是在机体纤溶亢进且造成严重出血不易控制时应用。

用药前先测定抗链激酶含量，高于 100 万 U 时禁用。

用药前采用耳针针刺神门、肾上腺穴，或用氢化泼尼松 50mg 或地塞米松 5mg 加入 50%葡萄糖注射液 20mL 内静脉注射，以防过敏反应。

链激酶 50 万 U 溶于生理盐水或 5%葡萄糖注射液 100mL 中于 30min 内静脉滴注完；或用 60 万 U 溶于 250～500mL 内，另加地塞米松 25mg，每小时以 10 万 U 的速度静脉滴注，24h 不超过 240 万 U，直至 DIC 完全好转。连用 1～5d 后停用链激酶，选用潘生丁和低分子右旋糖酐。

纤溶过程引起出血时应停药，改用 6-氨基己酸等抗纤溶药物，以达到止血目的。

（7）注意增加营养和按医嘱应用保肝药，以保护肝脏。DIC 休克期可大量消耗肝脏合成的各种凝血因子，同时肝内有微血栓，使肝细胞坏死、出血、衰竭，应及时给葡萄糖及各种维生素（维生素 K、维生素 B_1、维生素 C 等）、三磷酸腺苷、辅酶 A 等治疗。

第六节 咯血

咯血常见于肺结核、支气管扩张、支气管结核、肺癌、二尖瓣狭窄等。最常见为肺结核，约占咯血的 90%。

喉以下呼吸道任何部位的出血经口腔咯出，称咯血。咯血前一般有喉头瘙痒，血因咳嗽而出。咯血的特点是血鲜红，有泡沫，混有少量痰液。应与呕血区别。呕血为血暗红，伴有食物，量多。呕血前常有恶心，然后呕出。

1. 护理评估

(1) 健康史：患者有无肺结核病接触史、吸烟史、职业性粉尘接触史及生食海鲜史。

(2) 诱发因素：有无支气管疾病、肺部疾病、心血管疾病，以及其他如血液病等。

(3) 先兆症状：患者有无胸闷、喉痒、咳嗽等，咯血多为鲜红色，伴有泡沫或痰，呈碱性。

(4) 辅助检查：纤维支气管镜检查以明确出血的部位和原因。另外可行胸部 X 线检查、数字减影血管造影(DSA)等。

(5) 实验室检查：血液学检查等。

(6) 社会心理评估：患者的情绪及心理反应，如恐惧、焦虑等。

2. 护理措施

(1) 大咯血的护理：①患者绝对卧床休息、制动，一般采取半卧位，头偏向一侧，防止气道阻塞。②床边备好吸引器，及时清除积血和血块，预防窒息的发生。③严密观察生命体征、意识的变化，如患者出现烦躁或表情淡漠、呼吸增快、血压下降等休克先兆，通知医生，做好抢救的护理配合。④建立静脉通路，遵医嘱给予止血药物，如垂体后叶素，通常为 18U加入 5%葡萄糖注射液 40mL 缓慢静脉滴注。必要时遵医嘱输血。⑤给予高浓度吸氧，必要时行气管插管或气管切开。

(2) 窒息的处理：①立即去枕平卧畅通呼吸道。②立即使用吸引器吸引血凝块，迅速排出积血；尽快气管插管，以利于吸引和给氧。③给予呼吸兴奋剂，采取给氧、输液、输血。

(3) 药物治疗与护理：①垂体后叶素可收缩小动脉，注意控制滴速，观察患者血压情况，另外防止外渗。②年老体弱者应用镇静、镇咳药物后观察呼吸中枢及咳嗽反射受抑制情况，及早发现因呼吸抑制导致的呼吸衰竭及镇咳后血块不能咳出导致的窒息。

(4) 维持水和电解质平衡：出血较多者注意补充血容量，防止低血容量性休克。

(5) 保持身体清洁舒适：保持口腔清洁，用温水漱口。

(6) 减轻心理负担：医护人员守护患者身边，安慰患者，增加安全感，解除患者恐惧心理，防止咯血加重。

3. 健康指导

(1) 识别和避免诱发因素：如上呼吸道感染。

(2) 预防呼吸道感染。

(3) 识别病情变化：向患者介绍疾病知识，学会观察大咯血的先兆症状。

(4) 改善呼吸功能：指导呼吸训练，如腹式呼吸、缩唇呼吸等。

(5) 指导合理用药：告知患者药物的名称、用法、用量及使用时的注意事项。

(6) 饮食护理：大咯血时禁食，咯血停止后给予温凉的流质、半流质饮食。保持大便通畅。戒烟酒。

(7) 运动和锻炼：咯血患者需绝对卧床休息，患侧卧位或半卧位，头偏向一侧。咯血停止，无痰中带血后，日常活动量可增加，以不感到疲劳为宜。

4. 护理评价

经过治疗和护理，评价患者是否达到：①咯血停止或减少。②有效地排出气道内血块及分泌物。③恐惧减轻。

第七节　消化道出血

常见于胃和十二指肠溃疡，以及门静脉高压引起的食管、胃底静脉曲张破裂出血，也见于慢性胃炎、胃癌、十二指肠炎、憩室、胆道出血、脑血管病、血液病、尿毒症等。

大量出血时可有头晕、心悸、面色苍白、出冷汗、口渴、四肢厥冷、脉搏加快、血压下降等症状。

(1)执行内科一般护理常规，并发病危通知。

(2)绝对卧床休息，保持室内安静。安慰患者消除恐惧，使其静养。

(3)给冷流质饮食或禁食，烦渴时滴服少量凉开水。

(4)对呕血、便血患者作特别记录。特别注意记录呕血便血的颜色、性质、失血量和出血时间，必要时留取标本。

(5)有脉搏加快、烦躁不安、大汗、血压下降等休克症状时，应迅速施以下措施：①抬高床尾，采用去枕平卧位，头偏向一侧。②发病危通知。③抽血送检血型和做交叉配血试验，同时进行静脉输液、输血准备。④每 0.5～1h 测血压、脉搏、心率 1 次，并记录。⑤在床旁守护患者，严密观察病情变化及治疗情况，积极配合医师进行抢救。⑥注意保暖，同时上腹部放置冰袋。

(6)出血后 1 周内勿做不必要的检查。如诊断不明，可急症做胃镜检查。

(7)门脉高压症引起的消化道出血患者，禁用催眠药及吗啡，并随时准备三腔管止血。

第八节　水电解质平衡失调

各种疾病引起进食、进水量不足或大量液体丢失(呕吐、腹泻、利尿过多)，均可发生脱水缺钠低钾症。临床可有下列表现。

脱水：口渴舌干，尿少，眼窝下陷，皮肤弹性差，静脉充盈度不好，患者软弱乏力。重者谵妄昏迷，体温上升，血压下降。

缺钠：口渴、恶心、呕吐、厌食、表情淡漠、疲倦甚至晕倒，肌肉疼痛痉挛。晚期尿量减少，血压下降，严重时发生休克。

低血钾：精神萎靡，全身肌肉无力，脚抬不动，手握不起，腹胀、心悸，心律失常。严重者血压下降，呼吸麻痹，心脏骤停。

(1)执行内科一般护理常规。

(2)绝对卧床休息，严禁下床。

(3)严格记录出入量，4h 内尿量少于 100mL 提示脱水，24h 内少于 500mL 为明显脱水，每小时平均尿量少于 25mL 提示有休克。禁食 24h，一般失水量为体重的 2%，失钾为 2.4g。

(4)密切观察病情：①观察心率、脉搏。如出现心律失常，应及时通知医师并协助处理。

②观察血压。血压下降为脱水、酸中毒、低钠、低钾等电解质紊乱的表现，应立即抽血查二氧化碳结合力、非蛋白氮、血钾、血钠等。③观察呕吐、腹泻的轻重，以判断低钾、低钠程度。④观察呼吸。如呼吸加快加深，提示为酸中毒。呼吸麻痹、肠麻痹、肌肉无力是低钾的表现。⑤观察神经、精神症状，如有无烦躁、谵妄、昏迷或表情淡漠、反应迟钝、嗜睡等。应加床挡，防止患者坠床。⑥按医嘱及时补充液体。轻度脱水仅有口渴，立即口服糖盐水或开水即可好转。轻度低钠，饮用淡盐水或吃少量咸菜即可好转。一般按 0.3～0.6g/kg 补给钠。低钠应先给盐后给糖，反之可使症状加重。轻度缺钾时，尽量鼓励患者恢复正常饮食(正常饮食每日含钾约有 3g)，并给含钾丰富的食物(如水果、蔬菜、鱼、各种豆类、新鲜蘑菇等)。重症按医嘱静脉补充。中度脱水，给静脉输 5%葡萄糖液 50mL/kg。重度脱水，按 100mL/kg 计算或按公式计算补液：体重(kg)×0.4×5%葡萄糖之毫升数。低钠应先输生理盐水，后输葡萄糖盐水，共 1500～2500mL。重症可输 1/6mol 乳酸钠 300mL 加生理盐水 700mL，或按公式计算：患者需补充钠量(mmol)=体重(kg)×0.6×[140－患者血清钠浓度(mmol/L)]。按计算所得 1/2 静脉输入。低钾明显，可用 1～2g 氯化钾加入 5%葡萄糖内静脉滴注。必要时每日给钾 4.8g，但每小时输入氯化钾不超过 1g，要缓慢静脉点滴，每分钟不超过 80 滴，以免发生心脏骤停。一日尿量少于 500mL 不宜补钾。补钾时浓度不能过高(5%葡萄糖注射液 500mL 内加 1～1.5g)，以免刺激血管壁，引起疼痛。

第九节　疼痛

疼痛是指与实际或潜在的组织损伤相联系的一种不愉快的感觉或情感体验。疼痛包含两重意思：痛觉和痛反应。痛觉是一种意识现象，属于个人的主观知觉体验，受到人的心理、性格、经验、情绪和文化背景的影响，患者表现为痛苦、焦虑；痛反应是指机体对疼痛刺激产生的一系列生理、病理改变，如呼吸急促、血压升高、瞳孔扩大、出汗、骨骼肌收缩等。

1. 护理评估

(1)健康史：患者的病史、疼痛发作史、用药治疗情况。

(2)诱发因素：患者有无病毒感染、创伤、精神紧张、寒冷、药物及手术等。

(3)症状和体征：剧烈疼痛时有无烦躁不安、心率增速、呼吸加快、瞳孔缩小等交感神经兴奋等症状。

(4)实验室检查：C 反应蛋白、红细胞沉降率、抗链球菌溶血素 O 试验等结果。

(5)社会心理评估：患者的情绪及心理反应。

2. 护理措施

(1)急性期卧床休息，疼痛缓解后可适当活动；给予富含维生素的食物。

(2)卧床患者注意皮肤护理，预防压疮的发生。

(3)疼痛时分散患者注意力，以减轻疼痛感。

(4)疼痛的观察：①评估疼痛的部位、性质、程度、持续时间与体位的关系。②观察伴随症状：关节疼痛伴有肿痛、晨僵者多为类风湿关节炎；疼痛伴有发热者考虑为感染性疾病、风湿热等。

(5)对症处理，减轻疼痛：①给予镇痛药及针对病因治疗的药物，注意观察药物疗效和不良反应。②协助患者减轻疼痛。为患者创造适宜的环境，避免过于杂乱、吵闹或过于寂静，以免患者因感觉超负荷或感觉剥夺而加重疼痛感；合理应用非药物性止痛措施，如松弛术、皮肤刺激疗法(冷敷、热敷、震动等)，分散注意力。

(6)心理护理：①患者主诉疼痛应给予理解、同情和安慰，避免语言、行为方面的任何刺激。②向患者做好耐心的解释，解除其紧张心理。

3. 健康指导

(1)避免诱因：避免一切可能诱发疼痛的因素，如病毒感染、潮湿寒冷、外伤、精神紧张等。

(2)休息与活动：疼痛缓解期可参加社会活动和日常工作，注意劳逸结合，避免过度劳累。

(3)用药指导：坚持严格按医嘱治疗，不可擅自改变药物剂量或突然停药。

(4)疼痛知识教育与心理调适指导：向患者及家属介绍疼痛的相关知识，及时、正确、有效治疗的意义。嘱家属给予患者以精神支持和生活照顾，以维持其良好的心理状态。

4. 护理评价

经过治疗和护理，评价患者是否达到：①掌握减轻疼痛的方法，使疼痛程度减轻或消失。②能遵守良好的生活习惯，避免各种诱发与加重疼痛因素。③保持情绪稳定，主动配合治疗。

第十节 水肿

水肿是指组织间隙液体过多而引起全身或身体部分肿胀。水肿发生于局部称为局部水肿，如肺水肿、脑水肿；水肿波及全身称为全身性水肿，如急性心力衰竭时的心源性水肿、肾炎时的肾性水肿、营养不良性水肿等。

1. 护理评估

(1)健康史：患者有无急、慢性泌尿系统疾病史，以及肝脏、心脏及内分泌系统疾病史等。

(2)诱发因素：有无感染及摄钠过多等诱发因素。

(3)症状和体征：水肿发生的初始部位、时间、特点、程度、进展情况，是否出现全身性水肿及有无并发症，生命体征、尿量及体重的变化。

(4)实验室检查：尿常规、血生化检查可判断水肿的类型及原因。

(5)社会心理评估：患者有无因生活不便和身体不适而产生的烦躁、焦虑心理。

2. 护理措施

(1)休息：严重水肿的患者应卧床休息，下肢明显水肿者可抬高下肢，阴囊水肿者可用吊带托起。水肿减轻后，患者可起床活动，但应避免劳累。

(2)饮食护理：①钠盐：限制钠盐摄入，每天以 2～3g 为宜。②液体：液体摄入量视水肿程度及尿量而定。若每天尿量达 1000mL 以上，一般不需严格限水。若每天尿量小于 500mL 或有严重水肿者需限制水的摄入，每天液体摄入量不超过前一天 24h 尿量加上不显性失水量(约 500mL)。③蛋白质：低蛋白血症所致水肿者，若无氮质血症，可给予 $1.0g/(kg \cdot d)$ 的优质蛋白。有氮质血症的水肿患者，一般给予 $0.6～0.8g/(kg \cdot d)$ 的优质蛋白。④热量：补充足够的热量以免引起负氮平衡，尤其低蛋白饮食的患者，每天摄入的热量不低于126 kJ/(kg·d)，即30cal/(kg·d)。⑤其他：注意补充各种维生素。

(3)病情观察：监测患者生命体征和尿量变化，准确记录24h液体出入量，定期测量体重，观察水肿的变化，注意患者有无急性心力衰竭和高血压脑病的表现。

(4)用药护理：使用利尿剂时观察药物的疗效及不良反应。长期使用利尿剂应监测血清电解质和酸碱平衡情况。

(5)皮肤护理：观察皮肤有无红肿、破损和化脓等。保持患者皮肤清洁、干燥，防止局部长时间受压。

3.健康指导

(1)告知患者引起水肿的诱因。

(2)教会患者根据病情合理安排每天饮食中钠盐和水的摄入。

(3)正确测量液体出入量、体重的方法。

(4)详细介绍药物的相关知识，并告诉患者不可擅自加减药量或停药，尤其是肾上腺糖皮质激素和环磷酰胺等免疫抑制剂。

4.护理评价

经过治疗和护理，评价患者是否达到：①水肿减退或消退。②皮肤无损伤或感染。

第五章　呼吸系统疾病护理

第一节　呼吸系统疾病一般护理常规

(1)执行内科一般护理常规。

(2)室内应保持清洁、安静、舒适、阳光充足、空气新鲜。室内应有通风设备，保持一定的温湿度。室温一般保持在18～20℃，湿度在50%～60%最适宜。空气应定期消毒，每日用1%～2%来苏泼洒地面，一方面保持室内一定湿度，同时还可净化空气。每周空气消毒1次，并做空气培养，以监测空气污染和消毒效果。

(3)同一种致病菌感染的患者集中一室，或分住单人房间。金黄色葡萄球菌、铜绿假单胞菌所致感染性疾病，应进行呼吸道隔离，其痰液应消毒处理后再倒掉。

(4)根据病情决定患者休息时间。发热期患者应绝对卧床休息。鼓励患者多饮水。

(5)实行三级护理制度。对全身情况衰竭、生活不能自理的患者，要做好口腔、皮肤和生活护理。

(6)对危重患者及时制定护理计划，书写护理病历和护病记录。

(7)给患者高蛋白、高热量、高维生素、易消化普通饮食。高热和危重患者，可给流质或半流质饮食。

(8)胸痛、气急、哮鸣等。了解并发症的症状、体征，以便及早发现及时处理。应保持呼吸道通畅。

(9)掌握给氧方法和氧流量。熟悉酸碱失衡的临床表现；了解肺功能检查和血气分析的临床意义，发现异常及时通知医师；熟悉药物剂量、剂型和换算方法，观察药物疗效和不良反应。

(10)呼吸衰竭患者出现兴奋、烦躁、谵妄时，应用镇静药要慎重，禁用吗啡和阿米妥等巴比妥类药，以防抑制呼吸。

(11)留取痰液、脓液、血液标本时按常规操作，取样要新鲜，送检要及时，标本容器要清洁干燥。

(12)护士应掌握支气管造影、纤维支气管镜窥视、胸腔穿刺放液或壁层胸膜活检、诊断性人工气胸术等检查的术前准备、术中配合、术后护理等技术。

(13)对高热、咯血患者，执行有关护理常规。

(14)备好各种抢救物品和药品。

(15)做好卫生宣教，积极宣传预防呼吸系统疾病的措施。劝患者戒烟，预防感冒。减少亲属探视。

第二节　急性和慢性支气管炎

急性、慢性支气管炎是由细菌、病毒或因烟雾灰尘和有害气体的刺激所引起的常见呼吸道疾病。其临床表现：急性支气管炎初期有上感症状，以干咳为主，伴有胸闷，咳少许黏痰，随后痰量逐渐增多，呈黏液脓性。病程短，预后支气管黏膜可完全恢复正常。慢性支气管炎多在冬季和受凉后复发，其特点是长期反复咳嗽，咳黏液脓性痰，早晚加重，活动后有气短，呼吸带哮鸣音。长期咳嗽可引起支气管黏膜萎缩、肺气肿、肺源性心脏病、支气管扩张等并发症。

(1)执行呼吸系统疾病一般护理常规。

(2)有发热、吐脓痰、活动后气短时应卧床休息。热退、痰量减少和气急减轻后可轻度活动，逐渐恢复工作。老年、幼儿及体弱的患者应延长休息时间。

(3)给予营养丰富、易消化的软食，鼓励患者多饮水，每天补给液体量不应少于3000mL。

(4)室内空气要流通，保持一定温度和湿度，避免烟雾、灰尘的刺激。注意保暖，随天气变化随时增减衣服，防止受凉。

(5)咳嗽剧烈、胸闷憋气时，给予雾化吸入，使咽喉部湿润以减轻症状。干咳时口服棕色合剂，痰多可给予远志合剂。痰液黏稠不易咳出时，应给 α-糜蛋白酶和庆大霉素、激素、超声雾化吸入湿化痰液，以利排出。声音嘶哑时应注意休息，减少交谈。

(6)急性支气管炎易于传染，应进行呼吸道隔离，避免交叉感染。

(7)有吸烟习惯者，应劝其戒烟，以利于气管炎的治疗和恢复。

(8)慢性支气管炎患者平时应加强体育锻炼，增强机体抵抗力。冬季注意保暖，防止受凉感冒，减少去公共场所的机会，避免与呼吸道感染患者接触。

第三节　支气管哮喘

支气管哮喘是由于机体对某种物质发生过敏所引起的一种变态反应性疾病。常见的过敏原有花草、皮毛、鱼虾、药物或机体感染病灶及寄生虫等，精神症状也可诱发。发作时呼吸困难，呼气延长且伴有哮喘，咳少量白色黏痰，被迫端坐位。发作持续时间不定，数分钟或数小时。不发作时无任何症状，严重发作时可超过24h，呈哮喘持续状态。久病可合并肺气肿和肺源性心脏病。

支气管哮喘，简称哮喘，是由多种细胞(如嗜酸粒细胞、肥大细胞、T淋巴细胞、中性粒细胞、呼吸道上皮细胞等)参与的呼吸道慢性炎症性疾患。临床表现为反复发作性的喘息、呼气性呼吸困难、胸闷或咳嗽等症状，常在夜间和(或)清晨发作、加剧，多数患者可自行缓解或经治疗缓解。

1. 护理评估

(1)患病与治疗经过：患者的吸烟史、哮喘发作史、用药治疗情况等。

(2)评估与哮喘有关的诱发因素：患者是否接触动物皮毛、刺激性或有害气体、化学物质等致敏物质，过敏史(药物及食物)及家族史。

(3)症状和体征：患者有无哮喘发作的先兆如胸闷、喷嚏、咳嗽、流涕等症状，患者神志、呼吸困难的性质、呼吸频率、心率、呼吸音及哮鸣音，是否存在发绀及采取端坐呼吸。

(4)辅助检查：胸部X线检查和呼吸功能检查结果。

(5)实验室检查：血常规、痰涂片、动脉血气分析，必要时进行特异性变应原检测，缓解期进行气道反应性测定。

(6)社会心理评估：患者有无烦躁、焦虑、恐惧等心理反应，有无睡眠障碍、体力受限情况。

2.护理措施

支气管哮喘的处理原则包括脱离过敏原、使用药物缓解和控制哮喘发作、制定长期治疗方案、教育和管理患者。

(1)保持气道通畅，维持有效呼吸：①取舒适的体位，减少体力消耗，注意保持呼吸道的畅通。②合理吸氧，监测动脉血气分析和血氧饱和度，如患者出现意识改变，$PaO_2 <$ 60mmHg，$PaCO_2 > 50$mmHg时，应准备进行机械通气。

(2)药物治疗与护理：正确规范使用支气管哮喘的控制及缓解药物：①β_2受体激动剂应按需间隔使用，注意观察有无骨骼肌震颤、低血钾、心律失常等不良反应。②茶碱类药物静脉注射或静脉滴注浓度不宜过高，速度应缓慢，并注意观察有无心律失常、血压下降、胃肠道症状、呼吸中枢兴奋等症状。③抗胆碱能类药物主要采用气雾吸入疗法，反复用药观察患者有无出现口干、头晕、头痛等，青光眼患者忌用。④糖皮质激素给药后及时用清水漱口或加用储雾罐以减少口咽部念珠菌感染的可能性。长期应用糖皮质激素注意观察有无向心性肥胖、满月脸、皮肤变薄、紫纹、低血钾、肌无力等。

(3)维持液体和电解质平衡：①记录患者每日的液体出入量，成人每日的水分摄入量应为2500～3000mL。②监测血清中电解质的浓度。③观察有无水、电解质紊乱，如观察皮肤黏膜、血压及神经肌肉功能等。

(4)保持身体清洁舒适：①哮喘患者常会大量出汗，应每天以温水擦浴，勤换衣服和床单，保持皮肤清洁、干燥与舒适。②协助并鼓励患者咳痰后，用温水漱口，保持口腔清洁。

(5)减轻焦虑：为患者提供生理和心理支持，以减轻焦虑。

3.健康指导

(1)识别和避免诱发因素：减少过敏原的吸入，避免剧烈运动及冷空气刺激；避免使用阿司匹林等非甾体抗炎药(NSAID)；慎用β受体阻滞剂以免诱发哮喘。

(2)预防呼吸道感染：哮喘患者应避免去公共场所；呼吸道感染时应积极、有效地治疗；避免淋雨、过度劳累、受凉等刺激。

(3)识别病情变化：告知患者哮喘的发病机制及诱因、发作先兆表现及相应的处理办法，包括自觉症状加重、自我监测症状、预防发作，出现不适情况应及时调整治疗或向医护人员寻求帮助。

(4)改善呼吸功能：教会患者缩唇呼吸和腹式呼吸。

(5)指导合理用药：告知患者药物的名称、用法、用量及注意事项。帮助患者掌握正确的药物吸入技术。如果出现支气管痉挛加重或药物不良反应加重应予以重视。

(6)饮食护理：饮食清淡、易于消化，不宜进食具有刺激性的食物和饮料，也不宜食用鱼、虾、蟹、蛋类、牛奶等易过敏食物。

(7)运动和锻炼：合理运动和锻炼是增强哮喘患者身体素质、增强肺通气功能、减少哮喘发作、巩固药物疗效和防止病情进一步发展的主要手段。

(8)疾病的健康指导：通过耐心、细致地交流，评估患者对疾病知识的了解程度，确认妨碍治疗因素。指导患者和家属认识长期防治哮喘的重要性，使患者建立战胜疾病的信心。

4.护理评价

经过治疗和护理，评价患者是否达到：①掌握哮喘发作的诱因。②患者呼吸频率、节律平稳，无三凹征、奇脉。③正确运用排痰方法排出痰液，咳嗽咳痰程度减轻，次数减少或消失。④能描述使用吸入剂的目的、注意事项，掌握正确的使用方法。⑤焦虑减轻。

第四节　支气管扩张

支气管扩张是由慢性支气管炎或肺部炎症损害支气管壁而引起的。其临床表现是长期咳嗽，咳脓性痰。痰带臭味，放置后分三层，上层为黏沫，中层为透明液体，下层为脓液和细胞碎屑。部分患者可反复咯血、久病消瘦、乏力，常有杵状指，少数患者因气管和肺的反复感染，可并发肺气肿和肺源性心脏病。

1.护理评估

(1)健康史：患者有无吸烟史，有无童年麻疹、百日咳或支气管肺炎等病史，有无全身性疾病、用药治疗情况、家族史、营养状况。

(2)诱发因素：患者是否吸入烟雾或刺激性气体、是否受凉或感冒等。

(3)症状和体征：患者呼吸频率、深度及呼吸困难的表现和血氧饱和度的变化，有无胸闷、烦躁不安、气急、面色苍白、口唇发绀、大汗淋漓等窒息前兆症状。下胸部、背部有固定而持久的局限性粗湿啰音等典型肺部体征，有哮鸣音，部分患者伴有杵状指。

(4)辅助检查：影像学检查，纤维支气管镜检查。

(5)实验室检查：痰标本、细菌培养和药敏试验。

(6)社会心理评估：患者的情绪及心理反应。

2.护理措施

支气管扩张的治疗原则是保持呼吸道引流通畅，控制感染，处理咯血，必要时手术治疗。

(1)休息与活动：急性感染或病情严重的患者应卧床休息，保持室内空气流通，注意保暖。

(2)饮食护理：提供高热量、高蛋白质、高维生素饮食，避免冰冷食物诱发咳嗽，少食多餐。鼓励患者多饮水，每天1500mL以上，以稀释痰液利于排痰。

(3)病情观察：①观察咳嗽与体位关系，咳痰的量、颜色和黏稠度，痰液有无臭味及分层。②观察咯血的程度，患者有无胸闷、烦躁不安、气急、面色苍白、口唇发绀、大汗淋漓等窒息前兆症状，监测心率、呼吸、血压、咯血量。③观察发热及消瘦、贫血等全身症状。

(4)对症护理：①控制感染：及时留取痰标本送检，做细菌培养和药敏试验，选用有效抗菌药物。②促进排痰：指导患者行体位引流，每次15~20min，每天2~4次。使用祛痰剂、支气管舒张剂，给予雾化吸入，清除气道分泌物。

(5)做好支气管碘油造影或纤维支气管镜等特殊检查前的准备及检查后护理。

(6)一般护理：①口腔护理：咯血患者应及时漱口，擦净血迹，保持口腔清洁、舒适，防止口腔异味及混合厌氧菌感染。②痰液护理：痰液倾倒在指定地方，每天清洗痰具并用消毒液浸泡。

3. 健康指导

(1)疾病知识指导:指导患者自我监测病情,患者和家属应学会识别病情变化的症状和体征。

(2)生活指导:加强营养,增加机体抗病能力。鼓励患者参加体育锻炼,建立良好的生活习惯,劳逸结合,以增强心、肺功能状态。

(3)预防呼吸道感染:积极防治百日咳、麻疹、支气管肺炎、肺结核等呼吸道感染;及时治疗上呼吸道慢性病灶(如扁桃体、鼻窦炎等);避免受凉,预防感冒;减少刺激性气体吸入。戒烟、避免烟雾和灰尘刺激,有助于避免疾病复发,防止病情恶化。

(4)清除痰液:指导患者及其家属掌握有效咳嗽、胸部叩击、雾化吸入及体位引流的排痰方法。

4. 护理评价

经过治疗和护理,患者是否达到:①了解支气管扩张症的病因。②咳嗽、咳痰、咯血等症状减轻或消失。③能有效地排出气道分泌物。④安全、有效地用药。⑤焦虑减轻。

第五节　肺炎

肺炎是指肺部组织的急性炎症,临床常见大叶性肺炎和小叶性肺炎两种。肺炎大部分是由肺炎双球菌引起,少数由链球菌、葡萄球菌、流感杆菌和肺炎支原体引起。大叶性肺炎多见于青壮年,发生于秋末冬初和春季,起病突然,先寒战后高热,伴有头痛、乏力、咳嗽,病侧胸痛并吐典型的铁锈色痰。部分患者有呼吸困难、鼻翼扇动和发绀。少数病例因严重感染而引起中毒性肺炎,开始高热,继而体温下降,有面色苍白、出冷汗、四肢厥冷、烦躁不安、脉细速、心音弱等表现。小叶性肺炎多见于年老体弱或继发支气管炎、流感以后,患者常有咳嗽、吐痰、不规则发热,重者有呼吸困难、口唇发绀,甚至出现呼吸循环衰竭。

1. 护理评估

(1)病史:①患者患病及治疗经过:有无上呼吸道感染史;有无慢性阻塞性肺疾病(COPD)、糖尿病等慢性病史;是否吸烟;是否使用抗生素、激素等。②目前病情与一般状况:日常生活是否规律,有无恶心、呕吐、腹泻等症状。

(2)身体评估:患者的神志及生命体征,有无口唇发绀、皮肤黏膜出血,有无三凹征,呼吸频率及节律是否异常等。

(3)辅助检查:胸部 X 线检查结果。

(4)实验室检查:血常规、痰涂片、血气分析的结果。

2. 护理措施

(1)休息与环境:高热患者应绝对卧床休息,保持舒适体位,减少耗氧量,缓解头痛、肌肉酸痛等症状。室内尽量保持温度 18～20℃,湿度 55%～60%。

(2)饮食:给予高热量、高蛋白质和高维生素的流食或半流食,鼓励多饮水。

(3)口腔护理:鼓励患者经常漱口,增加食欲;口腔及唇疱疹者局部涂液状石蜡或抗病毒软膏,防止继发感染。

(4)病情及药物观察:①病情观察:监测患者神志、体温、呼吸、脉搏、血压和尿量,观察热型，防重症肺炎的发生。②用药观察：使用抗生素时，观察疗效和不良反应。

(5)保持呼吸道通畅：观察痰液颜色、性质、气味和量，及时清除呼吸道分泌物。

(6)并发症的观察：发现患者神志模糊、烦躁、发绀、四肢厥冷、心动过速、尿量减少、血压降低等休克征象，应立即通知医师，准备药物，配合抢救。

3. 健康指导

(1)避免受凉、淋雨、吸烟、酗酒，防止过度疲劳。皮肤出现痈、疖、伤口感染、毛囊炎、蜂窝织炎时应及时治疗，尤其是免疫功能低下者(如糖尿病、血液病、艾滋病、肝病、营养不良、儿童等)和慢性支气管炎、支气管扩张者。

(2)慢性病、长期卧床、年老体弱者，应该经常改变体位，帮助其翻身、拍背，以便痰液能及时排出，有感染征象时及时治疗。

(3)注意休息、劳逸结合，提供足够营养物质。加强体育锻炼、防止感冒、增强体质。

(4)指导患者遵医嘱按时服药：告知患者药物的名称、用法、用量及使用时的注意事项，不能自行停药或减量，定期随访。

4. 护理评价

经过治疗和护理，评价患者是否达到：①了解肺炎发生的病因。②炎症得到有效控制。③有效地排出气道分泌物。④安全、有效地用药。⑤未出现并发症。

第六节　肺化脓症

(1)执行呼吸系统疾病一般护理常规。

(2)患者大量咳痰和咯血时应绝对卧床休息。室内空气要流通，保持一定温度及湿度，避免灰尘和烟雾刺激，减少与呼吸道感染患者接触，防止交叉感染。

(3)鼓励患者进富于营养的饮食。注意调节口味，以增进食欲，补充因长期咳嗽、咯血和发热对身体的消耗。

(4)观察痰的颜色，注意有无咯血，并记录痰量。

(5)留痰做细菌培养和药物敏感试验，选择有效抗生素治疗。

(6)注意口腔卫生。饭前、饭后、睡前用复方硼酸溶液、呋喃西林液、洗必泰液漱口，保持口腔清洁，去除口臭，增加食欲。

(7)如痰液黏稠不易咳出，可口服5%～10%碘化钾5～10mL，每天3次，并给予雾化吸入，稀释痰液，以利于排出。

(8)体位引流可使痰液排出。了解病变部位，按支气管的解剖位置采取适当体位进行引流：①脓肿位于中叶者取仰卧位，将床尾抬高50cm。②脓肿位于后叶取俯卧位，将床尾抬高50cm。③脓肿位于下叶其他部位者取仰卧位，将床尾抬高50cm。

(9)痰臭影响进食者，给予氧气吸入。

(10)重症患者需做好皮肤和生活护理。

(11)需行胸腔穿刺抽脓时，备好闭式引流装置。术后保持引流通畅，并观察每日痰量。

第七节 肺结核

肺结核是结核杆菌侵入肺组织引起的慢性传染病，经飞沫和尘埃传播。临床表现为全身不适、疲乏无力、食欲不振、咳嗽、咯血、胸痛、体重减轻，午后或晚上有低度或中度的发热，面部潮红、心悸气短、盗汗、失眠，重症有呼吸困难、声音嘶哑等症状。

（一）一般护理

（1）病情观察：监测生命体征，注意热型变化及呼吸状态，包括呼吸深度、频率和呼吸类型，必要时进行动脉血气监测。

（2）营养支持与维持水、电解质平衡：应供给高热量、高蛋白、高维生素饮食，如鸡蛋、牛奶、豆制品、蔬菜等，以保证每日营养的摄入，必要时鼻饲。保持体内水、电解质平衡，一旦出现水、电解质紊乱，应予以补充、纠正。做好皮肤护理、预防感染。

（二）对症护理

（1）发热：体温高于 38.5℃ 者，应多休息，多饮水，并给予物理降温，必要时给予小剂量解热镇痛药。重症患者可遵照医嘱进行强效抗结核药物治疗，并按高热护理。

（2）盗汗：及时擦干以免着凉，给予更换衣服、被单，温水擦浴，使患者感觉舒适。

（3）咳嗽：指导患者进行有效咳嗽，适当给予止咳祛痰药如棕色合剂、盐酸溴环己胺醇（沐舒坦）等，必要时辅以雾化吸入，湿化气道，稀释痰液。

（4）胸痛：患侧卧位，必要时给予止痛药以减轻疼痛。渗出性胸膜炎积液较多时，应及早抽液，以减轻压迫症状。

（5）咯血：对小量咯血患者，嘱其保持镇静，禁用吗啡以免抑制呼吸、使血块不能咯出而发生窒息。咯血较多时，在给予止血药物治疗的同时，消除患者的恐惧心理，指导患者轻轻将气道内存留的积血咯出。取患侧卧位，以免波及健侧肺。大咯血时注意保持呼吸道通畅，准备好抢救用品，如吸引器、吸痰管、开口器、气管切开包等。若有窒息征象，患者突然出现胸闷、烦躁、呼吸困难或咯血不畅时，积极配合医师，尽快抠出或吸出口、鼻、咽、喉部的血块，必要时做气管插管或气管切开，以解除呼吸道阻塞。

（三）使用抗结核药物的护理

（1）加强医患间的交流，让患者了解抗结核药物治疗的原则及用药的重要性，熟悉抗结核药物剂量、不良反应，消除药物不良反应带来的恐惧不安因素，密切观察药物不良反应，及时处理。帮助并保证患者坚持规律服药，完成规定疗程。

（2）了解正在实施的化疗方案。患者要知道治疗药物品种、使用方法、剂量及全程治疗时间等，严格执行治疗方案，不得因症状改善而随意中断治疗或减少药物品种、剂量等。如发生难以耐受的不良反应，应请医师调整治疗方案，不得随意自行调换药物。

（3）了解所用药物的不良反应。一般抗结核药物除对肝脏有损害外，每种药物都有它特殊的不良反应。例如，利福平可能出现橙色尿或过敏反应，严重的可能还会出现畏寒、寒战、呼吸困难、头晕、发热等流感样综合征；异烟肼会出现周围神经炎；乙胺丁醇会出现视神经损害、视力障碍；吡嗪酰胺有胃部不适，关节疼痛的反应；链霉素则会出现口唇麻木、耳鸣、耳聋等现象。在服药过程中除定期检查肝功能外，如发现异常反应，要及时报告医师、护士。

(四)心理支持

适当休息,了解患者的心理动态,给予心理安慰。组织患者进行适当的活动,有条件时,提供一些娱乐活动,转移患者注意力。对症状明显者应嘱其卧床休息,帮助患者尽快适应环境,消除孤独感。

(五)预防感染

排菌患者可将结核病传染给密切接触者。控制传染源是预防传染的最主要措施,与家庭成员一起督导患者按医嘱服用抗结核药物,起到化学隔离作用。教会患者在咳嗽或打喷嚏时应用 2 层餐巾纸掩住口鼻,以防飞沫传染,如离开病房,必须戴口罩。所用日用品如餐具、痰杯均应正确处理和消毒,室内保持良好通气或用紫外线消毒;痰液咳入带盖的痰杯内,用火焚烧或加消毒液浸泡 1h 灭菌;被褥、书籍可直接在阳光下曝晒数小时灭菌。痰涂片阳性者须住院治疗,并进行呼吸道隔离。督导密切接触者去医院行相关检查和治疗,必要时化学预防。

第八节 支气管肺癌

支气管肺癌又称肺癌,起源于支气管黏膜,是肺部最常见的原发性恶性肿瘤。近几十年来,肺癌的发病率逐年上升。肺癌的病因至今未明,一般认为与物理化学致癌因素、大气污染、吸烟、慢性呼吸道疾病有关。肺癌可发生在支气管黏膜的任何部位。生长在段支气管及其分支以下,位于肺的边沿者,称周围型;生长在总支气管或叶支气管,位于肺门附近的,属中心型;生长在气管或支气管分叉的癌少见。主要临床症状有咳嗽、咯血、胸痛、气急、发热等。

(1)执行呼吸系统疾病一般护理常规。

(2)晚期患者需卧床休息。呼吸困难取半卧位。

(3)给高蛋白、高热量、多维生素、易消化饮食,鼓励患者多进食,增强抗病能力。

(4)观察咳嗽是否有进行性加重和以高音调金属音为特征的阻塞性咳嗽。

(5)做好精神护理,鼓励患者正确对待疾病,树立战胜疾病的信心。随时了解患者的思想情况,严格交接班,以防发生意外。

(6)患者咯血时执行咯血护理常规。

(7)做纤维支气管镜窥视和活组织检查、胸腔穿刺放液和胸腔积液离心沉淀脱落细胞检查时,护士应做好术前准备和术中配合。标本及时送检。

(8)痰液脱落细胞检查时,痰液标本必须新鲜并及时送检,否则细胞溶解,不易辨认,影响检出率。

(9)进行放疗或化疗时,应注意放射线和化学药物的反应。如出现乏力、食欲减退、恶心、呕吐、白细胞减少等,应对症护理。应了解化学药物的用量、方法和药理作用,遵照医嘱准确给药。

(10)晚期患者发生胸痛时,以精神鼓励为主,劝告患者少用麻醉止痛药,以免成瘾。

(11)保持床铺干燥,注意皮肤护理,预防压疮发生。

(12)如有呼吸困难、发绀者,及时给予氧气吸入。

第九节　胸膜炎

胸膜炎为胸膜的壁层和脏层之间的炎症，分为干性胸膜炎和渗出性胸膜炎两种。以结核性为最多见，也可由风湿、细菌感染、转移性癌肿引起。干性胸膜炎初起仅有轻度不适、微热等症状，以后骤感胸部刺痛，深吸气和咳嗽时加重，患者常因胸痛而致气短。渗出性胸膜炎为干性胸膜炎发展而来，除有干性胸膜炎的症状外，胸腔积液形成后胸痛可消失。有大量积液时，可有呼吸困难及全身中毒症状。

(1)执行呼吸系统疾病一般护理常规。

(2)急性期应卧床休息。湿性胸膜炎卧向健侧，并加强患侧呼吸锻炼，以减少肺功能受损。干性胸膜炎应卧向患侧，以减少病变部位胸膜的活动，减轻疼痛。

(3)给予高蛋白、高维生素、高热量饮食，鼓励患者多饮水。

(4)胸痛时可局部热敷，或深呼气时用宽胶布环绕患侧的前后胸粘贴固定，减少胸壁活动，减轻疼痛。

(5)因大量胸腔积液致呼吸困难或发绀时，给予氧气吸入和舒适的半卧位，并协助医师抽出胸腔积液，以减轻压迫症状。在抽水过程中严密观察患者面色、呼吸、脉搏变化。初次抽胸腔积液过多，可引起纵隔移位而发生循环衰竭。

(6)咳嗽剧烈时可用镇咳剂，如口服磷酸可待因 0.03g。

(7)应用抗结核药物治疗时，观察药物反应。

(8)胸膜炎合并肺结核者，可行肺结核护理常规。

第十节　呼吸衰竭

呼吸衰竭是指呼吸功能严重阻碍，以致在静息呼吸时不能进行有效的气体交换，以及维持正常的动脉血氧分压和二氧化碳分压，出现一系列病理生理改变和临床表现。引起呼吸衰竭的主要原因为支气管肺疾病，其次有神经肌肉疾病、胸廓病变以及其他，如心源性肺水肿和急性呼吸窘迫综合征等。临床主要表现呼吸困难、发绀、精神神经症状、周围循环衰竭、消化道出血、弥散性血管内凝血等。

1. 护理评估

(1)健康史：患者有无肺结核、肺水肿、肺栓塞、脑血管疾病等病史。

(2)诱发因素：患者是否接触动物皮毛、刺激性或有害气体、化学物质等致敏物质。

(3)症状和体征：患者有无呼吸困难、发绀、精神神经症状、循环系统、消化和泌尿系统等多脏器功能紊乱等症状。患者的血压、心率和心律，呼吸频率、节律和深度，使用呼吸机辅助呼吸的情况，呼吸困难的程度等。

(4)辅助检查：胸部 X 线检查和胸部 CT 等影像学检查结果。

(5)实验室检查：尿常规、血电解质浓度、肝肾功能、动脉血气分析及痰细菌培养结果。

(6)社会心理评估：患者的情绪及心理反应。

2. 护理措施

呼吸衰竭处理的原则是保持呼吸道通畅，迅速纠正缺氧，改善 CO_2 潴留、酸碱失衡和代谢紊乱，防治多器官功能受损，积极治疗原发病，消除诱因，预防和治疗并发症。

(1)休息与活动：急性呼吸衰竭患者应绝对卧床休息，如为慢性呼吸衰竭代偿期可适当下床活动。

(2)饮食护理：给予营养丰富、易消化饮食，不能进食者应给予鼻饲流质饮食。

(3)病情观察：①监测生命体征，特别是血压、心率和心律，评估患者的呼吸频率、节律和深度。②观察患者咳嗽及咳痰的颜色、性状、量、气味等变化。③观察缺氧及二氧化碳潴留的症状和体征，如有无发绀、球结膜水肿，肺部有无异常呼吸音等情况。④观察患者神志、瞳孔及神经精神症状，有无肺性脑病和 DIC 等表现，如有异常应及时通知医生处理。⑤监测患者的尿常规、血电解质浓度、肝肾功能、动脉血气分析及痰细菌培养的变化。

(4)氧疗：原则是 Ⅱ 型呼吸衰竭应给予低浓度(<35%)持续吸氧；Ⅰ 型呼吸衰竭应给予较高浓度(>35%)吸氧。

(5)气道护理：①保持呼吸道通畅，鼓励患者正确排痰。②取舒适体位加强呼吸肌功能锻炼，如腹式呼吸法、缩唇呼气法等，改善呼吸功能。

(6)机械通气护理：①告知患者使用呼吸机的意义及配合事项，做好气管插管或气管切开的准备。②根据医嘱调节呼吸机的呼吸模式、参数、给氧浓度和湿化罐水温等。③密切监测患者生命体征变化、神志、皮肤黏膜及周围循环状况，有无腹部胀气及肠鸣音；痰液的颜色、性状、量、黏稠度等。④加强气道湿化，湿化液总量每天 300～500mL，使痰液能顺利咳出或吸引出，吸痰时严格无菌操作。⑤妥善固定气管插管或气管切开套管，气囊压力不宜超过 2.0kPa(15mmHg)。⑥气管切开护理：按要求更换气管切开敷料，气管内套管应定时清洁消毒。⑦根据病情酌情、有序地撤机，并监测病情有无反复及加重情况。

(7)药物护理：①正确使用支气管舒张剂，严密观察药物疗效及不良反应，氨茶碱静脉注射时速度不宜过快，浓度不宜过高。②使用呼吸兴奋剂时应保持呼吸道通畅，适当提高吸入氧浓度，静脉滴注时速度不宜过快，如出现恶心、呕吐、烦躁、面色潮红、皮肤瘙痒等症状，需立即通知医生处理。③长期使用广谱抗菌药物和糖皮质激素时，应注意观察有无继发真菌感染。④禁用对呼吸中枢有抑制作用的药物如吗啡；慎用镇静剂，以免引起呼吸抑制。

(8)心理护理：安慰开导患者，给予心理支持，缓解焦虑和心理压力，并取得家属的配合。

(9)一般护理：①口腔护理：观察患者口腔黏膜及舌苔变化，如有异常及时送涂片检查。②皮肤护理：长期卧床患者，定时翻身，防止压疮发生，加强肢体功能锻炼。③留置尿管护理：尿道口擦洗每天 1～2 次，加强膀胱功能锻炼。

3.健康指导

(1)疾病知识指导：向患者及家属讲解疾病发生、发展和转归。

(2)呼吸功能锻炼的指导：教会患者缩唇呼吸、腹式呼吸、体位引流、拍背等方法，提高患者的自我护理能力。

(3)用药指导：告知患者药物的名称、用法、用量及注意事项。

(4)活动与休息：教会患者避免氧耗量较大的活动如跑步、爬高楼等，活动注意休息。

(5)增强体质、避免诱因：①指导合理膳食，加强营养。②避免吸入刺激性气体，戒烟。③避免劳累、情绪激动等不良因素刺激。④避免去人群密集的场所，避免与呼吸道感染者接触，减少感染的机会。

（6）呼吸衰竭的征象及处理：若有气急、发绀加重等变化，应尽早就医。

4. 护理评价

经过治疗和护理，患者是否达到：①了解呼吸衰竭发作的原因。②呼吸困难、发绀等症状减轻或消失。③有效地排出气道分泌物，缺氧、二氧化碳潴留、酸碱失衡和代谢紊乱等得以纠正。④安全、有效地用药。⑤焦虑减轻，感觉平静。

第六章　消化系统疾病护理

第一节　消化系统疾病一般护理常规

(1)执行内科一般护理常规。

(2)根据患者病情的轻重程度安置病室。重症患者应安置在重症监护室或抢救室，慢性疾病或轻患者可安置在大房间。

(3)指导患者安排合理的生活方式。急性发作期患者应注意卧床休息，恢复期应酌情适当活动，增强体质。

(4)加强心理护理，指导患者树立战胜疾病的信心，防止情绪波动。劝告患者戒除烟、酒及浓茶的嗜好。

(5)加强饮食护理，护士应熟悉各种疾病的治疗膳食，根据不同病种进行饮食护理。指导患者合理进食，定时、定量，结合本人习惯少食或忌食生冷、刺激性、油腻性食物，以免因饮食不当而加重病情或导致并发症的发生。

(6)主要症状的观察及护理：①观察腹胀腹痛部位、程度、性质、时间与饮食的关系和并发症的症状。诊断不明的急腹症患者禁用哌替啶、吗啡类止痛剂和灌肠。注意生命体征的变化。②恶心、呕吐患者应及时观察记录呕吐时的表现，呕吐次数，呕吐物的性质、气味、颜色、数量；呕吐与饮食的关系及有无食用隔宿食物。及时清理呕吐物，慎防呕吐物吸入呼吸道。③对腹泻患者，观察并记录排便的次数，粪便的形状、性质、颜色、气味、数量及临床症状，如腹痛、里急后重、脱水等必要时留取标本送检。④鉴别便秘的性质，并针对病因进行处理。⑤严密观察记录呕血便血的速度、量、颜色及生命体征的变化。1周内不宜做钡餐检查。⑥对危重患者如肝性脑病、上消化道大出血等应制定护理计划，设专人护理，及时准确填写特别记录单。⑦凡呕吐、腹痛、腹泻、呕血、便血者，应及时报告值班医师。

第二节　急性胃炎

临床上一般将急性胃炎分为单纯性胃炎、腐蚀性胃炎、感染性胃炎、化脓性胃炎和出血糜烂性胃炎，以急性单纯性胃炎最为常见，多由化学和物理刺激、细菌或细菌毒素等引起。

(1)执行消化系统疾病一般护理常规。

(2)轻者卧床 1～2d，严重者应绝对卧床休息，以免引起晕厥和休克。

(3)轻者可进流质饮食，如米汁、藕粉、牛奶等，禁油腻。重者有剧烈呕吐或失水性酸中毒时应暂禁食，可由静脉补液。强酸中毒性胃炎需饮蛋白水及牛奶，强碱中毒引起者可饮橘汁和柠檬汁，以起到中和作用。应少食多餐。

(4)对重症急性胃炎，应严密观察血压、脉搏、心率、呼吸、尿量和皮肤颜色，以及有无脱水、酸中毒及休克表现。

(5)对症护理：①呕吐：呕吐后应及时清除呕吐物，并给予清水漱口。观察记录呕吐物的颜色、性质、量。必要时留取标本送检。②腹痛：严密观察腹痛的性质，必要时可用热水袋局部热敷，或遵医嘱给颠茄合剂口服。③脱水：严重患者可出现两眼凹陷、口干舌燥、皮肤弹性差、尿量减少等脱水征，应多饮水和淡盐水或口服补液盐。严格记录出入量。每日入液量为3000～4000mL。24h尿量应为1000mL以上。重症患者给予静脉输液，并遵守先盐后糖、先快后慢、见尿补钾的原则。

（6）急性腐蚀性胃炎患者，禁忌洗胃，以防穿孔。

（7）加强饮食卫生的宣传和指导。

第三节　消化性溃疡

消化性溃疡常是单个的慢性溃疡，见于胃肠道与胃酸接触的部位。病因有多种，不同的患者病因可不同。溃疡的形成和发展与胃液中的胃酸和胃蛋白酶的消化作用有关。溃疡部位可发生在胃、十二指肠，也可发生在食管下段、胃空肠吻合术后的空肠等处。

1.护理评估

（1）健康史：患者吸烟、酗酒史、病程时间、有无服用非甾体抗炎药、遗传及家族史。

（2）症状和体征：患者腹痛的部位、性质、持续时间及规律。

（3）实验室和其他检查：胃镜、X线钡餐、幽门螺旋杆菌检测检查结果。

（4）社会心理评估：患者的情绪及精神因素。

2.护理措施

（1）休息与体位：卧床休息，合并有上消化道大出血、穿孔时应绝对卧床休息。

（2）饮食护理：有消化道出血、消化道梗阻、穿孔等严重并发症时应禁食、禁水；溃疡活动期可进食少量清淡易消化食物；戒烟、戒酒。

（3）药物治疗与护理：①H_2受体拮抗剂：药物应在餐中或餐后即刻服用，用药期间注意监测肝肾功能和血常规，发现不良反应后应及时通知医生。②质子泵抑制剂：可有头晕，初次应用时应减少活动。③解痉药应餐前1h服用。④抗酸药应饭后2h或睡前嚼服。抗酸药与奶制品要避免同时服用。⑤胃黏膜保护剂：枸橼酸铋钾不能长期服用，米索前列醇常见不良反应是腹泻，也可引起子宫收缩，故孕妇禁服。

（4）疼痛的护理：评估患者疼痛的特点、程度及缓解方式。

（5）病情的观察与护理：①密切观察生命体征的变化，当血容量明显不足时，应遵医嘱给予补液与输血治疗。②若上腹剧痛，腹肌强直伴反跳痛提示穿孔，应做好手术前准备。③若患者餐后上腹饱胀、呕吐大量发酵酸性宿食，提示幽门梗阻。症状较轻的患者可进少许流食，重症患者应禁食，行胃肠减压。④若上腹疼痛失去规律，且粪便隐血持续阳性，进行性消瘦、贫血，提示有癌变可能。

（6）心理护理：①病室的环境保持舒适、安静。②为患者提供生理和心理支持；允许家属陪伴，给予心理支持以减轻焦虑。③合并消化道出血时，护士要保持镇静，给患者安全感，并给予必要的解释。

3.健康指导

（1）识别和避免诱发因素：禁用或慎用非甾体抗炎药；戒烟、戒酒；坚持良好的生活作息规律。

(2)饮食护理：指导患者饮食规律，选择清淡易消化、营养丰富的食物，食物勿过热、过冷，不宜进食具有刺激性的食物和饮料。

(3)识别病情变化：告知患者发生并发症时的先兆表现及相应的处理办法，自觉症状加重时及时向医护人员寻求帮助。

(4)指导合理用药：告知患者药物的名称、用法、作用及使用时的注意事项。禁用或慎用非甾体抗炎药。

(5)定期复查：对于长期慢性胃溃疡病史，年龄在 45 岁以上、溃疡顽固不愈，易发生癌变者应提高警惕，在积极治疗后复查胃镜，直到溃疡完全愈合；必要时定期随访复查。

4. 护理评价

经过治疗和护理，评价患者是否达到：①了解消化性溃疡的病因。②掌握发生并发症时的症状并及时寻求医务人员帮助。③有效地缓解疼痛。④安全、有效地用药。

第四节 胃癌

胃癌是人体最常见的恶性肿瘤之一，居消化道肿瘤第一位。任何年龄均可发生，但大多数发生于中年以后，以 50～60 岁最多，男性多于女性。原因未明，目前认为发病与环境因素、饮食因素、低酸性慢性胃炎、胃息肉有关，或胃溃疡恶性病变而致。半数以上发生于胃窦部，其次在胃小弯、贲门部，胃大弯及胃底者较少。

(1)执行消化系统疾病一般护理常规。

(2)早期注意适当休息，晚期体力衰竭时应卧床休息。

(3)进高热量、高蛋白、高维生素、易消化的食物，少量多餐。梗阻和吞咽困难时，应给予高热量流质饮食。大量呕血、幽门梗阻时，应暂禁饮食，由静脉补充营养。

(4)加强心理护理，鼓励患者树立战胜疾病的信心，劝患者不要悲观失望，以免影响治疗和休息。

(5)观察病情变化：①注意观察腹痛部位、性质及持续时间等，给予热敷或遵医嘱给予镇静止痛剂。②幽门梗阻伴呕吐时，注意观察呕吐的时间、次数，呕吐物的量、颜色、性质等。必要时给予胃肠减压。③大呕血时，严密观察呕血颜色、量，大便次数、颜色，以及生命体征的变化，做好记录，按上消化道出血护理常规处理。

(6)加强卫生宣教，尽量做到早发现、早诊断、早治疗。如病情允许，争取手术治疗，力求根治。

第五节 肝硬化

肝硬化是一种常见的慢性进行性肝病，是由一种或多种病因长期持续或反复作用而致的弥漫性肝脏损害。基本病理变化为肝细胞变性、坏死、再生和再生结节形成，并伴有结缔组织增生和纤维隔形成，最终导致肝小叶结构破坏和假小叶形成，肝脏逐渐变形变硬。

1. 护理评估

(1)健康史：患者有无慢性肝病病史，饮食习惯，长期服药史等。

(2)症状和体征：面色灰暗(肝病面容)；消化道症状；出血倾向和贫血；内分泌失调；脾大；侧支循环的建立与开放；腹腔积液等。

(3)并发症：上消化道出血、感染、肝性脑病、原发性肝癌、肝肾综合征、电解质和酸碱平衡紊乱、肝肺综合征、门脉血栓形成。

(4)辅助检查：影像检查、消化内镜检查、肝脏穿刺活组织检查。

(5)实验室检查：血常规、尿常规、生化检查、病原学检查、腹腔积液检查。

(6)社会心理评估：患者的情绪及心理反应。

2.护理措施

(1)休息与体位：失代偿期卧床休息；明显腹腔积液时取半卧位或坐位；阴囊水肿者用托带托起阴囊。

(2)药物治疗的护理：①使用利尿剂时每日测量体重、腹围和记录尿量。②给予β受体阻滞剂，用药期间不能突然停药，应逐步减量。如心率<50 次/分应及时联系医生处理。

(3)饮食护理：肝硬化患者的饮食原则是高热量、高蛋白、富含维生素、适量脂肪、易消化食物：①血氨偏高者限制或禁止蛋白质饮食。②腹腔积液者应低盐或无盐饮食，进水量限制在 1000mL/d 左右。③食用新鲜蔬菜和水果。④适量摄入脂肪。⑤食管、胃底静脉曲张者要避免粗糙、过硬的食物，进餐应细嚼慢咽；药物片剂研碎后服用。

(4)病情观察：观察腹腔积液和水肿的消长情况，粪的颜色、性状，监测血清电解质和酸碱变化，注意观察患者的精神、行为、言语变化。

(5)腹腔穿刺放腹水的处理：术前向患者说明穿刺的目的及注意事项，测量腹围及体重，嘱患者排空膀胱。在穿刺过程中应密切注意生命体征。记录抽出的积液量、性质和颜色，标本及时送检。术后患者平卧休息，测量腹围，观察有无不良反应。

3.健康指导

(1)疾病知识的指导：教会患者及家属识别并发症，避免诱因，发现异常及时复诊。

(2)生活指导：合理休息与活动，避免劳累，失代偿期卧床休息。

(3)饮食指导：合理饮食，戒除烟、酒。

(4)用药指导：遵医嘱用药。

4.护理评价

经过治疗和护理，评价患者是否达到：①营养状况改善。②腹腔积液、水肿减轻。③生活自理能力增加。④皮肤完好。

第六节　上消化道出血

上消化道出血是指屈氏韧带以上的食管、胃、十二指肠，胃空肠吻合术后的上段空肠及胰、胆病变出血。许多全身性与局部性的病变均可引起上消化道出血，是临床常见急症之一。急性大量出血可威胁患者的生命。

1.护理评估

(1)健康史：了解患者疾病史、服药史、手术史等。

(2)症状和体征：呕血与黑便；失血性周围循环衰竭；发热；氮质血症等。

(3)辅助检查：血常规、肝肾功能、粪便隐血等；消化内镜检查；X 线钡餐检查；选择性动脉造影。

(4)社会心理评估：患者的心理反应、家庭经济状况等。

2.护理措施

(1)一般急救措施：患者绝对卧床休息，头偏向一侧，床旁备吸引器，必要时吸氧。

(2)积极补充血容量：保持 2 条及以上的静脉通路，遵医嘱备血、输血。

(3)病情观察及护理：监测生命体征、意识及尿量，观察呕血及便血的量、颜色、性质和出血时间，及时留取标本送检。

(4)药物止血的护理：①口服或胃内灌注止血药。②降低门脉压力的药物：血管升压素、生长抑素及其衍生物。遵医嘱用药，注意观察药物的疗效及不良反应。

(5)做好三腔二囊管压迫止血术的护理。

(6)内镜下止血护理：术后指导患者卧床休息 3～7d，遵医嘱并根据病情合理进食。

(7)饮食护理：急性大出血时应禁食；少量出血无呕血时，给予温凉、清淡的流食；出血停止后改为半流质饮食，逐步改为正常饮食，避免生硬及刺激性食物。

3.健康指导

(1)疾病知识指导：介绍上消化道出血的病因、诱因、预防及护理知识，遵医嘱用药，学会识别早期出血征象，及时就医。

(2)健康生活指导：避免暴饮暴食，禁食粗糙、刺激性的食物，生活有规律，保持良好的心情。

4.护理评价

经过治疗和护理，评价患者是否达到：①出血停止，生命体征稳定。②三腔二囊管压迫和内镜直视下止血无并发症发生。③患者及家属掌握上消化道出血的病因、预防及护理知识。

第七节　肝性脑病

肝性脑病是严重肝病引起的以意识改变和昏迷为主的一系列中枢神经系统功能失调，也称为肝昏迷。肝性脑病常是肝衰竭的终末表现。

1.护理评估

(1)健康史：患者是否有上消化道出血、大量排钾利尿、放腹腔积液、高蛋白质饮食。是否使用镇静药、麻醉药、含氮药物、抗结核药物等。是否有感染、便秘、腹泻、外科手术、尿毒症、分娩等。是否有精神病史。

(2)症状和体征：观察患者的生命体征、意识状态，有无睡眠障碍、行为异常。定向力、计算力异常等情况。

(3)辅助检查：血常规、电解质、血氨等检查结果。

(4)社会心理评估：患者的情绪及心理反应。

2.护理措施

(1)饮食护理：①急性期禁蛋白质饮食，予以高热量、富含维生素的饮食。②清醒后从少量蛋白质开始进食，以植物蛋白质为主。③减少脂肪摄入。④腹水者限制水摄入，有肝硬化、食管胃底静脉曲张者应避免刺激性、粗糙食物。⑤摄入丰富维生素，不宜用维生素 B_6。

（2）避免诱因：①慎用镇静药。②纠正水、电解质和酸碱平衡紊乱。③清除肠道积血和止血。④其他：预防感染、纠正缺氧、纠正低血糖等。

（3）肝性脑病患者灌肠注意事项：灌肠液以弱酸性液体为最佳，禁止使用肥皂水灌肠。

（4）肝性脑病患者安全护理：①患者躁动时，应加用床挡，必要时可应用约束带。②昏迷时保持呼吸道的通畅，吸氧；留置导尿时准确记录尿液的颜色及量。③防止患者意外拔管、自伤或伤害他人。④加强皮肤护理，预防压疮。

3. 健康指导

（1）疾病知识的指导：介绍导致肝性脑病的各种诱发因素及避免方法。

（2）生活指导：嘱患者保持排便通畅；注意保暖，防止感冒，预防感染；不能从事重体力劳动或长时间的活动，发病时应卧床休息，专人陪护，保证安全。

（3）用药指导：指导患者遵医嘱服药，了解药物的不良反应。

（4）定期复查：指导家属学会观察患者的性格、行为、睡眠等方面的改变，发现异常时应及时就诊。

4. 护理评价

经过治疗和护理，评价患者是否达到：①学会避免疾病的诱因。②发病时及时就诊并保证安全。③安全用药。

第八节　胆囊炎

胆囊炎系由细菌感染、高度浓缩的胆汁或反流入胆囊的胰液等化学刺激而引起的胆囊炎性疾病。

（1）执行消化系统疾病一般护理常规。

（2）急性发作期卧床休息。

（3）急性发作期应暂禁饮食。发作后给予高糖、低脂肪、易消化的饮食。避免饱食。

（4）胆囊急性感染者可有高热，应执行高热护理常规。

（5）右上腹胆绞痛发作时，局部可放置热水袋或针灸止痛。密切观察有无胆囊穿孔症状，配合医师及时处理。

（6）胆囊管或胆总管梗阻时，可出现黄疸，应观察黄疸的动态变化，并做好皮肤护理。

（7）急性发作期严密观察体温、脉搏、呼吸、血压的变化，如出现体温不升、脉搏增快、血压下降等脓毒症休克症状，应配合医师紧急处理。

第九节　溃疡性结肠炎

溃疡性结肠炎又称慢性非特异性溃疡性结肠炎，是一种原因不明的慢性结肠炎，其主要特征为结肠黏膜溃疡。病变多位于乙状结肠和直肠，亦可侵犯全部结肠。临床以腹痛、腹泻、脓血便、里急后重和发热为主要表现。本病可发生于任何年龄，但以中青年多见。

（一）一般治疗与护理

（1）休息：急性发作期和重症患者应绝对卧床休息，其他一般病例也应休息，注意劳逸结合。

（2）饮食：急性发作期应禁食或进流食，也可用全胃肠外营养治疗，以使肠道获得充分休息。一般患者给予易消化、软质、少纤维素、富于营养的饮食。

（3）精神护理：由于本病是一慢性过程，患者往往精神紧张，易出现焦虑、抑郁，因此护士对患者的病情应有全面的了解，同情与理解患者的疾苦，鼓励患者说出内心的压抑，帮助患者消除顾虑，减轻其心理负担。另外，注意保持病室清洁、安静、舒适，使患者身心愉快。

（二）对症治疗与护理

（1）腹痛：观察腹痛部位、性质、时间，注意腹部体征的变化，以便及早发现中毒性巨结肠症及肠穿孔等并发症的发生。

（2）腹泻：腹泻是本病的主要症状，护士要认真记录大便的次数与性质。血便量多时，应与医生联系，予以对症处理，并密切观察生命体征的变化。准确记录出入量，防止发生水与电解质紊乱。腹泻频繁及长期卧床营养不良者，要特别注意臀部及肛门的护理，每次大便后用软纸擦净肛门并用温水洗净，局部涂油保护。认真留取粪便标本并定期做好粪便的各种检查，因为它是病情变化的一个重要指标。

（3）支持疗法：由于重症或慢性反复发作的患者，常有贫血、失水、营养不良等，应注意改善其全身情况，输血、补液以纠正贫血及低蛋白血症。

（三）药物治疗与护理

（1）磺胺类：首选水杨酸偶氮磺胺吡啶（SASP），口服后在胃肠道不吸收而在肠内分解为5-氨基水杨酸（5-ASA），起到抗炎作用。多用于轻型及中型患者。发作期每日 4～6g，分 4 次口服，病情缓解后，每日 2g，疗程一年。其副作用有恶心、呕吐、皮疹、白细胞减少等。用药期间注意定期查血象，一旦出现不良反应，立即报告医生。近年可用新型 5-ASA 治疗，以减少磺胺的不良反应。

（2）抗生素：对有继发感染者，可用青霉素、庆大霉素、氨苄青霉素等。

（3）激素类药物：此类药物能抑制炎症和免疫反应，缓解毒性症状，一般用于急性发作期或暴发型病例，有效率可达 90%。重症患者一般用琥珀酸氢化可的松 200～300mg 静脉滴注，以后根据病情变化减量或合用口服制剂。口服可用强的松或强的松龙 40～60mg，每日 1 次，一般于上午 8 点一次口服，也可分为一日 3 次服。病情控制后逐渐减量到每日 10～15mg，根据病情维持一段时间后逐步停药。激素治疗要按医嘱进行，不能随意加减或停药，同时要督促患者按时服药，防止患者因种种原因自己漏服或停服药。由于患者使用激素治疗后，机体抵抗力下降，有潜在的感染可能，因此要做好预防感染的工作。保持病室的洁净，尽量减少探视，预防上呼吸道感染，避免着凉，严密观察有无感染病灶，一经发现要立即报告医生妥善处理。同时也要注意防止长期使用皮质激素可能会引起高血压、糖尿病、骨质疏松等其他并发症。

（4）灌肠治疗：病变主要局限在直肠或左侧结肠者，可考虑用琥珀酸氢化可的松 100mg 加入温盐水 100mL，每晚 1 次，保留灌肠，并可根据情况加用锡类药、黄连素、云南白药等。

灌肠前嘱患者先排便，灌肠时患者取左侧卧位，选择肛管要细，药液温度控制在37℃左右，防止温度过高、过低刺激肠道，肛管插入要深，压力要低，有时需慢慢滴入，液量一般不超过200mL，以使灌入药液能保留较长时间，保留的时间越长越好，有利于肠黏膜的充分吸收。近年来使用5-氨基水杨酸栓剂塞于肛门内，也有较好疗效。

(四)外科治疗

多数患者经上述治疗后病情可获得好转，只有少数严重发作、病变范围广泛和并发中毒性巨结肠、肠穿孔、急性腹膜炎等情况时，需要行外科手术治疗。

第十节 胰腺炎

胰腺炎分急性、慢性两种。急性胰腺炎是由于胰酶消化胰腺本身组织引起的急性炎症。多发生于胆总管和胰管会合的壶腹部梗阻、胰管梗阻和饮食不当，如酗酒、暴食等。慢性胰腺炎是胰腺持续的炎症病变，其特点是胰腺组织结构和功能的进行性损害。胰腺细胞被纤维组织所替代，腺泡萎缩，胰导管内有结石形成。胰腺的内、外分泌功能出现不同程度的障碍。临床又分水肿型和出血型(坏死型)两类。主要特点为突然发作的上腹部剧烈疼痛、恶心、呕吐和中度发热，严重者可并发休克或腹膜炎。

一、急性胰腺炎患者的护理

(一)护理评估

1.健康史

评估患者饮食习惯，如是否喜油腻饮食、是否有长期大量饮酒习惯；发病前有无暴饮暴食；既往有无胆道病史、高脂血症或慢性胰腺炎病史；近期有无腮腺炎、肝炎、伤寒等疾病发生；近期有无腹部外伤或手术史；是否使用过诱发胰腺炎的药物等。

2.身体评估

(1)腹痛：剧烈腹痛是急性胰腺炎的主要症状。疼痛发生于饱餐或饮酒后，突然发生，非常剧烈，一般镇痛剂不能缓解。多位于左上腹，向左肩及左腰背部放射。胆源性患者腹痛始发于右上腹，逐渐向左侧转移。病变累及全胰时，疼痛范围较宽并呈束带状向腰背部放射。当炎症侵及后腹膜和腹膜腔时，疼痛呈全腹性，没有明确定位。胰腺包膜紧张和胰管梗阻是疼痛的原因，腹痛放射至背部是由于胰腺炎症刺激神经根所致。

(2)腹胀：与腹痛同时存在，是腹腔神经丛受刺激产生肠麻痹的结果，早期为反射性，继发感染后则由腹膜后的炎症刺激所致。腹膜后的炎症越严重，腹胀越明显。腹胀进一步加重时，表现为腹内高压，严重时引起器官功能障碍，被称为腹腔间隔室综合征，常见于暴发性胰腺炎。

(3)恶心、呕吐：早期即可出现，常与腹痛伴发。呕吐剧烈而频繁。呕吐物通常是胃十二指肠内容物，也可呈胆汁样，偶可呈咖啡色。呕吐后疼痛不缓解。

(4)腹膜炎体征：上腹部或全腹部有触痛或反跳痛，并伴有腹肌紧张、肠鸣音减弱或消失，移动性浊音多为阳性。

(5)发热：急性胰腺炎早期，只有中度发热，约38℃，胆源性胰腺炎伴有胆道梗阻者，可有高热、寒战。胰腺坏死有感染时，高热为主要症状之一。

(6)黄疸：部分患者有黄疸，程度一般较轻，需要仔细观察，因为黄疸提示胆道梗阻存在。

(7)休克：可发生于早期或后期，是急性胰腺炎最常见的并发症，其原因是胰蛋白酶、血小板破坏、组织坏死、感染毒素等使大量血管活性物质释放，加之失液、心肌抑制因子释放、弥散性血管内凝血等促进了休克的发生。患者表现为血压下降、呼吸加快、四肢厥冷、面色苍白、表情淡漠、尿少或无尿等。

(8)出血征象：由于溶纤维蛋白酶和弹力蛋白酶损伤血管壁或由于弥散性血管内凝血。可出现出血征象，如皮肤瘀斑、腰部出现蓝—棕色斑(Gray-Tumer征)或脐周蓝色改变(Cullen征)，还可出现呕血、便血等。

(9)其他：如急性胰腺炎并发休克和感染，常可导致急性肾衰竭、急性呼吸窘迫综合征、中毒性脑病等多器官功能障碍综合征，出现呼吸困难、发绀、焦虑、心律失常、尿少或无尿、定向力障碍、谵妄等。

3.心理社会评估

(1)评估患者是否了解疾病发生的原因以及治疗方法。

(2)评估患者对疾病的反应，有无焦虑、恐惧等。

(3)评估患者的社会支持情况。评估能够为患者提供支持的关键人物对患者病情、治疗方案、预后的了解程度及其反应。

(二)护理诊断及医护合作性问题

(1)疼痛：与胰腺及周围组织炎症有关。

(2)焦虑：与担心疾病预后有关。

(3)体温过高：与感染有关。

(4)营养失调低于机体需要量：与禁食及机体消耗有关。

(5)潜在并发症：水、电解质紊乱，与禁食、呕吐、胃肠减压、感染有关。

(6)外周组织灌注减少：与禁食、呕吐、胰腺严重病变有关。

(7)低效性呼吸型态：与剧烈疼痛、胸腔积液有关。

(8)知识缺乏：缺乏疾病的预防及治疗方面的知识。

(三)计划与实施

通过治疗和护理，患者能够了解疾病的预防及治疗的知识，能够正确面对疾病的发生，焦虑程度减轻；患者体温能够维持正常；患者的营养状况能够得到改善；能够有效呼吸；护士能够及时发现并发症或患者没有发生严重的并发症如急性肾衰竭、急性呼吸窘迫综合征、心律失常等；患者在恢复后，表示能够改变不良的生活习惯。

1.胃肠减压的护理

胃肠减压可以引流出胃液，从而减少胰液的分泌，并可减轻呕吐和腹胀。因此，急性胰腺炎发作期间，患者应禁食，并留置胃肠减压。留置胃肠减压期间，应保持负压吸引的有效状态，负压一般为$-12 \sim -15 cmH_2O$；各连接部位不能有漏气；妥善固定，防止患者在活动时将胃管拔出；保持胃管通畅，每天应用生理盐水冲洗胃管，每次约$30 \sim 50 mL$；观察胃液的颜色、性质和量并准确记录，急性胰腺炎患者胃液一般呈黄绿色，如合并有应激性溃疡，则呈红色或咖啡色,如果每日引出的胃液量少于 100mL,且患者呕吐、腹痛或腹胀症状不缓解,应怀疑胃管是否堵塞、脱出等;如果胃液量多,应注意患者电解质的变化,过多的胃酸被吸出,可能会出现代谢性碱中毒;每日应给予患者雾化吸入和口腔护理。

2.饮食护理

急性胰腺炎发作期间,由于禁食、呕吐、胃肠减压和疾病消耗,患者会出现营养状况差、水、电解质紊乱等,因此,护士应观察患者营养状况和水、电解质水平,如每周测体重、观察患者皮肤弹性、准确记录每日出入量、了解水、电解质、酸碱平衡状况。当急性胰腺炎症状消退,可进无脂、低蛋白流质食物,如果汁、藕粉、米汤、面汤等;病情进一步好转,进低脂流质饮食,如鸡汤、豆浆、蛋汤等;以后逐渐进低脂半流食,每日 5~6 餐;痊愈后,严禁暴饮暴食,禁烟酒,忌辛辣食物,饮食宜低脂、易消化,以免复发。护士应向患者及其家属讲解各阶段饮食的内容和意义,并观察患者进食情况,要了解患者家属为患者提供的食物。

3.心理护理

急性胰腺炎发病急,病情重,并发症多,患者往往没有足够的思想准备,因此,容易产生焦虑和恐惧心理。胰腺炎恢复较慢,尤其是重症患者,需要较长的治疗时间,患者会出现烦躁情绪,甚至不配合治疗。因此,应多与患者沟通,了解患者的心理需求;向患者介绍治疗方案及其意义,增加患者对预后的信心,使之积极配合治疗;加强与患者家属的沟通,鼓励家属多与患者交谈,解除患者的不良情绪;对于患者及家属提出的疑问,给予恰当的解答。

4.预防并发症的护理

(1)观察生命体征的变化:给予心电监测,及时发现休克表现,如血压下降、四肢厥冷、面色苍白等。如有上述症状发生,应及时通知医师,尽快建立静脉通路或加大输液速度,遵医嘱给药、为患者保暖。

(2)及时发现呼吸窘迫综合征的表现:如呼吸困难、发绀、血氧饱和度下降等。如出现异常表现,应及时给予氧气吸入、保持呼吸道通畅、遵医嘱给药,并做好气管插管的准备和配合,给予呼吸机辅助呼吸。

(3)留置导尿:保持尿管通畅,观察尿液的颜色、性质、量。如发生少尿或无尿,及时通知医师。遵医嘱给予利尿剂并观察用药后的效果。必要时,给予血液透析或血滤。

(4)了解患者凝血功能:如出凝血时间,呕吐物、排泄物的颜色,穿刺后止血时间,皮肤有无瘀斑等。如发现凝血时间异常,应及时通知医师。

(5)观察患者的神志:患者可出现头痛及脑膜刺激征,或出现反应迟钝、谵妄、兴奋、抽搐、昏迷等。

(四)预期结果与评价

(1)患者主诉疼痛及不适减轻。

(2)患者体温维持在正常范围内。

(3)患者营养状况良好。

(4)护士及时发现并发症或患者未出现严重并发症。

(5)患者能够叙述疾病的预防及治疗的知识,并能遵从医护人员的治疗与护理方案。

二、慢性胰腺炎患者的护理

(一)护理评估

1.健康史

评估患者饮食状况，是否喜油腻饮食，是否嗜酒；评估患者有无胆道病史；患者有无急性胰腺炎病史。

2.身体评估

慢性胰腺炎急性发作时，临床表现与急性胰腺炎相似。有的慢性胰腺炎无临床表现。

(1)腹痛：为最常见的症状，位于上腹部中间或稍偏左，多伴有脊背痛。疼痛一般呈钝痛，且持续时间较长，常因劳累、饮食不节、情绪激动而诱发。上腹部深部可有触痛，一般无腹肌紧张和反跳痛。

(2)消化不良：一般表现为食欲不振、腹部饱胀感、嗳气等。与胰腺外分泌不足、胰液排出不畅有关。

(3)腹泻：表现为脂肪泻，大便不成形，有油滴浮于表面，为胰腺外分泌功能减退所致。

(4)黄疸：为胰头部纤维化引起胆总管梗阻所致，逐渐加深。

(5)腹部包块：如发生胰腺假性囊肿，左上腹部常可触及肿块。

(6)糖尿病：因β细胞分泌不足，出现类似糖尿病的症状。

3.心理社会评估

(1)评估患者是否了解疾病发生的原因以及治疗方法。

(2)评估患者是否已经改变以前不良的饮食习惯。

(3)评估患者家庭的饮食习惯。

(4)评估患者对疾病治疗的信心。

(5)评估患者的社会支持状况等。

(二)护理诊断及医护合作性问题

慢性胰腺炎急性发作时，护理诊断及医护合作性问题同急性胰腺炎。慢性胰腺炎没有明显临床表现期间，可提出以下护理诊断和医护合作性问题。

(1)知识缺乏：缺乏疾病预防及治疗知识。

(2)潜在并发症：血糖水平异常，与 B 细胞功能受损有关。

(三)计划与实施

通过治疗与护理，患者能够掌握预防急性胰腺炎发作的知识，并能够改变不良的饮食习惯；患者了解如何通过饮食及用药控制血糖；急性发作期间，患者的痛苦能够得到解除，没有发生严重并发症或发生的并发症得到及时的发现和治疗。

1.饮食护理

向患者讲解饮食控制的重要性，并介绍如何进行合理饮食。戒酒，饮食要清淡，不应过饱；进食足量蛋白质，以奶制品、鱼、肉类和鸡蛋等为宜；进食适量、易吸收的脂肪，如植物油、鱼油等；有脂肪痢者，由于脂溶性维生素吸收障碍，应适量补充；每日保证足够的热量。碳水化合物具有良好的可吸收性，可占总热量的 40%，但有糖尿病时，应根据医师的建议进食。消化不良者，可服用胰酶。胃酸过高者，服用制酸剂。

2.镇痛

镇痛方法同急性胰腺炎。

3.手术患者的护理

手术的目的是减轻疼痛、促进胰液引流。有胆道疾病者，应行相应的手术，如胆总管切开取石术、"T"形管引流术、Oddi括约肌成形术、胆总管-空肠吻合术；有胰腺管梗阻者，可行胰管—空肠吻合术；多发的胰管狭窄，可行胰腺部分或全部切除，但切除胰腺会继发或加重糖尿病，故应慎重选择；对于顽固性疼痛者，可考虑施行胸腰交感神经切除、胰腺周围神经切断等。

(四)预期结果与评价

(1)患者能够复述疾病发生的原因及治疗方法。

(2)患者表示愿意改变不良的饮食习惯，并开始实施。

(3)患者表现出对治疗的信心。

(4)患者家属表示愿意改变家庭中的饮食习惯。

第七章 心血管系统疾病护理

第一节 心血管系统疾病一般护理常规

(1)执行内科一般护理常规。

(2)将病危患者病情通知家属。做好入院介绍。

(3)心功能一级者适当休息,避免过重体力活动。心功能二级患者体力活动稍受限制,应注意休息。心功能三级者体力活动明显受限制,应以卧床休息为主。心功能四级者体力活动完全丧失,须绝对卧床休息,并注意精神护理,避免不良刺激。

(4)测量脉率、心率、心律,一般测 1min,如脉搏不规则,应连续测 2min。有脉搏短绌时,需 2 人同时测心率与脉搏,并做好记录。

(5)呼吸困难者给予氧气吸入并采取半卧位。肺水肿患者可吸入经 50%～70%酒精湿化的氧气。

(6)给无盐或低盐饮食,严重水肿者应限制摄水量。少食多餐,多吃新鲜蔬菜,保持大便通畅。禁烟、酒、浓茶、咖啡及其他刺激性食物。

(7)病室要安静、清洁并减少探视。

(8)严密观察心率、心律、血压、体温、呼吸、尿量、体重、咳痰量及性质的变化,记录出入量。

(9)长期卧床及全身肿的患者,应加强皮肤护理。床铺要平整,定时翻身,动作轻柔,避免患者用力而加重心脏负担。

(10)服用洋地黄类或奎尼丁药物时,严格掌握给药时间及药物剂量。每次给药前应数心率。遇心率突然增快、变慢或不规则时,应考虑洋地黄、奎尼丁药物中毒反应。如心率<60次/min,可先停药并通知医师,观察有无恶心、呕吐、头晕、视物不清、黄视、耳鸣、心律不齐等中毒表现。

(11)备好各种与急救有关的器械和药物,如心电图机、示波器、除颤器、血流动力学检查装置、氧气、吸痰器,强心剂、镇静剂、抗凝剂、升压药及抗心律失常药等。仪器要放在规定位置,药品要齐全,并经常检查,保持足量。

(12)掌握胸外心脏按压术和一般心电图知识,熟悉各种心血管疾病的处理原则。

(13)做好出院前卫生宣教工作。讲明怎样巩固疗效,如何预防复发及定期复查等。

第二节 心力衰竭

正常心脏具有一定的代偿能力,可适应身体能力,则心肌收缩力减弱,心输出量减少,应身体需要而充分供应全身血液。当各种慢性心肌病变和长期心室负荷加重,使心脏受累至一定程度,超过正常心脏的代偿能力,则心肌收缩力减弱,心输出量减少,静脉回心血量不能充分排出,引起静脉系统淤血和动脉系统灌注不足,发生一系列心脏循环综合征,称此为充血性心力衰竭,简称心力衰竭。根据衰竭的部位可分为左心衰竭、右心衰竭及全心衰竭。

按发病过程可分为急性、慢性两种。

1. 护理评估

(1)健康史：患者有无冠心病、高血压、风湿性心脏瓣膜病、心肌炎、心肌病、用药治疗情况、过敏史及家庭史。

(2)诱发因素：患者有无呼吸道感染、心律失常、过度劳累、妊娠或分娩等诱发因素。

(3)症状和体征：患者有无劳力性呼吸困难，夜间阵发性呼吸困难或端坐呼吸，有无咳嗽、咳痰或痰中带血，有无疲乏、头晕、失眠等，以及是否有恶心、呕吐、食欲缺乏、腹胀、体重增加及身体低垂部位水肿等。

(4)辅助检查：胸部 X 线检查和超声心动图检查结果。

(5)实验室检查：血常规、血气分析的结果，必要时定期检查电解质以判断有无电解质紊乱和酸碱平衡失调。

(6)社会心理评估：患者的情绪及心理反应。

2. 护理措施

(1)维持气道通畅：①给予半坐卧位休息，必要时双腿下垂。②给予氧气吸入，监测生命体征、血氧饱和度和动脉血气分析结果。③密切观察呼吸困难有无改善，发绀是否减轻。④控制输液速度 20～30 滴/h 和 24h 输液量在 1500mL 以内。

(2)药物治疗与护理：治疗心力衰竭的药物主要包括减轻循环淤血及增强心肌收缩力的药物：①使用利尿剂时需监测血钾及有无乏力、腹胀、肠鸣音减弱等低钾血症的表现。②血管紧张素转换酶抑制剂(ACEI)的主要不良反应包括咳嗽、低血压、头晕、肾功能损害、高钾血症等，用药期间需监测血压，避免体位的突然改变，监测血钾和肾功能。③洋地黄类药物使用前需数脉搏，当脉搏＜60 次/min 或节律不规则时应暂停服药并通知医生。洋地黄类注射药需稀释后缓慢静脉注射，时间以 10～15min 为宜，并监测心率、心律及心电图变化。同时观察洋地黄类药物中毒症状，其中最重要的反应是各类心律失常，最常见为室性期前收缩；此外有胃肠道反应以及神经系统症状。洋地黄中毒的处理是立即停药，低钾者给予补钾，停用排钾利尿剂，纠正心律失常等。

(3)保持身体清洁舒适：每天以温水擦浴，勤换衣服和床单，保持皮肤的清洁、干燥与舒适。

(4)减轻焦虑：①护士要与患者及家属进行良好的沟通，提供情感支持。②急性发作期，护士要保持镇静，操作熟练，使患者产生信任与安全感，并做好必要的解释。③遵医嘱给予患者适量镇静剂，注意观察用药后患者的呼吸情况。

3. 健康指导

(1)饮食与活动：饮食宜低盐、低脂，清淡易消化，每餐不宜过饱，多吃蔬菜水果。指导患者根据心功能状态进行体力活动锻炼。

(2)预防病情加重：避免各种诱发因素，如上呼吸道感染，过度劳累，情绪激动，输液过多、过快等。

(3)提高治疗的依从性：教育家属给予患者积极的支持，帮助其树立战胜疾病的信心，保持情绪稳定，积极配合治疗。

(4)指导合理用药：告知患者药物的名称、用法、用量及使用时的注意事项。教会患者服用地高辛前自测脉搏，当脉搏＜60 次/min 时暂停服药，到医院就诊；当发现体重或症状有变化时需及时就诊。

4. 护理评价

经过治疗和护理，评价患者是否达到：①呼吸困难减轻或消失，发绀消失，肺部啰音消失，动脉血气分析结果恢复正常。②水肿、腹腔积液症状减轻或消失。③活动时无不适感，活动耐力增加。④未发生洋地黄中毒。

第三节 风湿热

风湿热又称风湿病，是一种反复发作的全身性胶原组织病变。可能是溶血性链球菌，或病毒合并溶血性链球菌感染后引起的全身变态反应。主要侵犯关节、心肌、心脏瓣膜，其次可累及皮肤、血管、浆膜及脑组织。诊断主要根据心肌炎、多发性关节炎、皮下结节、环形红斑、舞蹈病、红细胞沉降率及抗链球菌溶血素 O 增高，其次为发热、出汗、疲乏、食欲减退等。常在冬、春季发病，儿童和青少年易感。

(1)执行心血管系统疾病一般护理。

(2)风湿活动时应适当休息。心肌炎须绝对卧床休息，待体温、红细胞沉降率、心率正常，症状基本消失后，可逐渐活动。如活动后心率明显增快，表示病情不稳定，仍应绝对卧床休息。

(3)给予高蛋白、高维生素饮食。

(4)水杨酸钠合剂及阿司匹林等药物宜在饭后服用，因此类药物对胃有刺激。也可与氢氧化铝凝胶同服。严密观察其不良反应，如耳鸣、头晕、恶心、倾向、凝血酶原时间延长等。

(5)向患者及家属解释应用青霉素的重要性，按医嘱注射此药，不可自行中断。病情稳定后改为长效青霉素，每月注射 1 次。服用激素者，在病情得到控制后应逐渐减量。

(6)关节红肿严重时可用支架，以免关节受压。整理床铺应避免震动，以防引起疼痛。对舞蹈病患者须防止坠床。

(7)发热患者鼓励多饮水。注意体温与脉搏的比例变化。一般心率快，体温不很高。经常更换内衣并避免感冒，及时清除呼吸道病灶。

第四节 风湿性心脏病

风湿性心脏病简称"风心病"，是慢性风湿病引起的心脏瓣膜病变。是由于风湿病心内膜炎性病变反复发作，致心瓣膜增厚、变硬以及瘢痕挛缩，腱索的乳头增粗、变硬、缩短，而形成瓣膜口关闭不全或狭窄。受损瓣膜病变以二尖瓣为多见，主动脉瓣次之。此病多见于 20～40 岁成年人，女性多于男性。临床表现有劳力性呼吸困难、乏力、晕厥、心脏杂音等。

(一)心理护理

为减轻机体易感性和减少感染后变态反应的发生率，预防风湿活动，使患者心情愉快、情绪稳定。

(1)做好安慰、疏导工作，帮助其改变不良性格，并认真听取主诉，给予支持、鼓励，改善认知观念，使患者能正确地认识自己的病情，树立战胜疾病的信心。

（2）音乐及放松训练，使患者进入放松状态，消除紧张，缓解焦虑、恐惧心理。

（二）病情观察

（1）观察有无发热、关节疼痛不适，皮肤环形红斑、皮下结节等风湿活动的表现。

（2）定期测量生命体征，注意风心病房颤患者脉搏短绌的情况。

（3）风心病患者最易出现的并发症是心功能衰竭，观察患者是否出现呼吸困难、乏力、食欲减退、腹部不适、肢端肿胀、尿少等心功能衰竭的症状，合并房颤的患者，注意有无体循环动脉栓塞的表现。

（三）休息

心功能代偿期，可做力所能及的工作，随着心功能不全程度的加重，应逐渐增加休息，限制活动。

（四）饮食

心瓣膜患者机体抵抗力低下，易并发感染，应给予高热量、高蛋白、高维生素、易消化饮食，对伴有心功能不全的患者应注意低盐饮食，以免加重心脏负担。钠盐的摄入控制在 2～3g/d，多食含钾的食物，如香蕉、绿叶蔬菜、果汁等，以防利尿药引起的低钾和心律失常等并发症。

（五）瓣膜置换术患者的护理

1. 术前护理

（1）心理护理：心血管疾病大多病程长，患者长期受疾病折磨及家庭、社会、经济等因素的困扰，会产生不同的心理反应，如焦虑、恐惧、紧张等。特别是面临重大的手术，存在着希望手术成功，又担心手术失败的矛盾心理。因此，术前必须详细了解患者的心理状态，并做好术前指导。

（2）一般护理：减少和避免诱发因素（情绪激动、精神紧张、气候寒冷、环境刺激、饮食不当等）；卧床休息以减轻心脏负荷，减轻肺淤血，降低各器官对血流量的需求；给予患者低流量（2～3L/min）吸氧一日 3 次，每次 1h，以使各器官的慢性缺氧情况得到改善；术前 1d 禁止患者外出，进行手术区备皮，并清洁，以防感染。

2. 术后监护

（1）心电监护：24～48h 连续心电监测，直到病情稳定后改为间歇性监测与记录。

（2）血压监护：术后 6～8h 血压波动较大，8h 后，除非有明显的出血，低血压一般与心功能或呼吸功能不全有关。

（3）呼吸监护：一般经口或鼻插管呼吸机支持呼吸 4～24h，根据患者情况设置呼吸机各参数支持呼吸，待患者神志清醒，循环稳定，自主呼吸有力、平稳，血气分析正常，无严重合并症时，可停用呼吸机，拔除气管插管，给予鼻导管持续供氧，加强呼吸道护理，雾化吸入每 6h 1 次，必要时协助叩背排痰，防止肺部并发症。

（4）体温监护：术后早期大多体温偏低，6～8h 后逐渐恢复正常，此后体温稍有升高，可达 39℃左右，大多在术后 2～3d 内降至正常或低于 38.5℃。若术后体温持续升高不降，提示有内在致热原持续存在。若 48～72h 后体温仍高于 38.5℃，则要警惕感染或其他不良反应存在。术后常规监测体温每日 4 次，当腋温高于 38.5℃时，即给予物理或化学降温，并改测体温每 4h 1 次。

(5)出入量监护：正确记录出入量对了解水电解质、酸碱平衡和指导输液均有重要意义。术后 24h 内每 6h 小结 1 次，体液排出量应大于输入量。出现负平衡时，及时查找原因和通知医师，给予处理。

(6)血生化监护：术后电解质的平衡对维持心脏的正常生理功能至关重要。术后常规抽血查电解质，根据化验结果及时补充钾、钠、氯、钙、镁等。防止因电解质紊乱引起心律失常，甚至心脏停搏。并根据需要输全血和血浆，以维持正常血容量及血浆胶体渗透压。

3. 术后护理

(1)呼吸道护理：气管插管是术后患者通气、排痰与连接呼吸机辅助呼吸的唯一呼吸通气道，术后气管插管常规留置 6～20h，在此期间患者的意愿不能用语言表达，需精心护理，仔细观察，正确处理，才能避免并发症的发生。应常规检查插管固定是否适当，必要时，重新调整固定。头部安放在舒适的位置，避免头部大幅度摆动或频繁的吞咽动作而引起声带损伤。患者因疼痛或对插管不适出现躁动时，应给予适量的镇静药。根据气囊容量的大小适度充气，以维持辅助呼吸。每日 2 次放气减压，以改善气管局部循环，防止气道缺血、损伤，每次减压时间 30min，然后再充气。放气前，吸除口腔、咽部与气管内分泌物，防止放气后大量分泌物进入气管，引起呼吸道阻塞和缺氧。吸痰时，注意严格无菌操作，吸痰的同时嘱患者咳嗽，使深部的分泌物排至气管、支气管，便于吸净，调整吸引负压，避免负压过大损伤气道黏膜，每次吸痰时间不宜超过 15s，以免加重缺氧。吸痰时，应严密观察心电示波图像，防止心律失常。拔管时应按以下步骤进行：先吸尽痰液，然后肺部听诊并询问患者的自我感觉，证实无分泌物存在，即吸除咽部分泌物，再更换吸痰管，将其插入气管内，放松气囊，边吸引、边缓慢拔出，同时嘱患者咳嗽，咳出残留于小支气管内的分泌物，随后经鼻导管供氧，流量 2～3L/min。调整体位，进行口腔护理，刷牙、漱口、洗脸。

(2)抗凝护理：血栓栓塞为人造瓣膜置换术后的严重并发症。因此，不论置换机械瓣膜或生物瓣膜，均应抗凝。机械瓣膜应终生抗凝，生物瓣膜一般抗凝 6 个月。口服抗凝药剂量的调整，主要在术后早期开始抗凝 1～2 周，一般 3～5d，抽血查凝血酶原时间 1 次，维持在正常对照的 1.5～2 倍，低于或超过该范围，可酌情调整剂量，注意用药应均匀准确，调整后 3d 复查凝血酶原时间。应指导患者合理饮食，避免大量食用含维生素 K 多的深绿色叶菜，以免影响抗凝效果。若出现牙龈出血、皮下瘀斑、血尿、黑便、月经量增多，应及时就诊，查找原因，结合凝血酶原时间予以调整剂量。

(3)拔管后护理：在气管插管拔除后，可少量饮水，无呛咳及肠蠕动恢复好，则在 6h 后可进半流食，以后给予高热量、高蛋白、高维生素、低脂饮食，少量多餐，注意饮食卫生，防止便秘。

(4)皮肤护理：根据需要，保持舒适卧位、床单清洁，每日更换床单，预防压疮发生。

第五节　亚急性细菌性心内膜炎

细菌性心内膜炎是指细菌侵入血液循环，多侵犯患有风湿性心脏瓣膜病、先天性心血管病的病变处，且在此繁殖，发生感染引起心内膜炎。患者可有发热、进行性贫血、脾肿大、栓塞、白细胞增多、心脏杂音等临床表现。细菌性心内膜炎有急性和亚急性之分。急性者起病急，细菌毒力强，病情发展快；亚急性者起病缓慢，细菌毒力低，病程可持续3个月以上。急性者较少见，故重点介绍亚急性细菌性心内膜炎的护理。

1. 护理评估

(1)病史：询问患者有无心脏瓣膜病、先天性心脏病、心肌病及二尖瓣脱垂症等病史；患者近期内有无上呼吸道感染、咽峡炎、扁桃体炎及身体其他部位感染史；是否有拔牙史；是否做过导尿、泌尿系统器械检查、心导管检查及心脏手术；有无静脉药物依赖。

(2)症状及体征：体格检查是否有发热、心脏杂音、周围体征(瘀点、指/趾甲下线状出血、Osler结节、Janeway损害)、动脉栓塞等。有无心力衰竭、细菌性动脉瘤、迁移性脓肿等并发症。

(3)辅助检查：血常规检查是否有白细胞计数升高，尿液检查是否有镜下血尿或轻度蛋白尿，血培养是否阳性，超声心动图是否发现赘生物。

(4)心理社会评估：患者及家属对疾病的性质、过程、预后及防治等知识的了解程度；患者有无焦虑、恐惧等心理反应及其严重程度。

2. 护理措施

(1)一般护理：嘱患者卧床休息，采取舒适体位，限制活动量，并保持安静。注意保持排便通畅，必要时给予缓泻剂。

(2)饮食护理：鼓励患者进食高蛋白、高热量、富含维生素、易消化的食物。并注意补充维生素和矿物质，鼓励患者多饮水，如有心功能不全，应限制盐和水的摄入。

(3)症状护理：①发热的护理：高热患者卧床休息，每4h监测体温1次；体温过高时，多饮水，记录液体出入量；保持病室适宜的温度和湿度，出汗较多时应及时为患者更换衣服和床单；如体温＞38.5℃时，应遵医嘱给予物理降温或药物降温；做好口腔护理。配合医生选择血培养采血的最好时机，遵医嘱准确给予抗生素治疗，观察药物疗效及不良反应。②栓塞的预防与护理：定期进行心脏超声检查，如果超声检查发现巨大赘生物，应嘱咐患者绝对卧床休息，避免剧烈运动和突然改变体位，以避免赘生物脱落造成动脉栓塞。密切观察栓塞表现，如偏瘫、失语、动脉搏动消失、腰痛、呼吸困难、咯血等，一旦出现栓塞，立即通知医生，积极配合治疗及抢救。

(4)用药护理：遵医嘱给予抗生素治疗，观察用药疗效和不良反应，严格按时间用药。

(5)心理护理：加强与患者的沟通，安慰患者，稳定情绪。向患者讲解本病的有关知识，耐心解释病情，鼓励患者说出内心的感受，予以心理支持。加强家庭支持系统，使患者获得家人及亲属的更多关心与鼓励。

3. 健康指导

(1)疾病知识指导：向患者和家属讲解本病的病因与发病机制、致病菌侵入途径、坚持足够剂量和足够疗程抗生素治疗的重要性。在施行口腔手术如拔牙、扁桃体摘除术，上呼吸道手术或操作，泌尿系统、生殖系统、消化道侵入性诊治或其他外科手术治疗前，应说明自己患有心脏瓣膜病、心内膜炎等病史，以预防性使用抗生素。

(2)生活指导：嘱患者平时注意防寒保暖，避免感冒，加强营养，增强机体抵抗力，合理安排休息。保持口腔和皮肤清洁，少去公共场所。勿挤压痤疮、疖、痈等感染病灶。

(3)病情自我监测指导：教会患者自我监测体温变化，有无栓塞表现，定期门诊复查。

4. 护理评价

经过治疗和护理，评价患者是否达到：①了解发病机制和致病菌侵入途径等疾病知识。②知晓抗生素应用的重要性。③配合治疗和护理。

第六节 高血压

正常人血压可有一定的波动。近年来世界卫生组织规定的高血压标准为收缩压等于或高于 21.3kPa(160mmHg)，舒张压等于或高于 12.7kPa(95mmHg)，二者有一项者，即可确诊为高血压。高血压可分为原发性和继发性两种类型。原发性高血压是指病因未明，以动脉血压增高为特征，后期可伴有血管、心脏、脑和肾脏等脏器损害的全身性疾病。继发性高血压又称症状性高血压，是某些疾病临床表现的一部分。如肾小球肾炎、肾动脉狭窄、嗜铬细胞瘤、内分泌疾病等。

1. 护理评估

(1)健康史：患者的饮酒史、饮食习惯、职业及工作环境、用药治疗情况、过敏史及家族史。

(2)诱发因素：患者是否长期精神紧张、焦虑或长期环境噪声、视觉刺激，有无服用避孕药、阻塞性睡眠呼吸暂停综合征等。

(3)症状和体征：患者有无肥胖、肥胖程度及高血压分期。

(4)辅助检查：心电图、超声心电图等检查结果，必要时进行 24h 动态血压监测。

(5)实验室检查：血常规、尿常规、肾功能、血糖、血脂、血尿酸等结果。

(6)社会心理评估：患者的情绪及心理反应。

2. 护理措施

治疗高血压的主要目的是最大限度地降低心血管疾病的发病和死亡危险。

(1)改善生活习惯：①减轻体重。②限制钠盐摄入。③补充钙和钾盐。④减少食物中饱和脂肪酸的含量和脂肪总量。⑤戒烟并限制饮酒。⑥适当运动。⑦减少精神压力。

(2)药物治疗与护理：①目前常用的降压药主要为以下五类：利尿剂、β受体阻滞剂、钙通道阻滞剂、血管紧张素转化酶抑制剂及血管紧张素 II 受体拮抗剂。②药物应从小剂量开始，逐步递增剂量，达到满意血压水平所需药物的种类与剂量后进行长期降压治疗。③有合并症和并发症者降压治疗可以采用联合治疗方案。

(3)避免引起或加重头痛的因素：为患者提供安静、温暖、舒适的环境，限制探视。护理操作相对集中，动作轻柔。头痛时嘱患者卧床休息、抬高床头、改变体位时动作要慢。指导患者使用放松技术如心理训练、音乐疗法、缓慢呼吸等。

(4)避免受伤：①定时测量患者血压并做好记录。患者上厕所或外出需有人陪伴。②直立性低血压的预防和处理：告知患者直立性低血压的表现，嘱患者避免长时间站立，从卧位、坐位起立时动作宜缓慢，避免用过热的水洗澡，更不宜过量饮酒。当发生直立性低血压时应采取下肢抬高位平卧。

(5)病情监测：定期监测血压，一旦发现血压急剧升高、剧烈头痛、呕吐、大汗、视物模糊、面色及神志改变、肢体运动障碍等症状，立即通知医生。

(6)高血压急症的护理：患者绝对卧床休息，抬高床头，避免不良刺激和不必要的活动，协助生活护理。保持呼吸道通畅，吸氧，监测血压、心率，建立静脉通道，遵医嘱尽早应用降压药物，用药过程中注意血压变化，避免血压骤降，造成重要脏器相对供血不足。此外还需稳定患者情绪，必要时使用镇静剂。

3.健康指导

(1)疾病知识指导：告知患者病情，教会患者和家属正确测量血压的方法，指导患者调整心态，避免情绪激动。

(2)饮食护理：限制钠盐摄入，每天总含量应低于 6g，保证充足的钾、钙、粗纤维食物的摄入，戒烟、限酒，控制体重等。

(3)指导患者正确服药：强调长期药物治疗的重要性。告知有关降压药物的名称、剂量、用法、作用及不良反应，并提供书面材料。切忌擅自停药。

(4)合理安排运动量：指导患者根据年龄和血压水平选择适宜的运动方式。可选择步行、慢跑、太极拳、气功等。

(5)定期复诊：根据患者高血压危险度的分层和血压水平决定复诊时间，低、中危者可安排每 1～3 个月随诊 1 次，若为高危者应每月随诊。

4.护理评价

经过治疗和护理，患者是否达到：①生活习惯良好。②血压控制正常。③了解药物的相关知识及用药注意事项。④焦虑减轻，感觉平静。

第七节　冠状动脉粥样硬化性心脏病

冠状动脉粥样硬化性心脏病简称冠心病，是指冠状动脉粥样硬化后造成管腔狭窄或阻塞，导致心肌缺血、缺氧而引起的心脏病，又称缺血性心脏病。本病多发生于 40 岁以上的男性，脑力劳动者较多见。近年来国内发病率有增高趋势。根据临床表现可分五型：隐匿性冠心病、心绞痛、心肌梗死、心肌硬化、猝死。

一、心绞痛

心绞痛，是在冠状动脉狭窄的基础上，由于心脏负荷增加而引起心肌急剧、暂时缺血与缺氧的临床综合征。其典型特点为阵发性前胸压榨性疼痛，主要位于胸骨后部。

1.护理评估

(1)健康史：患者的吸烟史、心绞痛发作史、用药治疗情况、过敏史及家庭史。

(2)诱发因素：发病前有无体力劳动、情绪激动、饱餐、寒冷、吸烟、心动过速等。

(3)症状和体征：患者心绞痛发作持续时间，以及发作时患者是否面色苍白、出冷汗、心率增快、血压增高、心尖部有无第四心音奔马律以及暂时性心尖部收缩期杂音。

(4)辅助检查：常规 12 导联，观察 ST 段和 T 波有无异常。

(5)实验室检查：血常规、血清标志物的结果等。

(6)社会心理评估：患者的情绪及心理反应。

2.护理措施

(1)休息与活动：发作时应卧床休息，一般患者停止活动后症状即可消除。

(2)药物治疗与护理：给予硝酸酯制剂。心绞痛发作时给予患者舌下含服硝酸甘油，注意观察患者胸痛的变化，如服药后3～5min仍不缓解可重复使用。对于发作频繁者可给予硝酸甘油针剂静脉滴注，但应控制速度，部分患者可出现面部潮红、头部胀痛、头晕等不适，应告知患者是由于药物产生的血管扩张作用导致，以解除其顾虑。

(3)减少或避免诱因：避免过度劳累、情绪激动、寒冷刺激等。调节饮食，戒烟、限酒。保持排便通畅。

(4)减轻焦虑：①病室的环境保持舒适，避免过冷、过分潮湿或干燥。②为患者提供生理和心理支持；允许家属陪伴患者。

3.健康指导

(1)改变生活方式：合理膳食、控制体重、适当运动、戒烟。

(2)避免诱发因素：避免过度劳累、情绪激动、饱餐、寒冷刺激等。

(3)病情自我监测：教会患者及家属心绞痛发作时的缓解方法，胸痛发作时立即停止活动并舌下含服硝酸甘油。如症状不缓解，或心绞痛发作频繁、程度加重、时间延长，应立即到医院就诊。

(4)指导合理用药：告知患者药物的名称、用法、用量及使用时的注意事项。不可擅自加减药量。外出时随身携带硝酸甘油以备急用。

(5)定期复查：告知患者定期复查心电图、血糖、血脂等。

4.护理评价

经过治疗和护理，患者是否达到：①制定活动计划，并实施。②能有效避免诱发因素。③病情自我监测指导。④安全、有效地用药。⑤焦虑减轻。

二、心肌梗死

心肌梗死，简称心梗，是心肌的缺血性坏死。在冠状动脉病变的基础上发生冠状动脉血供急剧减少或中断，使相应的心肌严重而持久地急性缺血导致心肌坏死。临床上表现为持久的胸骨后剧烈疼痛、发热、白细胞计数和血清心肌坏死标志物增高及心电图进行性改变。

1.护理评估

(1)健康史：患者有无肥胖、高脂血症、高血压、糖尿病等，生活压力、性格特征，有无心绞痛发作史，以及起病时间、用药治疗情况、过敏史及家庭史。

(2)发病特点与病情监测：患者胸痛发作的特征，发病时间、疼痛程度，有无恶心、呕吐、乏力、头晕、呼吸困难等伴随症状，是否有心律失常、休克、心力衰竭等表现。

(3)生命体征的评估：观察体温、脉搏、呼吸、血压、心律、心率等的变化。

(4)辅助检查：常规12导联心电图是否有心肌梗死的特征性、动态性变化，有无心律失常等。

(5)实验室检查：定时抽血监测血清心肌坏死标志物；评估血常规有无白细胞计数增高，有无血清电解质、血糖、血脂等异常。

(6)社会心理评估：患者的情绪及心理反应。

2．护理措施

(1)胸痛护理：①绝对卧床休息，保持环境安静，限制探视。②给予氧气吸入。③疼痛时，遵医嘱给予吗啡或哌替啶止痛，注意观察疼痛是否缓解及有无呼吸抑制等不良反应。

(2)治疗与护理：①经皮冠状动脉介入治疗：术后行心电监测，严密观察有无心律失常、心肌缺血、心肌梗死等急性期并发症。术后行 12 导联心电图检查，与术前对比。密切观察穿刺部位皮肤有无渗血，及时松解加压绷带。鼓励患者多饮水，将造影剂排出。②溶栓疗法：溶栓前询问患者是否有脑血管疾病史、活动性出血和出血倾向、严重而未控制的高血压、近期大手术或外伤史等溶栓禁证。此外还需检查血常规，出、凝血时间和血型，签溶栓知情同意书。溶栓时注意观察有无出血倾向，一旦出血，应紧急处理。溶栓前及溶栓后 30min、60min、90min 及溶栓完毕后分别做心电图前后对照，观察溶栓效果。

(3)活动耐力的训练：制定个体化运动方案，急性期 24h 内绝对卧床休息，心梗后 5～7d 可在病室内行走，室外走廊散步，适当活动，在他人协助下如厕、洗澡、上下一层楼梯等。开始康复训练时，必须在护理人员的监测下进行。

(4)排便的护理：指导患者采取通便措施，合理饮食，多吃富含纤维素的食物，适当按摩腹部以促进肠蠕动，必要时遵医嘱予灌肠剂促进排便。

(5)心理护理：疼痛发作时应有专人守护，允许患者表达内心感受，遵医嘱予镇痛治疗，给予心理支持，鼓励患者战胜疾病的信心。

3．健康指导

(1)饮食调节：指导患者低饱和脂肪酸和低胆固醇饮食，要求饱和脂肪酸占总热量的 7%以下，胆固醇＜200mg/d。

(2)戒烟、限酒：鼓励患者戒烟，酒精饮用量每天＜30g。

(3)保持健康的生活方式：指导患者保持乐观、平和的心情，正确对待病情，规律作息，忌大喜大悲。

(4)康复指导：指导患者合理运动，运动量逐步增加，以活动后不感气促、胸闷为宜，如步行、慢跑、太极拳、骑自行车、健美操等。避免剧烈活动、竞技活动及活动时间过长。

(5)用药指导：指导患者按医嘱服药，告知药物的作用和不良反应，并教会患者定时测脉搏，定期门诊随诊。

(6)照护者指导：教会家属识别心肌梗死发作症状及心肺复苏的基本技术，以备急用。

4．护理评价

经过治疗和护理，评价患者是否达到：①疼痛消失。②了解本病的诱因。③配合治疗和护理。

第八节　心肌病

心肌病是指除风湿性心脏病、冠状动脉粥样硬化性心脏病、肺源性心脏病、高血压性心脏病、先天性心脏病以外的各种原因，所致的心肌肥大、变性、坏死或间质纤维化，使心肌不能正常收缩的心脏病。临床表现主要为心脏增大、心脏杂音、心律失常、心电图变化及栓塞现象等。有原发性和继发性两大类。原发性心肌病病因不明，占心肌病中的大多数。继发性心肌病常为全身性病变的一个组成部分，或继发于病毒、细菌感染等。心肌病按病理、生理及临床表现可分为扩张型心肌病、肥厚型心肌病、限制型心肌病三种类型。

(1)执行心血管系统疾病一般护理。

(2)发病危通知。

(3)适当休息。如有心力衰竭，严重心律失常及栓塞症状，应绝对卧床休息，以免活动引起突然心跳停止等。

(4)低钠、高蛋白、高维生素饮食，少量多餐。高热时给营养丰富的流质或半流质饮食。

(5)呼吸困难时给予氧气吸入，半卧位。烦躁不安者应用镇静剂。

(6)注意观察心律、心率、脉搏、血压、呼吸、体温、尿量等变化。注意有无水肿及其程度以及栓塞症状等。如有异常，及时通知医师，并协助处理。

(7)根据医嘱给予细胞代谢促进药，如三磷酸腺苷、辅酶A、细胞色素C、维生素C，加入 5%～10% 的葡萄糖注射液内静脉滴注，每日 1 次，10～14d 为一疗程。给强心剂、利尿剂、抗心律失常药、激素、升压药、抗生素、抗凝剂或溶血栓剂及β受体阻滞剂、极化液及低分子右旋糖酐等，严密观察药物的不良反应。

(8)心肌病患者对洋地黄较敏感，易中毒，应使用短效类制剂为妥，并严格掌握剂量。

(9)出院前指导患者预防感冒，按时服药，注意休息，避免劳累，防止情绪激动，定期复查。

第九节　先天性心脏病

先天性心脏病是心脏和大血管在胎儿期发育不正常形成畸形所致。其内在因素主要与遗传有关，特别是染色体易位与畸变。外来因素主要为宫内感染，特别是母亲妊娠初 3 个月内有病毒感染史，如风疹病毒、流感病毒、腮腺炎病毒等。患儿出生后即有心脏血管疾病，属于儿科范围。部分病例到成年后才发现并就诊，因而先天性心脏病在成年人心血管病中也占有一定比例。一般分三类：①无分流类(无发绀型)：左右两侧血液循环途径之间无异常的通道，不产生血液分流。②左向右分流型：左右两侧的血液循环途径之间有异常的通道，使动脉血从左侧分流入静脉血中，此型为潜在发绀型。③右向左分流型：左右两侧血液循环途径之间有异常通道，使静脉血从右侧分流入动脉血中，此型为发绀型。轻者可无症状，畸形严重者可出现心悸、气促、发绀、易疲劳、出汗、发育迟缓，甚至心力衰竭。

(1)执行心血管系统疾病一般护理。

(2)轻者可适当休息，勿劳累。有心力衰竭或合并呼吸系统感染时，绝对卧床休息。

(3)预防感冒，有发热时应考虑有无细菌性心内膜炎的发生。

(4)严重缺氧、持续发绀者给予氧气吸入。

(5)做心导管检查者执行有关护理常规。

(6)伴有心力衰竭、亚急性细菌性心内膜炎、脑栓塞等并发症时，施行有关护理常规。

(7)确诊需外科手术治疗时，要做好思想工作。

第十节　急性心包炎

急性心包炎是心包壁层和脏层之间因细菌、病毒、自身免疫、物理或化学等因素而引发的急性炎性反应。在脏层和壁层之间产生由纤维蛋白、白细胞及少许内皮细胞组成的渗出物。液体无明显增多时为急性纤维蛋白性心包炎；渗出物中的水分增多时，称为渗液性心包炎，液量可多达 2～3L，常是某种疾病的局部表现或并发症。病因很多，既往常见的风湿热、细菌感染和结核引起者已明显减少，而病毒感染、肿瘤引起者有所增加。在我国，结核仍为心包炎的常见原因。临床表现有呼吸困难、发热、心前区疼痛、干咳、声音嘶哑、吞咽困难、心包摩擦音、心浊音界向两侧扩大、心尖搏动微弱、心音低而遥远、颈静脉怒张等。心包填塞时出现收缩压下降，舒张压不变，脉压减小，奇脉，静脉压明显升高。心电图 12 导联除 aVR 外，皆出现 ST 段抬高，呈弓背向下，随着 ST 段回至等电位线，出现 T 波平坦、倒置，QRS 低电压，窦性心动过缓。

1.护理评估

(1)病史：患者有无结核、病毒感染、自身免疫性疾病、肿瘤及代谢性疾病等；有无外伤或放射性等物理因素及心肌梗死等；有无邻近器官疾病。

(2)症状及体征：患者有无心前区疼痛，疼痛的性质及程度，疼痛是否随呼吸、咳嗽或变换体位而加重；有无呼吸困难及呼吸频率、节律的改变；有无血压下降、脉压变小、静脉压明显上升等心包压塞症状。

(3)辅助检查：血液检查是否有外周血白细胞计数增加、红细胞沉降率增快等炎症反应；X 线检查是否可见心影向两侧增大，而肺部无明显充血现象；心电图有无普遍 ST 段抬高呈弓背向下型；超声心动图是否可见液性暗区。

(4)心理社会评估：患者及家属对疾病的性质、过程、预后及防治等知识的了解程度；患者有无焦虑、恐惧、抑郁、悲观等心理反应及其严重程度。

2.护理措施

(1)一般护理：协助患者取舒适卧位，如半坐卧位或坐位。保持环境安静，限制探视，维持病室适宜的温度和湿度，避免患者受凉。患者衣着应宽松。胸闷气急者给予氧气吸入。疼痛明显者给予止痛药。给予高蛋白、高热量、高维生素的半流食或软食，适当限制钠盐的摄入。

(2)病情观察：观察胸痛及心前区疼痛的程度，若症状明显，应及时通知医师，按医嘱给予镇痛剂或镇静剂。注意观察疼痛性质，呼吸、血压、脉搏、心率、面色等变化。如出现面色苍白、呼吸急促、血压下降、脉压变小、颈静脉怒张加重等心包压塞的症状，应立即帮助患者取坐位，身躯前倾，并及时通知医师，备好心包穿刺用品，协助进行心包穿刺抽液。

(3)做好心包穿刺术的配合及护理。

(4)用药护理：遵医嘱应用抗结核、糖皮质激素、抗肿瘤及抗生素等药物治疗，做好相应的观察和护理。

(5)心理护理：向患者及家属解释疾病相关知识，足疗程药物治疗和心包穿刺术的重要性，以解除患者的焦虑心理和思想顾虑。

3. 健康指导

(1)疾病知识指导：嘱患者注意休息，加强营养，增强机体抵抗力。进食高热量、高蛋白、高维生素的易消化饮食，限制钠盐摄入。注意防寒保暖，防止呼吸道感染。

(2)告知患者坚持足够疗程药物治疗的重要性，不可擅自停药，防止复发；注意药物不良反应；定期随访检查肝、肾功能。对缩窄性心包炎患者讲明行心包切除术的重要性，解除思想顾虑，尽早接受手术治疗。患者术后应坚持卧床休息半年左右，加强营养，以利于心功能的恢复。

4. 护理评价

经过治疗和护理，患者是否达到：①了解本病的发病史。②物理治疗、合理治疗和护理。

第十一节 缩窄性心包炎

缩窄性心包炎是心包炎急性期过后，渗液逐渐吸收，纤维性瘢痕组织形成。心包广泛粘连、增厚、僵硬、纤维化，使其失去伸缩性，致心脏舒张期充盈受限而产生血液循环障碍，血液积聚在静脉系统中，静脉压显著增高。表现为不同程度的呼吸困难、腹部膨胀、乏力、肝区疼痛。体征有肝大、颈静脉怒张、腹水及下肢水肿、Kussmaul 征(即吸气时颈静脉更为扩张)。心尖搏动不能触及，心音减低。有时可听到心包叩击音。晚期可出现心房颤动，动脉压减低，脉压变小，奇脉不明显。心电图示 QRS 低电压，T 波低平或倒置。

(1)执行心血管系统疾病一般护理。

(2)卧床休息，避免劳累和情绪激动。室内温度要适宜，防止呼吸道感染。

(3)高蛋白、高维生素、高热量、易消化的饮食。水肿时限制钠盐的摄入。

(4)水肿者按医嘱给予利尿剂，准确记录出入量。注意皮肤护理，避免发生压疮。

(5)定时测血压，并做记录。注意观察脉压大小。

(6)目前以结核性缩窄性心包炎占多数。有活动性结核时，按医嘱给予抗结核药物治疗。定期房间空气消毒。

(7)有心房纤颤而心室率较快时，按医嘱应用洋地黄治疗。观察洋地黄的不良反应。

(8)协助医师进行胸腔或腹腔穿刺，严格无菌技术，以免继发感染。

(9)有胸腔积液、腹水患者不能平卧时，取半卧位，呼吸困难者给予氧气吸入。

(10)早期行心包剥离术是有效的治疗方法，协助医师向患者解释手术的必要性，使其做好心理准备。

第十二节 心律失常

正常时，窦房结是心脏的起搏点，体积约 15mm×3mm×2mm，位于上腔静脉与右心耳交界处。其血液供应来自右冠状动脉者占 55%，来自左旋支者占 45%。激动从窦房结发生，沿心脏的传导系统传入心房、心室，引起心房、心室的机械性收缩，产生心搏，此为正常的窦性心律。当心脏冲动的起源和传导不正常，产生心脏跳动的频率或节律异常时，即为心律失常。心律失常可发生于心脏病患者，也可发生于正常人。一般的心律失常虽不致严重影响心脏排血功能，但可引起明显症状或不适。严重的心律失常则直接阻碍心室的排血功能，甚至可迅速死亡。

1. 护理评估

(1)健康史：患者有无冠心病、先天性心脏病、心力衰竭、心肌病、心肌炎、吸烟史、跌倒史、晕厥史、用药治疗及抢救情况、过敏史及家庭史。

(2)诱发因素：患者有无药物中毒、电解质紊乱、精神不安、过量烟酒等。

(3)症状和体征：患者有无胸闷、黑蒙、晕厥、头晕、心悸、呼吸困难等症状。严重者还应评估患者的神志等。

(4)辅助检查：常规 12 导联心电图，注意观察心电图的特征以判断是何种心律失常，必要时行 24h 动态心电图监测。

(5)实验室检查：血常规、电解质、血气分析的结果。

(6)社会心理评估：患者的情绪及心理反应。

2. 护理措施

(1)休息与活动：①根据患者心律失常的类型及临床表现，与患者及家属共同制定活动计划。对无器质性心脏病的良性心律失常患者，鼓励其正常工作与生活。建立良好的生活方式。②嘱患者出现胸闷、心悸、头晕等不适时采取高枕卧位、半卧位或其他舒适体位，尽量避免左侧卧位。保持情绪稳定，必要时遵医嘱给予镇静剂，保证患者充分的休息与睡眠。

(2)药物治疗与护理：严格遵医嘱按时、按量给予抗心律失常药物，静脉注射时速度宜慢，一般 5～15min 内注射完，静脉滴注药物时尽量用输液泵控制速度。观察患者意识和生命体征，必要时上心电监护，观察用药前、用药中及用药后的心率、心律、PR 间期、QT 间期等心电的变化，以判断疗效和有无不良反应。

(3)潜在并发症的护理：发现患者有频发、多源性、成对的或呈 R on T 现象的室性期前收缩、阵发性室性心动过速、窦性停搏、二度或三度房室传导阻滞等可导致猝死的恶性心律失常时，应立即通知医生。备好抗心律失常药物及其他抢救药品、除颤器、临时起搏器等，一旦出现猝死，立即进行抢救。

(4)避免诱发因素：嘱患者避免剧烈活动、情绪激动或紧张、快速改变体位等，一旦有头晕、黑蒙等先兆时立即平卧，以免跌伤。有头晕、晕厥发作或曾有跌倒病史者应卧床休息，避免单独外出，防止意外。

(5)减轻焦虑：①保持病室环境舒适，避免过冷、过分潮湿或干燥。②为患者提供生理和心理支持，鼓励其战胜疾病，保持乐观、平和的心态。③抢救时，护士要保持镇静，给患者信任和安全感，并做好必要的解释。

3. 健康指导

(1)疾病知识指导：向患者及家属讲解心律失常的常见病因、诱因及防治知识。说明遵医嘱服抗心律失常药物的重要性，不可自行减量、停药或擅自改用其他药物。告知患者药物可能出现的不良反应。

(2)避免诱因：嘱患者注意劳逸结合，保证充足的休息与睡眠；保持乐观稳定的情绪；戒烟、限酒，避免摄入刺激性食物如咖啡、浓茶等，避免饱餐；避免劳累、感染，防止诱发心力衰竭。

（3）饮食：嘱患者多食纤维素丰富的食物，保持排便通畅，心动过缓患者排便时避免过度屏气，以免兴奋迷走神经而加重心动过缓。

（4）家庭护理：教会患者自测脉搏的方法以利于自我监测病情；对反复发生严重心律失常危及生命者，教会家属心肺复苏术。

4. 护理评价

经过治疗和护理，患者是否达到：①患者主诉不适消失。②了解药物的作用及不良反应。③能够避免诱发心律失常的因素。④未发生心律失常。

第八章 内分泌和代谢性疾病护理

第一节 内分泌和代谢性疾病一般护理常规

(1)执行内科一般护理常规。

(2)轻症患者可自理,危重患者及特殊检查时应卧床休息。

(3)根据病种不同选用治疗饮食,严格遵守治疗饮食管理制度。

(4)严密观察病情变化,发现异常及时通知医师。备好有关抢救药品,如胰岛素、葡萄糖、雷击停、碘化钾、复方碘溶液、10%葡萄糖酸钙等,并协助医师处理。

(5)每周测量身高、体重,做好记录。

(6)掌握内分泌系统常用各种检查的目的、方法、注意事项、正常数值。做好各种化验检查的准备工作,及时收集各种化验标本送检。

(7)加强卫生宣教和科普咨询,使患者掌握防病常识。做好有关技术指导。定期复查。

第二节 尿崩症

尿崩症是由于抗利尿激素缺乏,肾小管重吸收水的功能障碍,引起以多尿、烦渴、多饮与低比重尿为主要表现的一种病症。本病是由于下丘脑—垂体部位的病变所致,部分病例可无明显病因。发病以青年多见。

(1)执行内分泌和代谢性疾病一般护理常规。

(2)患者常因多尿而引起软弱无力、头晕、心悸,故必须注意休息,以防晕厥。

(3)给予高热量、高维生素、易消化的饮食,多数患者喜食稀饭菜汤之类,应给予照顾。嘱患者多吃水果等含钾及其他电解质多的食物。

(4)备足够冷、热水,以便及时饮用,但不宜饮浓茶、咖啡等饮料。准确记录出入量。

(5)熟悉各种检查,如限水试验、高渗盐水试验等,并协助医师做好上述试验。

(6)观察血压、心律、心率、皮肤等变化,防止发生低钾及脱水。

第三节 甲状腺功能亢进症

甲状腺功能亢进症简称"甲亢",是由于多种病因致甲状腺功能增高、甲状腺激素分泌增多所引起的一组常见内分泌疾病。患者出现畏热、多汗、食欲亢进、大便次数增加、体重减轻,常有神经过敏、易激动、烦躁多虑、失眠紧张、多言多动、心悸、胸闷、气促,严重者可导致甲亢性心脏病及不同程度的甲状腺肿大、突眼等临床表现。

1.护理评估

(1)健康史:患病的起始时间、主要症状和家族史、既往史及用药史、月经史。

(2)诱发因素:患者有无精神刺激、感染、创伤等诱发因素。

(3)症状和体征:有无甲状腺毒症的表现、甲亢眼征及甲状腺肿大等,若出现心率增快、大汗淋漓、烦躁不安、腹泻、呕吐等症状，警惕甲状腺危象。有无发热、皮疹、粒细胞减少等不良反应。

（4）实验室及辅助检查：甲状腺激素、促甲状腺激素、促甲状腺激素释放激素等检查结果。

（5）社会心理评估：患者的情绪及心理反应。

2. 护理措施

主要有药物治疗、手术治疗和放射性治疗。

（1）病情观察：密切观察生命体征变化，如发现原有症状加重、继发高热（体温＞39℃）、心率增快、大汗淋漓、烦躁不安、腹泻、呕吐等症状，提示有甲状腺危象，应及时告知医生，并积极配合抢救。

（2）休息与活动：保证充分的休息，避免过度疲劳，有并发症者应绝对卧床休息。

（3）饮食护理：给予高热量、高蛋白、高维生素饮食；鼓励患者多饮水，每天 2000～3000mL，但有心脏病者应避免大量饮水，以防发生水肿和心力衰竭；忌浓茶、咖啡等刺激性饮料；勿进食增加肠蠕动和易导致腹泻的富含纤维素食物。

（4）药物护理：用硫脲类药物时，观察有无发热、皮疹、粒细胞减少等不良反应；遵医嘱正确用药，不可自行减量或停药。

（5）眼部护理：①有突眼、眼睑不能闭合者，外出时戴墨镜或眼罩，防止风、光、尘刺激。②避免用眼过度；经常滴滴眼液，避免眼过度干燥；睡前涂抗生素眼膏，用无菌生理盐水纱布覆盖双眼；防止角膜和球结膜感染。③睡觉或休息时，抬高头部，减轻球后水肿。

（6）放射性 ^{131}I 治疗的护理：服 ^{131}I 当日晨禁食，服后 2h 可进食，1 周内不按摩甲状腺。2 周内低碘饮食和禁用含碘的药物，1 个月内不宜与孕妇和儿童密切接触，3 月后返院复诊，以及早发现甲状腺功能减退症（甲减）。

（7）心理护理：消除精神紧张和心理负担，避免情绪波动。

3. 健康指导

（1）保持心情愉快，避免情绪激动和过度疲劳。

（2）指导患者自我防护的方法，如衣领宽松、严禁用手挤压甲状腺。

（3）加强营养，防止因受凉、感染而诱发甲状腺危象。

（4）坚持服药，定期复查。

4. 护理评价

经过治疗和护理，评价患者是否达到：①了解甲亢的原因。②甲状腺功能正常。③安全、有效地用药。④无严重并发症。

第四节　甲状腺功能减退症

甲状腺功能减退症是由多种原因引起的甲状腺激素分泌不足或激素的周围效应减退的全身性内分泌疾病。患者出现怕冷、乏力、体重增加，严重者有典型的黏液性水肿、颜面水肿、皮肤粗糙、动作迟缓、嗜睡、纳差、腹胀、便秘、心动过缓等。根据起病年龄不同，可分为呆小病（克汀病）、幼年型和成年型"甲减"。前二者分别在出生前或出生后起病，多伴智力发育异常。

1. 护理评估

(1)健康史：评估患病的起始时间、主要症状和家族史、既往史及用药史、月经史、生育史。

(2)诱发因素：评估患者有无精神刺激、感染、创伤等诱发因素。

(3)症状和体征：评估患者有无畏寒、食欲缺乏、水肿、嗜睡、便秘等，如有嗜睡、体温下降(体温<35℃)、呼吸浅慢、心动过缓、血压下降，警惕发生黏液性水肿昏迷。

(4)实验室及辅助检查：主要评估甲状腺激素、促甲状腺激素、促甲状腺激素释放激素等检查结果。

(5)社会心理评估：评估患者的情绪及心理反应。

2. 护理措施

主要处理有激素替代治疗、控制感染、抗休克治疗、纠正电解质紊乱等治疗方案。

(1)病情观察：如患者出现嗜睡、体温下降(体温<35℃)、呼吸浅慢、心动过缓、血压下降，提示发生黏液性水肿昏迷，应立即通知医生，配合医生及时抢救。

(2)饮食护理：给予高蛋白、富含维生素、低钠、低脂肪饮食，少食多餐，鼓励患者摄取足够水分；进食粗纤维食物，促进肠蠕动。

(3)药物护理：①观察甲状腺素药物的效果及不良反应。如出现多食、消瘦、心悸、心律失常、多汗、兴奋等甲亢症状应立即通知医生。②观察使用缓泻剂患者的排便情况，有无腹胀、腹痛等麻痹性肠梗阻的表现。

(4)皮肤护理：①观察皮肤弹性、水肿情况及有无发红、破损，可局部涂抹乳液或润肤油。②协助按摩受压部位，保持皮肤清洁，避免形成压疮。③加强保暖，避免局部热敷，防止烫伤。

(5)心理护理：鼓励患者多参与社交活动，加强病友之间的交流。

3. 健康指导

(1)向患者及家属解释有关疾病的病因及自我护理的知识；注意保暖及个人卫生，防止感染和创伤。

(2)对需要终身替代治疗者，向其解释终身服药的重要性和必要性。

4. 护理评价

经过治疗和护理，评价患者是否达到：①了解甲减的原因。②通过饮食及运动，恢复正常的排便形态。③安全、有效地用药。④不发生黏液性水肿。若发生黏液性水肿昏迷，能及时发现和处理。

第五节　皮质醇增多症

皮质醇增多症又称库欣综合征，是由于肾上腺皮质分泌糖皮质激素(以皮质醇为主)过多所致。以满月脸、多血质、向心性肥胖、皮肤紫纹、痤疮、高血压和骨质疏松等为主要临床表现。肾上腺病变可为双侧增生、腺瘤或癌肿。本病多见于青、中年，以女性多见。

1.护理评估

(1)健康史：评估患病的起始时间、主要症状和家族史、既往史及用药史、月经史、生育史。

(2)诱发因素：评估患者有无精神刺激、感染、肿瘤、大量应用促肾上腺皮质激素(ACTH)或糖皮质激素等诱发因素。

(3)症状和体征：评估患者有无满月脸、向心性肥胖、多血质外貌、皮肤紫纹、痤疮、高血压和骨质疏松，以及有无低血钾症状，有无精神、情绪变化等。

(4)实验室及辅助检查：主要评估血浆皮质醇、24h尿17-羟皮质类固醇，血游离皮质醇等检查结果。

(5)社会心理评估：评估患者的情绪及心理反应。

2.护理措施

(1)病情观察：①合并高血压或糖尿病者定期监测血压、血糖和尿糖。②观察有无恶心、呕吐、腹胀、心律失常等低血钾症状，及时予以处理。

(2)饮食护理：给予低热量、低糖类、高蛋白、低钠、含钾丰富的食物，以改善营养失调，预防和控制高血糖、低钾血症。

(3)休息与活动：保证充足的休息和睡眠，骨质疏松者适当限制活动，做好安全防护，防止骨折，必要时睡硬板床。

(4)心理护理：观察患者的情绪变化及精神状态，指导患者调整情绪。

(5)预防护理：保持皮肤清洁，避免感染；注意保暖。

3.健康指导

(1)告知患者疾病相关知识和治疗方法，指导正确用药，并了解激素替代治疗的有关注意事项。

(2)教会患者自我护理。

(3)避免加重病情的诱因。

4.护理评价

经过治疗和护理，评价患者是否达到：①营养平衡，血糖正常。②病情好转，血压下降，向心性肥胖等症状减轻。③安全、有效地用药。④无严重并发症。

第六节　嗜铬细胞瘤

嗜铬细胞瘤起源于肾上腺髓质、交感神经节或其他部位的嗜铬组织，这种瘤细胞持续或间断地释放大量儿茶酚胺，引起持续性或阵发性高血压和多个器官功能代谢紊乱等症状。

1.护理评估

(1)健康史：主要症状及起始时间、家族史、既往史及用药史等。

(2)诱发因素：发病是否与情绪激动、体位改变、吸烟、饮酒、药物等有关。

(3)症状和体征：患者有无阵发性或持续性血压升高、头痛、面色苍白、大汗淋漓、视物模糊、复视等。

(4)实验室及辅助检查：主要评估血、尿儿茶酚胺及其代谢产物测定等结果。

(5)社会心理评估：患者的情绪及心理反应。

2.护理措施

(1)病情观察：①密切观察生命体征的变化，定时测量血压。②如患者出现血压骤升(收缩压达 200～300mmHg，舒张压达 130～180mmHg)、伴剧烈头痛、面色苍白、大汗淋漓、恶心、呕吐、视物模糊、复视，应警惕发生高血压危象，应立即告知医生并配合抢救。

(2)饮食护理：给予高热量、高蛋白质、富含维生素、易消化饮食，避免饮用含咖啡因的饮料。

(3)休息与活动：急性发作时应绝对卧床休息，保持环境安静，避免声光刺激。护理人员操作应集中进行。

(4)用药护理：①使用α受体阻滞剂要严密观察血压变化及药物不良反应。②头痛剧烈者按医嘱给予镇静剂。

(5)心理护理：观察患者的情绪变化，介绍有关疾病知识、治疗方法及注意事项，消除恐惧心理和紧张情绪。

3.健康指导

(1)指导患者生活规律，避免劳累，保持情绪稳定、心情舒畅。

(2)说明药物的作用、服药时间、剂量、过量或不足的征象、常见的不良反应。指导患者定期返院复诊，以便及时调整药物剂量。

(3)嘱患者随身携带识别卡，以便发生紧急情况时能及时处理。

4.护理评价

经过治疗和护理，评价患者是否达到：①了解嗜铬细胞瘤疾病的相关知识。②病情好转，血压得到有效控制。③安全、有效地用药。④未发生高血压危象。

第七节　原发性慢性肾上腺皮质功能减退症

原发性慢性肾上腺皮质功能减退症又称艾迪生病。由于自体免疫、结核、真菌等感染或肿瘤、白血病等原因破坏了双侧肾上腺的绝大部分，引起肾上腺皮质激素分泌不足所致。主要表现为乏力、色素沉着、低血压、恶心、呕吐、消瘦等。

1.护理评估

(1)健康史：患者既往有无结核病史、手术史、用药史等。

(2)诱发因素：患者有无感染、创伤、手术、分娩、大量出汗、呕吐、腹泻、脱水或突然中断治疗等。

(3)症状和体征：患者有无皮肤色素沉着、乏力、食欲减退、体重减轻、血压下降等，当出现高热、恶心、呕吐、腹痛或腹泻等病情急骤加重，警惕肾上腺危象。

(4)实验室及辅助检查：主要评估血常规、血生化、肾上腺皮质功能(如血、尿皮质醇、ACTH)等检查结果。

(5)社会心理评估：患者的情绪及心理反应。

2.护理措施

(1)病情观察：如患者出现高热、恶心、呕吐、严重脱水、血压降低等病情急骤加重，应警惕肾上腺危象发生，立即通知医生并配合抢救。

(2)饮食护理：给予高热量、高蛋白、富含维生素食物，鼓励患者摄取足够水分和钠盐，避免进食含钾高的食物，以免诱发心律失常。

(3)药物护理：①糖皮质激素替代治疗：根据患者情况确定合适的基础量，指导在上午8时前和下午2时前按时服药，必要时加用小剂量盐皮质激素。②补充钠盐：钠盐摄入要充足，每日至少8～10g，有腹泻、大量出汗等情况时应酌情增加。③观察药物的疗效及不良反应。④密切观察血压、肢体水肿、水和电解质浓度的变化。

(4)防治诱因：①避免创伤、手术、分娩、呕吐、腹泻、脱水或突然中断治疗等情况，以免发生肾上腺危象。②保持清洁，避免压疮。③注意保暖，避免局部热敷防止烫伤。

(5)心理护理：鼓励患者多参与社交活动，加强病友之间的交流。

3.健康指导

(1)向患者及家属解释有关疾病的病因及激素替代治疗的重要性和必要性，配合治疗。

(2)避免加重病情的因素。

(3)加强自我保护：外出避免阳光直晒，以免加重皮肤色素沉着。随身携带识别卡，以便发生紧急情况时能得到及时处理。

4.护理评价

经过治疗和护理，患者是否达到：①了解肾上腺皮质功能减退的基础知识。②安全、有效地用药。③维持正常生活。④无严重并发症。

第八节　糖尿病

糖尿病是一种全身慢性代谢性疾病。由于胰岛素分泌绝对或相对不足，导致糖代谢紊乱，使血糖升高，出现尿糖，引起糖、蛋白质、脂肪和继发水、电解质代谢紊乱。临床上出现多尿、烦渴、多饮、多食、疲乏、消瘦等表现，严重者可发生糖尿病酮症酸中毒，亦可并发心血管、肾、视网膜及神经系统慢性病变。

1.护理评估

(1)健康史：主要症状及起始时间、家族史、既往史及用药史等。

(2)诱发因素：有无遗传、自身免疫、感染、胰岛素治疗不当的减量或治疗中断、饮食不当、妊娠、分娩、创伤、麻醉、手术、严重刺激引起应激状态及环境因素等。

(3)症状和体征：患者有无烦渴、多饮、多食、多尿、体重减轻、伤口愈合不良、感染等。如有视物模糊、食欲减退、恶心、呕吐、烦躁、呼吸深快有烂苹果味、严重脱水、血压下降等应警惕发生糖尿病酮症酸中毒；有嗜睡、幻觉、定向力障碍、偏盲、偏瘫甚至昏迷时，应警惕发生高渗性非酮症糖尿病昏迷。

(4)实验室及辅助检查：主要评估尿糖、血糖测定，葡萄糖耐量试验，糖化血红蛋白，血浆胰岛素和C-肽测定的检查结果。

(5)社会心理评估：患者的情绪及心理反应。

2.护理措施

(1)病情观察：①密切观察患者生命体征的变化，定时监测血糖和尿糖。②患者出现糖尿病酮症酸中毒和高渗性非酮症糖尿病昏迷时，应立即告知医生，并及时配合抢救。③患者出现头晕、心悸、出冷汗、面色苍白等低血糖症状时，应立即测量外周血糖，轻者口服糖水或食物，重者静脉注射 50%葡萄糖注射液 40mL。

(2)饮食护理：给予糖尿病饮食，根据标准体重、身高、活动强度、营养状况计算出每天所需热量，合理分配，劝其戒烟、酒。

(3)休息与活动：病情稳定者应坚持适当的体育锻炼，避免肥胖，有严重并发症者应绝对卧床休息。

(4)用药护理：遵医嘱正确使用降糖药物：①注射胰岛素应定时、定量，严格无菌操作，轮流更换注射部位，防止引起皮下脂肪硬化等。②口服磺脲类降糖药物在餐前 30min 服用；双胍类降糖药在餐时或餐后 30min 服用；α-糖苷酶抑制剂宜与第一口饭一起嚼服。

(5)心理护理：指导患者及家属正确认识糖尿病，树立战胜疾病的信心。

(6)皮肤护理：保持皮肤清洁；严格无菌操作，避免皮肤感染。

(7)足部护理：①每天检查双足的颜色、温度、感觉有无改变。②保持足部清洁，避免感染；选择合适的鞋袜，防止足部受伤。

3. 健康指导

(1)强调饮食和体育锻炼在治疗中的重要意义，指导患者掌握具体方法及注意事项。

(2)指导患者提高自我监测和自我护理的能力，教会患者正确注射胰岛素和口服降糖药。

(3)告知患者及家属糖尿病常见急症，如低血糖反应、酮症酸中毒、高渗性昏迷等发生时的主要临床表现、观察方法及处理措施。

(4)生活规律，戒烟、酒，注意个人卫生。预防口腔、泌尿系统和足部的感染。

(5)指导患者定期复诊。

(6)外出时随身携带糖尿病卡片，以便发生紧急情况时及时处理。

4. 护理评价

经过治疗和护理，评价患者是否达到：①了解糖尿病的原因。②"三多一少"症状得到控制，体重、血糖维持在理想水平。③无足部破损、感染等发生，局部血液循环良好。④无皮肤、呼吸道、泌尿、生殖等组织器官感染征象。⑤无严重并发症。⑥能自我照顾、自我监测、足部保健、正确服药、胰岛素注射等。

第九节　高脂血症和高脂蛋白血症

血浆脂质浓度超过正常高限时称高脂血症。血浆脂蛋白超过正常高限时称高脂蛋白血症。由于大部分脂质与血浆蛋白结合而转运全身，故高脂血症常反映于高脂蛋白血症。临床上常见于未控制的糖尿病、黏液性水肿或甲状腺功能减退症、动脉粥样硬化、肾病综合征、脂肪肝等疾病，为代谢病中常见的重要病症。

(1)执行内分泌和代谢性疾病一般护理常规。

(2)适当休息，经常参加一定量的体力活动或体育锻炼。

(3)指导患者控制饮食，认识饮食治疗的重要性。宜低脂肪、低胆固醇、低糖、高蛋白饮食。

(4)长期应用降血脂药物治疗，应注意药物的不良反应。

(5)观察患者有无糖尿病、甲状腺功能减退、肾病综合征、梗阻性肝胆疾病等。

第十节　痛风

1. 护理评估

(1)健康史：主要症状及起始时间、家族史、既往史及用药史等。

(2)诱发因素：患者有无酗酒、过度疲劳、关节受伤、手术、感染、摄入高蛋白和高嘌呤食物等诱发因素。

(3)症状和体征：患者有无高尿酸血症，关节红、肿、热、痛、畸形、功能障碍，痛风性关节炎等。

(4)实验室及辅助检查：血、尿尿酸测定，关节腔滑膜囊液等的检查结果。

(5)社会心理评估：患者的情绪及心理反应。

2. 护理措施

(1)病情观察：①观察疼痛部位、性质、间隔时间等。②观察患者受累的关节有无红、肿、热和功能障碍等表现。③有无过度疲劳、寒冷、潮湿等诱发因素。④有无痛风石的体征。⑤观察体温变化。⑥监测血、尿尿酸变化。

(2)休息与活动：急性关节炎期应绝对卧床休息，抬高患肢，避免受累关节负重。

(3)局部护理：手、腕或肘关节受累时，可在受累关节处给予冰敷或25%硫酸镁湿敷。痛风石严重时，可致局部皮肤溃疡，保持患部清洁，避免感染。

(4)饮食护理：饮食宜清淡，易消化，避免进食高嘌呤食物，忌辛辣刺激性食物。严禁饮酒，并指导进食碱性食物，鼓励患者多饮水。

(5)心理护理：告知患者痛风的有关知识，讲解饮食与疾病的关系，树立战胜疾病的信心。

(6)用药护理：指导患者正确用药，观察药物疗效，及时处理不良反应。

3. 健康指导

(1)知识宣教：给患者和家属讲解疾病的有关知识，避免情绪紧张；生活规律；肥胖者应减轻体重；应防止受凉、劳累、感染、外伤等。

(2)饮食指导：避免进食高嘌呤食物，忌饮酒，每日饮水≥2000mL，有助于尿酸排出。

(3)药物指导：按医嘱用药，避免应用诱发和加重痛风的药物，用药期间如有不良反应应及时就诊。

(4)适度运动与保护关节：①运动后疼痛超过1~2h，应暂停此项运动。②使用大肌群。③交替完成轻、重不同的工作，不要长时间进行重体力劳动。④经常改变姿势。

(5)自我鉴别病情：定期复查血尿酸，门诊随访。

4. 护理评价

经过治疗和护理，评价患者是否达到：①了解痛风的相关知识，正确对待疾病，积极改变生活习惯。②血、尿尿酸维持正常水平，可维持正常生活和工作。③安全、有效地用药。④无严重并发症。

第十一节 腺垂体功能减退症

腺垂体功能减退症又称西蒙—席汉综合征，是垂体激素缺乏所致的复合症候群。本病多见于女性，与产后出血所致垂体缺血性坏死有关。

1. 护理评估

(1)健康史：女患者的月经史及生育史、分娩史、休克病史、昏迷病史。

(2)诱发因素：有无产后大出血史等。

(3)症状和体征：女患者有无性腺功能减退等，严重者还应评估患者的神志等。

(4)实验室及辅助检查：性腺功能、甲状腺功能、肾上腺皮质功能、腺垂体激素等检查结果。

(5)社会心理评估：患者的情绪及心理反应。

2. 护理措施

(1)病情观察：密切观察生命体征和意识，注意有无低血糖、低血压、低体温等，观察瞳孔大小、对光反射等意识情况，尽早发现垂体危象征兆，配合抢救。

(2)休息与活动：患者应卧床休息，症状好转后逐步增加活动，但应避免过度劳累。

(3)饮食护理：给予高热量、高蛋白、富含维生素饮食，便秘者给予高纤维素饮食。

(4)纠正低血糖：低血糖最为多见，一般可立即静脉注射50%葡萄糖注射液40～80mL，继以10%葡萄糖注射液静脉滴注(维持治疗)。

(5)药物护理：终身激素替代治疗。注意根据病情调节糖皮质激素剂量，甲状腺激素应从小剂量开始，缓慢递增。

(6)垂体危象抢救配合：立即建立静脉通路，准备使用高渗糖和激素类药物。畅通呼吸道并给氧，低温者保暖，遵医嘱给予小剂量甲状腺激素，循环衰竭者纠正休克，感染者抗感染治疗，高温者降温处理。

(7)皮肤护理：①观察皮肤弹性、水肿情况及有无发红、破损，可局部涂抹乳液或润肤油。②协助按摩受压部位，保持皮肤清洁，避免压疮。③加强保暖，防止烫伤。

(8)心理护理：鼓励患者多参与社交活动，加强病友之间的交流。

3. 健康指导

(1)识别和避免诱发因素：指导患者保持情绪稳定，注意生活规律，避免过度劳累。

(2)饮食指导：指导患者进食高热量、高蛋白、富含维生素、易消化的饮食，少食多餐，以增强机体抵抗力。

(3)指导合理用药：告知患者药物的名称、用法、用量及注意事项。指导患者严格遵医嘱服药，不得随意增减药物剂量。

(4)观察与随访：指导患者识别垂体危象的征兆，若感染、发热、外伤、腹泻等情况发生时，应立即就医。

4. 护理评价

经过治疗和护理，评价患者是否达到：①了解腺垂体功能减退的原因。②神志、体温恢复。③安全、有效地用药。④发生垂体危象时得到及时处理。

第九章　泌尿系统疾病护理

第一节　泌尿系统疾病一般护理常规

(1)急性期和肾功能不全者应绝对卧床休息，直至症状消失、尿常规正常为止。恢复期可适当活动。

(2)根据病情正确指导饮食，以配合治疗。

(3)病室应保持安静、清洁、整齐，温度适宜，有空气净化的措施，避免受凉及感冒，预防交叉感染。

(4)根据病情准确记录出入液量。

(5)做好心理护理，对慢性肾脏病变的患者，应鼓励患者树立治疗的信心。

(6)水肿明显的患者应加强皮肤护理，预防压疮发生。对严重肾性水肿者应严格控制入水量，准确记录每日尿量、体重和血压，轻度水肿者隔日或每周测体重2次并记录。

(7)血压高者，每日测血压两次并记录，限制钠盐摄入。观察有无意识改变、抽搐等高血压脑病的表现。

(8)正确收集尿标本，并及时送检。

第二节　急性肾小球肾炎

急性肾小球肾炎(简称急性肾炎)，多见于儿童和少年。本病大多是链球菌感染以后发生变态反应，引起两侧肾小球损害。常见的前驱感染为扁桃体炎、猩红热、皮肤感染等。临床主要表现为血尿、蛋白尿、少尿、水肿、高血压等。

1.护理评估

(1)健康史：患者近期有无皮肤或上呼吸道感染史，是否接受过手术或侵入性检查。

(2)症状和体征：患者有无尿量减少、血尿、蛋白尿、水肿、高血压等，有无并发症的表现。

(3)实验室检查：患者尿常规、抗链球菌溶血素O抗体测定和血清补体测定、肾功能检查结果。

(4)社会心理评估：患者是否有恐惧和焦虑心理。

2.护理措施

(1)病情观察：注意观察患者水肿的部位、程度，有无头晕、头痛等症状。评估患者每日的尿量、性状及能承受的活动量。密切观察血压及体重变化。

(2)活动与休息：患者应卧床休息，直至肉眼血尿消失、水肿消退及血压恢复正常后可逐步增加活动。3个月内避免体力活动。

(3)饮食护理：饮食控制主要是根据水肿、高血压及肾功能损害程度而定。肾功能正常者可给予优质蛋白饮食，肾功能不全者给予优质低蛋白饮食。水肿及高血压时给予低盐饮食。如果患者出现少尿或高钾血症，应限制富含钾的食物。根据患者的尿量和水肿程度控制液体摄入量。

(4)药物治疗护理：应用利尿剂时应观察尿量，使用降压药时应观察血压及有无头晕、恶心、直立性眩晕、口干、心悸等不良反应。

(5)预防感染：积极控制及预防呼吸道感染。

(6)心理护理：改善患者焦虑、烦躁情绪。

(7)透析护理：合并急性肾衰竭者，做好血液透析或腹膜透析的护理至肾功能恢复。

3.健康指导

(1)患病期间注意休息，痊愈后可适当参加体育活动，但应避免劳累。

(2)向患者介绍保暖、加强个人卫生等预防感染的措施，患者呼吸道或皮肤感染后，应及时治疗。

(3)定期随访，监测病情。

4.护理评价

经过治疗和护理，评价患者是否达到：①水肿消退、肉眼血尿消失、血压维持在正常范围。②掌握限制活动量及饮食调整方法。③无高血压脑病、严重循环充血等情况发生。

第三节　慢性肾小球肾炎

慢性肾小球肾炎(简称慢性肾炎)，多见于成人，多数患者原因未明，少部分是未治愈的急性肾炎转变而来，其发病机理也是一个自身免疫反应过程。起病隐匿，程度轻重不一，病程长，病情多缓慢发展，可有不同程度的蛋白尿、血尿、水肿、高血压和肾功能减退。根据临床表现不同，可分为普通型、肾病型、高血压型、混合型、慢性肾炎急性发作型等几个亚型。最后患者终因反复发作而发生高血压脑病、心力衰竭、肾衰竭而死亡。

1.护理评估

(1)健康史：患者有无呼吸道感染、皮肤感染、风湿热、关节炎及急性肾炎等病史。

(2)诱发因素：有无感染、劳累、妊娠、应用肾毒性药物、预防接种及高蛋白、高脂、高磷饮食等诱因。

(3)症状和体征：患者有无蛋白尿、血尿、高血压及水肿，早期有无乏力、腰膝酸痛及食欲减退。

(4)辅助检查：晚期行超声检查可发现双肾缩小、皮质变薄。

(5)实验室检查：尿常规、血常规、肾功能检查结果。

(6)社会心理评估：患者有无焦虑、悲观和恐惧心理。

2.护理措施

(1)注意病情变化：监测血压变化，持续高血压或突然血压升高均可加剧肾功能的恶化。急性发作期可出现明显水肿，水肿者每周测体重1次，记录24h尿量或液体出入量。

(2)定期监测肾功能，防止出现水、电解质及酸碱平衡失调，及时发现头痛、头晕、失眠、疲乏及高血压等尿毒症先兆。

(3)活动与休息：急性发作期及水肿严重时绝对卧床休息，恢复期可适当活动。

(4)饮食护理：宜选用清淡、易消化食物，少用植物蛋白，以优质动物蛋白为宜，氮质血症期应限制蛋白质摄入，有明显水肿和高血压时给予低盐饮食。

(5)药物治疗护理：①降压药物应定时、定量服用，不可擅自改变药物剂量或突然停药。②应用糖皮质激素、免疫抑制剂者应观察有无出血倾向、感染及白细胞下降等情况。③有明显水钠潴留的高血压患者，遵医嘱应用利尿剂，注意观察疗效和不良反应。

(6)心理护理：多安慰、鼓励患者，增强其治疗的信心。

(7)基础护理：保持皮肤、口腔清洁。

3.健康指导

(1)防止受凉及劳累，预防上呼吸道感染。做好个人卫生，防止泌尿道感染。

(2)教会患者自我监测体重和尿量的方法。

(3)避免诱因：适当休息、避免劳累、预防感染、育龄期避免妊娠、避免使用对肾功能有损害的药物。

(4)定期复诊。

4.护理评价

经过治疗和护理，评价患者是否达到：①水肿减轻或消失。②活动能力增强。③食欲改善，进食量增加，营养状况好转。④保持正常心态和乐观情绪，积极配合治疗。

第四节　肾病综合征

肾病综合征由多种肾小球疾病引起，常于感染后或受凉、劳累后起病。临床表现以明显水肿、大量蛋白尿、低蛋白血症和高脂血症为特征，经治疗病情可缓解，易反复发作而加重。

1.护理评估

(1)健康史：患者有无泌尿系统疾病病史及家族史。

(2)诱发因素：患者有无呼吸道感染、皮肤感染、尿路刺激征和劳累等。

(3)症状和体征：患者有无大量蛋白尿、低蛋白血症、水肿、高脂血症等表现，有无感染、血栓、急性肾衰竭等并发症。

(4)实验室检查：尿常规、24h尿蛋白定量、血浆清蛋白、血脂、肾功能检查结果。

(5)社会心理评估：患者有无焦虑和悲观情绪。

2.护理措施

(1)活动与休息：活动期全身严重水肿者，绝对卧床休息，保持肢体的适当活动；病情缓解后可适当增加活动量。

(2)饮食护理：低盐、低脂、优质蛋白、富含维生素饮食，根据肾功能调整蛋白质摄入量。

(3)病情观察：观察全身水肿情况，注意有无血栓、栓塞、感染及急性肾衰竭等并发症的表现。如有感染应监测体温变化，高热时遵医嘱，做好降温处理并注意复测体温。

(4)药物治疗护理：①观察降压及利尿药的疗效及不良反应。②使用抗凝药物时注意观察出血倾向，必要时提醒医生停药。③使用激素时应做好药物宣教，防止自行增减药量。④使用环孢素类药物需监测血药浓度，观察有无肝肾毒性、高血压、高尿酸血症、高血钾、多毛及牙龈增生等不良反应。

(5)预防感染：积极预防及控制感染，减少探视、室内保持通风换气。

(6)保持体液平衡：根据医嘱记录液体出入量，每日测体重 1 次并记录。

(7)基础护理：保持口腔、皮肤及会阴部的清洁。

(8)心理护理：加强心理护理，安慰鼓励患者。

3. 健康指导

(1)疾病知识指导：向患者讲解疾病发生的原因和诱因。指导患者注意个人卫生，预防感染，避免受凉感冒，尽量不去公共场合，必要时戴口罩。教会患者自我监测水肿、尿蛋白和肾功能变化，定期随访。

(2)生活指导：指导患者注意休息，避免劳累，适度活动，以免发生肢体血栓等并发症。告诉患者低盐、低脂、优质蛋白饮食的重要性，合理安排每天饮食。

(3)用药指导：指导患者遵医嘱服药，尤其使用激素时，勿自行减量或停药，以免引起反跳。

4. 护理评价

经过治疗和护理，评价患者是否达到：①水肿减轻或消失。②食欲改善，进食量增加，营养状况好转。

第五节　肾盂肾炎

肾盂肾炎是一种常见的泌尿系感染，是细菌侵入肾盂及肾实质引起的炎症性病变，多见于女性。临床上分急性肾盂肾炎和慢性肾盂肾炎。

急性肾盂肾炎发病急，有寒战、发热、尿频、尿痛、尿急与尿色浑浊，可有血尿或脓尿。大部分患者有腰痛并向会阴部、大腿内侧放射。尿中有大量脓细胞，少量蛋白和红细胞，尿培养可发现细菌。

慢性肾盂肾炎临床症状可重、可轻或不典型，有些患者有无症状的细菌尿或有低热、腰部酸痛、轻度尿频、小便浑浊，尿中出现脓细胞、红细胞、蛋白和管型。晚期有高血压、肾功能不全等。

(1)执行泌尿系统疾病一般护理常规。

(2)急性肾盂肾炎或慢性肾盂肾炎急性发作期应卧床休息。

(3)急性期宜给高热量、高蛋白、高维生素、易消化的饮食。鼓励患者多饮水，24h 排尿量应在 1500mL 以上，以促进细菌及毒素的排出。慢性肾盂肾炎患者伴有水肿、高血压时，应限制水的摄入，一日不超过 1000mL，饮食需低盐低蛋白。

(4)正确指导患者留取尿标本，确保尿标本不受污染，并及时送检。

(5)对患者注意精神护理，多加安慰和鼓励，加强生活照顾。

(6)慢性重症患者应保持皮肤清洁，防止压疮。晚期伴有尿毒症的患者呼气有氨味，应注意口腔护理。

(7)做好保健指导及卫生宣教。保持外阴清洁，防止复发。注意月经期、新婚期、产褥期卫生，避免细菌逆行感染。

第六节 慢性肾衰竭

慢性肾衰竭指各种终末期肾脏疾病,病情逐渐发展,肾单位大量毁损,引起体内氮质和其他代谢产物潴留,水、电解质和酸碱平衡失调,某些内分泌活性物质生成和灭活障碍,出现一系列严重的临床综合征。患者消化系统出现食欲不振、恶心、呕吐、腹泻,口有尿臭味;精神神经系统出现疲乏无力、头痛、失眠,晚期可有嗜睡、烦躁,甚至抽搐、昏迷等;造血系统出现贫血、鼻出血、牙龈出血等倾向;心血管系统常有高血压、心肌损害、心力衰竭,晚期可出现尿毒症性心包炎。患者酸中毒时呼吸深而长。皮肤上有尿素霜,皮肤瘙痒、干燥。患者还可出现代谢性酸中毒、脱水、低钠、低钙、低钾或高钾等表现。

1. 护理评估

(1)健康史:患者有无泌尿系统疾病病史,有无过敏史及家族史。

(2)诱发因素:患者有无感染、血容量不足、心力衰竭、手术及创伤,有无水、电解质紊乱及高蛋白饮食等诱因。

(3)症状和体征:患者有无水、电解质紊乱和酸碱平衡失调及全身各系统中毒症状的表现。

2. 护理措施

(1)病情观察:①观察生命体征、神志、尿量变化,及时发现少尿、无尿、急性左心衰竭、尿毒症脑病等病情变化,并做好相应处理。②注意观察电解质紊乱的征象:低血钙时患者可出现易激惹、唇周和指尖麻木或针刺感,严重者出现腱反射亢进、抽搐等症状;高血钾时患者可出现脉搏不规则、肌无力、心电图改变等。③监测肾功能和营养状况:定期监测患者的体重变化、血尿素氮、血肌酐、血浆清蛋白和血红蛋白水平。

(2)活动与休息:终末期患者绝对卧床休息。躁动不安时防止坠床及其他意外,并由专人守护。

(3)饮食护理:给予高热量、高维生素、低盐、低磷、优质低蛋白、易消化饮食。高血钾时,避免进食含钾较高的食品。低钙时应及时补充含钙食品。

(4)药物护理:①高血钾时应严格按高钾血症处理原则降低血钾,密切观察血钾变化,并纠正代谢性酸中毒,禁止输注库存血。②应用利尿剂时注意观察其疗效,记录液体出入量,每周测体重1~2次,同时防止电解质紊乱。③贫血患者可给予促红细胞生成素皮下注射,1~2次/周,或静脉输注新鲜浓缩红细胞。应用促红细胞生成素时,注意观察患者有无头痛、高血压及癫痫发作等不良反应,定期查血常规。④按时服用降压药,控制高血压。观察降压药的不良反应,服用血管紧张素转化酶抑制剂(ACEI)时应注意有无咳嗽和高血钾。

(5)心理护理:长期行血液透析或腹膜透析者应做好心理护理。

(6)预防护理:①加强皮肤及口腔护理,预防感染。水肿者禁用气圈,阴囊水肿者可放置托带,宜用温水擦洗,忌用肥皂水擦洗及醇浴。②注意保护血管,尽量避免穿刺前臂、肘等部位的大静脉,为血液透析治疗准备血管通路。

3. 健康指导

(1)保持情绪稳定,树立治疗疾病的信心。

(2)讲述合理饮食对疾病治疗的重要性，给予适当治疗饮食。

(3)避免劳累，预防感染，定期复查，遵医嘱用药，做好个人卫生。

(4)血液透析者应保护好动静脉瘘管，腹膜透析者应保护好腹膜透析管道。

4. 护理评价

经过治疗和护理，评价患者是否达到：①贫血状况有所好转，血红蛋白、血浆清蛋白在正常范围。②未出现水、电解质紊乱和酸碱失衡或失衡得到纠正。③水肿程度减轻或水肿消退，皮肤完整。④活动耐力增强。⑤体温正常，未发生感染。

第七节　肾性高血压

肾性高血压是由单侧或双侧肾实质疾患或肾血管病变所引起的。其特点为血压持续性升高。高血压急剧发作时可引起高血压脑病。持久的高血压可致心肌损害。

(1)执行泌尿系统疾病一般护理常规。

(2)轻度、中度高血压患者应适当休息，重度高血压及合并心力衰竭、高血压脑病者应绝对卧床休息。

(3)给低盐、低脂、高维生素、高蛋白饮食。氮质血症时给低蛋白饮食。水肿或心力衰竭时应限制钠盐及水分的摄入。

(4)密切观察血压的变化。血压高者每 4h 测量 1 次，稳定后改为每天 1～3 次。

(5)肾功能不全者应用降压药物时易在体内蓄积，应观察药物的不良反应。

(6)静脉滴注硝普钠等扩血管和降压作用强烈的药物时，应密切监护血压变化，控制滴速和药量，防止降压过快或过低。硝普钠溶液对光敏感，需新鲜配制，滴注瓶需用银箔或黑布包裹。

第八节　血尿

尿中含有血液称血尿。见于泌尿系统疾病，如炎症、结石、肿瘤、磺胺类药物刺激，也见于出血性疾病，如紫癜、白血病、血友病、肾梗死。

(1)执行泌尿系统疾病一般护理常规。

(2)血尿严重者应绝对卧床休息，轻者可适当活动。

(3)给予高热量、高维生素、高蛋白、易消化的饮食，鼓励患者多饮水。

(4)加强心理护理，安慰体贴患者，解除其恐惧心理。

(5)密切观察血尿的性质、量，若突然出现无尿或少尿，提示有发生急性肾衰竭的可能，应及时通知医师。

(6)血尿伴有肾绞痛时，可在肾区热敷或按医嘱给予解痉剂。

(7)出血性疾病所致的血尿，应备新鲜血。输血过程中要注意输血反应及尿色变化。

(8)做好特殊检查如泌尿系造影术等的准备和护理。

第九节　急性肾衰竭

急性肾衰竭(ARF)是由于各种病因引起的短时间内(数小时至数周)肾功能急剧、进行性减退而出现的临床综合征。主要表现为肾小球滤过率明显降低、肾小管重吸收和排泄功能障碍引起的水、电解质和酸碱平衡失调，以及全身各系统并发症。

1.护理评估

(1)健康史：患者有无泌尿系统疾病病史及严重外伤、心力衰竭、急性失血、休克和感染等，评估用药史。

(2)症状和体征：患者有无原发病的表现，有无急性肾衰竭引起的并发症如代谢紊乱、消化道出血、高血压、心力衰竭、心律失常、尿毒症脑病、出血倾向、感染等。

(3)辅助检查：尿路超声显像、CT检查结果。

(4)实验室检查：血常规、血生化、尿常规检查结果。

(5)社会心理评估：患者有无恐惧、抑郁、悲观，甚至绝望心理。

2.护理措施

(1)病情观察：①监测患者神志、生命体征、尿量、尿常规、肾功能、电解质及血液pH。②注意有无高血压、急性左心衰竭、高血钾、水中毒及低钠血症、尿毒症脑病等并发症。

(2)休息与活动：绝对卧床休息，保持环境安静，温度、湿度适宜。

(3)饮食护理：给予高热量、高维生素、优质蛋白、易消化的饮食，限制水、钠摄入。透析患者予以高蛋白饮食，必要时可给予静脉营养。

(4)对症护理：①维持水、电解质平衡：应遵循"量出为入"的原则补充入量，严格记录液体出入量。②高血钾的处理：密切监测血钾的浓度，当血钾浓度>6.5mmol/L，心电图有高钾表现时，进行如下紧急处理：a.在心电图监护下，给予10%葡萄糖酸钙10mL稀释后缓慢静脉注射。b.5%碳酸氢钠100～200mL静脉滴注或11.2%乳酸钠40～200mL静脉注射。c.50%葡萄糖50～100mL加胰岛素6～12U静脉滴注。d.钠型离子交换树脂15～20g口服，每天3～4次。e.必要时行急诊透析治疗，并做好透析前后护理。③恶心、呕吐者遵医嘱给予止吐剂，并注意有无消化道出血表现。

(5)心理护理：注意与患者沟通，减轻其恐惧及不安。

(6)预防感染：①保持口腔、会阴及皮肤的清洁。②减少室内人员流动。③防止各管道的脱落及污染。④透析患者要注意加强营养，防止皮肤损伤感染。

3.健康指导

(1)疾病知识指导：指导患者积极配合治疗原发病。避免妊娠、手术和外伤，避免接触重金属物质和工业毒物。教会患者自测尿量、体重。指导患者定期复诊，监测肾功能、电解质等。

(2)生活指导：指导患者合理安排活动和休息，劳逸结合，防止劳累。严格遵守饮食计划，加强营养，避免发生负氮平衡。注意个人清洁卫生，避免感冒。

4.护理评价

经过治疗和护理，评价患者是否达到：①有足够的营养物质摄入，营养均衡。②水肿消退，皮肤保持完整。③无感染发生。④恐惧心理得到有效缓解。

第十节 尿路感染

尿路感染(UTI)是泌尿系统常见疾病，分为上尿路感染和下尿路感染。上尿路感染主要是肾盂肾炎，下尿路感染主要是膀胱及尿道炎症。一般女性多于男性，多由细菌感染引起。

1. 护理评估

(1)健康史：患者有无泌尿及生殖系统感染病史，是否接受过侵入性检查、治疗。询问患者的用药史、月经生育史、性生活情况。

(2)症状和体征：患者有无尿频、尿急、尿痛等尿路刺激征；有无高热、寒战、头痛、乏力等全身症状；有无肋脊角压痛和(或)叩击痛，耻骨上膀胱区压痛等体征。

(3)辅助检查：X线静脉肾盂造影和B超检查的结果。

(4)实验室检查：血常规、尿常规及尿细菌学检查。

(5)社会心理评估：患者有无烦躁、紧张及焦虑情绪，涉及外阴及性生活询问时有无害羞感和精神负担。

2. 护理措施

(1)活动及休息：急性期应卧床休息，为患者提供安静、舒适的休息环境，保持内衣清洁、干燥。病情稳定后可适当活动。

(2)饮食护理：进食清淡、高热量、富含维生素的饮食。无水肿情况下每天的饮水量达到2000mL以上。

(3)病情观察：观察患者体温变化，并注意有无尿液性状改变和尿路刺激征的表现，有无腰痛、脓血尿、畏寒、疲乏无力、恶心、腹痛、腹胀及腹泻等情况，有无尿路梗阻、肾周脓肿及败血症的表现。

(4)药物治疗护理：遵医嘱正确使用抗生素，注意观察药物的疗效，防止二重感染。

(5)对症护理：高热患者遵医嘱及时进行物理降温或药物降温，并做好降温记录。

(6)预防感染：保持患者口腔清洁湿润，高热时做好口腔护理。

(7)心理护理：改善患者焦虑、烦躁情绪。

3. 健康指导

(1)疾病知识指导：向患者及家属讲解引起和加重尿路感染的相关因素，指导患者消除易感因素。

(2)生活指导：指导患者保持良好的生活习惯，平时多饮水、勤排尿，注意外阴部清洁，保持饮食营养均衡，劳逸结合，增强机体抵抗力。

(3)用药指导：告知患者应用抗生素的重要性。嘱患者按时、按量、按疗程服药，勿随意停药或减量。

(4)定期复诊，如有肾功能损害表现如恶心、呕吐和厌食等应立即就诊。

4. 护理评价

经过治疗和护理，患者是否达到：①尿路刺激症状改善或消失。②体温恢复正常。③情绪稳定，积极配合治疗。

第十章　神经系统疾病护理

第一节　神经系统疾病一般护理常规

(1)执行内科一般护理常规。

(2)根据病情，适当休息和卧床休息。

(3)患者入院后要热情接待，做好入院介绍，包括医院环境、负责治病的医师、护士及医院的各种制度。

(4)入院后立即测试患者的体温、脉搏、呼吸、血压、体重，并做记录。按三级护理要求密切观察患者的意识、瞳孔、体温、脉搏、呼吸、血压及肢体情况，如有异常及时报告医师处理。

(5)患者入院后 24 小时内做好卫生处置。

(6)给高热、高蛋白、高维生素饮食，多吃蔬菜、水果，保持大便通畅。有昏迷和吞咽困难者给流质或鼻饲流质。

(7)偏瘫和截瘫的患者做好皮肤护理，预防压疮，并使肢体保持功能位置。

(8)昏迷、偏瘫、有精神症状者应加床挡，防止坠床和其他意外。

(9)备好各种抢救器械和药品，如吸痰器、人工呼吸器、气管切开包、脱水剂、呼吸兴奋剂、升压药、强心药等。

(10)气管切开的患者执行气管切开护理常规。

(11)做好精神护理，调动患者的主观能动性，配合治疗与护理。

(12)危重患者做好特别记录。

(13)做好口腔护理。高热及有泌尿系统感染者，鼓励多饮水，必要时按医嘱做膀胱冲洗。

(14)出院时指导患者进行各种功能锻炼、智能训练和疾病的预防等。

第二节　急性脊髓炎

急性脊髓炎是指非特异性局限于数个节段的急性横贯性脊髓炎。病因未明，可能是病毒感染或疫苗接种后引起自身免疫反应，或其他中毒、过敏等原因所引起的脊髓急性炎症。起病较急，首发症状多为双下肢麻木、无力，病变相应部位背痛，病变节段有束带感。2~3d内进展至高峰，病变水平以下肢体瘫痪、感觉缺失和括约肌障碍。整个病程 3~6 个月。上升性脊髓炎，起病急骤，感觉障碍平面常于 1~2d 内，甚至数小时内上升至高颈髓，瘫痪也由下肢迅速波及上肢，甚至延髓支配的肌群，出现吞咽困难、构音不清、呼吸肌瘫痪而死亡。

(1)执行神经系统疾病一般护理常规。

(2)绝对卧床休息，应每 2~3h 翻身 1 次，保持床铺平整干燥，预防压疮。瘫痪肢体置于功能位。下肢用支架维持姿势，避免足下垂。如已发生压疮应积极治疗，加强全身营养，促进其愈合。

(3)尿潴留时定时按摩下腹部以帮助排尿。无效时行无菌导尿，留置导尿管，定期放尿，并用 1∶5000 的呋喃西林冲膀胱，每日 2 次。保证无菌操作，预防尿路感染。

(4)严密观察病情变化，如有体温、脉搏、呼吸、面色改变，吞咽困难、构音不清等，及时通知医师处理。

(5)注意保暖，避免受凉。两下肢禁用热水袋保暖，以防烫伤。

(6)给高热、高蛋白、高维生素饮食，多吃酸性及纤维素丰富的食物，多饮水，保持大便通畅及尿液呈酸性。

(7)大便失禁者，要保持会阴部清洁。

(8)经常拍背，让患者坐起和前后左右摆动，帮助咳痰，预防坠积性肺炎和膀胱结石。

(9)病情稳定后及早给瘫痪肢体按摩及被动运动，鼓励主动运动，加强上肢肌肉活动。

(10)根据医嘱，急性期以糖皮质激素为主要治疗药物。为预防感染，可用适当抗生素。

(11)做好出院前指导，如加强肢体锻炼，促进肌力恢复，尤其注意纠正足下垂，防止肢体痉挛及关节挛缩等。

第三节　脊髓空洞症

脊髓空洞症是一种缓慢进行性的脊髓变性疾病。病变为脊髓前连合或后角空洞形成。病因尚未明确。有几种学说，如脑脊液动力学异常学说、血液循环异常学说、先天性发育异常学说。临床症状取决于空洞所在的部位及范围的大小。症状可起自儿童期或青少年期，但多数于 20～30 岁发病。主要为节段性分离性感觉障碍、上肢肌肉萎缩和自主神经症状。重者空洞伸入延髓，出现饮水呛咳、吞咽困难、眩晕、眼球震颤、步态不稳、周围性面瘫等相应部位受损的症状。

(1)执行神经系统疾病一般护理常规。

(2)适当休息，注意保护患区皮肤，以免造成外伤或烫伤。如有外伤时，用无菌敷料包扎，定时换药，防止感染。

(3)按医嘱给营养丰富的饮食，多给含钙质较多的食物，因病重者可有骨质疏松。吞咽困难者，进食要慢，防止呛咳，必要时给鼻饲流质饮食。

(4)角膜反射消失者，注意保护角膜，如戴防护眼罩，按时用抗生素滴眼液滴眼。

(5)鼓励患者被动运动肌肉萎缩无力的肢体，并帮助其按摩。

(6)根据医嘱给止痛剂、多种维生素、地巴唑、放射性同位素碘和深部 X 线治疗，并向患者交代治疗的注意事项和药物的不良反应。如深部 X 线治疗时，照射部位的皮肤要干燥，并观察内细胞数量。服碘治疗者，3d 前按时准确服芦戈液，服前禁食。药液严禁洒在外边，服后 2h 禁食，1～3d 注意休息。观察有无恶心、呕吐等反应。

(7)做好出院指导，如患区皮肤保持清洁，经常洗澡，注意保温，避免烫伤，避免担任高温或低温及繁重的工作，树立战胜疾病的信心等。

第四节　散发性脑炎

散发性脑炎目前认为可能是一种多病因的脑部疾病，主要包括除已知病毒以外的病毒性脑炎，以及变态反应性急性脱髓鞘脑病。大多病因不明，属于变态反应性脱髓鞘病。有一部分通过病毒学检查，已确定为病毒性脑炎，此部分应不属于散发性脑炎。但尚有一部分类似病毒性脑炎而未能用病毒学证实者，暂仍称为散发性脑炎。临床表现为散发，无季节性，亦无明显的年龄及性别差异。急性或亚急性起病，可有呼吸道或胃肠道的前驱症状。起病时有发热、头痛、头晕，随后体温渐升，直至持续高热，有不同程度的意识障碍，甚至昏迷。还有癫痫发作、失语、肢体瘫痪、不自主运动、吞咽困难、面瘫等神经系统的症状和体征。

(1)执行神经系统疾病一般护理常规。

(2)绝对卧床休息，给予生活上的照顾，做好皮肤护理及精神护理。有精神症状，应留家属陪护。

(3)给营养丰富的饮食。有吞咽困难者，慢进食，必要时给鼻饲流质饮食。

(4)观察体温、脉搏、呼吸、血压、意识、瞳孔的变化及肢体的活动情况。如有异常，及时通知医师处理。

(5)高热患者测体温每 4h 1 次，进行物理降温，补充足够的水分和热量。

(6)昏迷患者执行昏迷护理常规。

(7)癫痫发作时执行癫痫护理常规。

(8)根据医嘱给糖皮质激素、维生素、神经细胞活化剂及神经营养药等治疗，并注意观察激素的不良反应。

(9)恢复期要进行智能训练，包括语言和肢体功能训练。

第十一章 血液系统疾病护理

第一节 血液系统疾病一般护理常规

(1)做好精神护理，帮助患者解除思想顾虑，增强战胜疾病的信心，调动患者的积极性以配合治疗。

(2)重度贫血、有出血倾向者应绝对卧床休息。呼吸困难者给氧气吸入。

(3)给予高蛋白、高维生素、高热量、易消化饮食。

(4)保持病室内空气新鲜，定时通风及空气消毒。严格执行探视陪护制度，防止交叉感染。

(5)保持口腔清洁，给予1：5000洗必泰液漱口。高热、出血及病重者给予口腔护理，预防口腔感染。

(6)出血性疾病患者高热时不宜用酒精擦浴。禁用解热镇痛药。

(7)严密观察病情变化，注意体温、脉搏、呼吸、血压变化，观察有无出血、感染等。

(8)对化疗患者应注意观察药物反应。

(9)有出血倾向的患者应防止外伤，大出血患者应随时测量血压、脉搏、呼吸并详细记录，随时备好抢救药品及物品，协助医师进行抢救。

(10)对长期卧床的患者应做好皮肤护理。

第二节 贫血

贫血是指外周血单位容积内，血红蛋白量、红细胞数和红细胞比容低于同年龄、同性别、正常人的最低值。其中以血红蛋白低于正常值最为重要。贫血不是一种疾病，而是不同病因或疾病引起的一系列共同症状。故积极寻找和去除病因是贫血治疗的重要环节。

贫血的病因包括：①红细胞生成减少：造血物质缺乏和骨髓造血功能障碍。②红细胞破坏过多：遗传性或获得性溶血性贫血。③失血：急性或慢性失血后贫血。

临床表现有皮肤黏膜苍白，尤其以睑结膜、口唇及甲床等部位比较明显。循环与呼吸系统方面，中度贫血患者有活动后心悸、气短，严重贫血者则可见心绞痛。中枢神经系统缺氧，常引起头晕、头痛、耳鸣、眼花、注意力不集中、嗜睡等。消化系统常有食欲减退、恶心、消化不良、腹胀、舌炎等。严重贫血时可出现低热；严重缺铁性贫血可见反甲、皮肤干燥；溶血性贫血则常有黄疸与脾肿大。

(1)执行血液系统疾病一般护理常规。

(2)休息据病情而定。轻度贫血可以下床活动，重度贫血者须卧床休息，贫血发生快的应绝对卧床休息。有的贫血起病缓慢，虽然贫血程度严重，但患者已有适应能力，也可下床轻度活动。

(3)给予高蛋白、高维生素、高热量、易消化饮食，再按贫血的不同原因给予相应的调整。如缺铁性贫血须补充含铁丰富的食物，溶血性贫血者应避免饮食中一切可能诱发溶血的因素。

(4)病室内温、湿度要适宜，空气新鲜，避免患者受凉。室内空气定时用紫外线照射消毒，或用 1∶200 84 消毒液喷雾消毒。与传染患者隔离，以防交叉感染。

(5)加强口腔护理。贫血患者抵抗力低下，易发生口腔炎症，因此应每日两次做口腔护理，并在饭前、饭后、早、晚应用 1∶5000 洗必泰液漱口。

(6)注意皮肤护理，保持皮肤清洁。经常翻身，以防压疮发生。

(7)加强精神护理。慢性贫血难以治愈的患者，往往觉得症状不断增加而焦虑不安，护理人员应体贴关心患者，给以解释和安慰。急性失血患者易发生恐惧，需解释病情，消除顾虑。

(8)输血患者应严密观察有无输血反应。

(9)密切观察病情变化，注意头痛、视力改变及瞳孔变化等。

第三节　缺铁性贫血

缺铁性贫血是指体内可用来制造血红蛋白的贮存铁已被用尽，红细胞生成受到障碍而引起的一种小细胞低色素性贫血。为贫血的常见类型，多发于青壮年妇女。如能查明原因，进行合理治疗，可以完全治愈。

缺铁性贫血多数起病缓慢。临床表现有皮肤黏膜苍白、头晕、乏力、心悸，体力活动后气促、眼花、耳鸣等，少数患者有异食癖，偶尔出现萎缩性舌炎、口角炎，皮肤干燥皱缩，毛发干枯易脱落，指甲扁平、脆裂和反甲等。

1. 护理评估

(1)病史、身体评估：应了解患者饮食习惯，有无溃疡病史，有无间断痔疮出血；女患者是否有月经量多，妊娠期、哺乳期妇女应了解营养状况等。

(2)症状和体征：查体除贫血体征外，可能表现舌乳头萎缩、表面光滑，皮肤、毛发干燥，有时可见反甲。

(3)实验室检查：评估血常规结果，血红蛋白减少，血清铁、血清铁蛋白明显降低，骨髓细胞外铁染色消失。

(4)社会心理评估：评估患者的情绪及心理反应。

2. 护理措施

(1)休息与活动：轻、中度贫血者活动量以不感到疲劳、不加重症状为度，血红蛋白在40g/L 以下者应卧床休息。

(2)饮食护理：补充营养和含铁量丰富的食物，如肉类、动物血、香菇、肝、豆类、蛋黄、菠菜等，要注意多样化及均衡饮食。

(3)病情观察：观察贫血的一般症状，如全身倦怠、头晕、皮肤黏膜苍白、心悸、呼吸困难及水肿等。

(4)药物护理：①口服铁剂宜饭后或餐中服用，避免与茶、咖啡、蛋类、乳类等不利于铁剂吸收的食品同时服用；口服液体铁剂时应使用吸管，避免牙齿染黑。②注射铁剂应采取深部肌内注射，并经常更换注射部位。静脉注射铁剂的速度宜缓慢、匀速，备好急救药品以防发生过敏性休克。

(5)输血护理：输血治疗时，应做好输血前准备并密切观察输血反应。

3.健康指导

(1)帮助患者及家属掌握疾病的病因、治疗及自我护理的方法。

(2)加强营养，纠正偏食习惯，多食用含铁多的食物。

(3)遵医嘱按时、按量服药，定期复查血常规。

4.护理评价

经过治疗和护理，评价患者是否达到：①能正确认识本病，接受治疗和护理。②贫血得到改善，体力增强。③患者的血常规及血清铁蛋白、总铁结合力等化验结果均恢复正常。④患者了解自己贫血的病因并知道如何预防。

第四节　再生障碍性贫血

再生障碍性贫血是由多种病因引起的骨髓造血组织明显减少，导致骨髓造血功能衰竭的综合征。临床可分为急性型和慢性型两类。急性型主要表现为全血细胞减少，进行性贫血、出血和感染均较严重，病程短，大多于数月内死亡。慢性型起病缓慢，贫血常常是主要表现，出血、感染较轻，可以生存多年。

1.护理评估

(1)健康史：评估患者有无慢性疾病、家族史及病毒感染。

(2)诱发因素：评估患者居住及工作环境有无化学药物接触史、电离辐射接触史。

(3)症状和体征：评估患者有无贫血，皮肤瘀点、瘀斑，口鼻腔出血，是否存在感染症状。

(4)实验室检查：评估血常规及骨髓象的结果。

(5)社会心理评估：评估患者起病后情绪及心理反应。

2.护理措施

(1)休息与活动：根据患者贫血的程度适当休息与活动，轻、中度贫血者活动量以不感到疲劳、不加重症状为度；重度贫血者绝对卧床休息。

(2)病情观察：①急性型患者注意观察发热、出血部位及程度，警惕严重感染和颅内出血。②慢性型患者应观察贫血程度、药物疗效及有无转为急性型倾向。

(3)一般护理：①高热时按高热护理常规，避免用酒精擦浴。②严格执行无菌操作，做好患者全身皮肤清洁卫生，尤其要做好口腔、会阴部、肛门的护理，防止感染。③注意观察患者血常规变化，白细胞低者应住单人病室或层流病室以减少感染的发生。

(4)心理护理：向患者及家属讲解疾病的发病原因及坚持长期治疗的意义，帮患者树立战胜疾病的信心。

3.健康指导

(1)识别和避免诱发因素：在医生指导下应用药物，避免接触和滥用对造血系统有损害的化学、物理因素和药物。

(2)预防感染和出血：注意个人卫生，饮食宜营养、清淡并保证清洁，注意保暖，避免受凉。适当活动，避免外伤。

（3）识别病情变化：如出现内脏出血或头痛、呕吐等颅内出血的征兆时要及时联系医务人员以寻求帮助。

（4）社会家庭支持：让患者及家属认识到该病治疗周期长，要为患者创造一个愉悦的环境，以利于疾病的恢复。

4. 护理评价

经过治疗和护理，评价患者是否达到：①患者能耐受一般活动，生活能自理。②能说出预防感染的重要性。③能描述引起或加重出血的危险因素，并能采取有效的预防措施。④能正确认识和接受现存身体外形的变化，遵医嘱服药。

第五节　急性白血病

白血病是一种病因未明的造血系统恶性疾病，其特征为骨髓及其他造血组织中有广泛的幼稚白细胞增生，并可浸润及破坏其他组织。周围血象中白细胞可增多或减少，并常有幼稚细胞出现。根据白血病细胞分化的程度及其自然病程，本病可分为急性和慢性两大类。急性白血病一般病程较急，骨髓及周围血中主要是异常的原始细胞及幼稚细胞。从治疗的方法和预后的估计出发，急性白血病可分为急性淋巴细胞性白血病和急性非淋巴细胞性白血病两大类。临床表现为贫血、发热、出血、胸骨压痛、肝脾淋巴结有不同程度肿大等。

1. 护理评估

（1）一般情况：患者的职业和工作环境，既往健康状况，近期使用药物情况和家族史。

（2）症状和体征：患者有无发热、贫血、出血及白血病细胞浸润相关表现。

（3）实验室检查：血常规结果，骨髓穿刺的结果，免疫学检查及染色体和基因检查的结果。

（4）社会心理评估：患者的情绪是否稳定。

2. 护理措施

（1）休息与活动：根据患者贫血的程度进行相应的休息与活动，轻、中度贫血的活动量以不感到疲劳、不加重症状为度；重度贫血绝对卧床休息，防止晕厥。

（2）饮食护理给予高热量、高蛋白、富含维生素、易消化饮食，避免刺激性食物，防止口腔黏膜破溃出血。

（3）病情观察：①观察贫血及组织器官浸润的表现，注意出血部位及程度，如有剧烈头痛、恶心、呕吐、视物模糊等颅内出血早期症状，应及时告知医生，配合紧急处理。②化疗药物不良反应的观察：局部血管反应、骨髓抑制、消化道反应、肝肾功能损害、尿酸性肾病等。

（4）药物护理：①注射化疗药物注意合理使用静脉，选择较粗直的静脉，避开关节，尽量不选择下肢血管输注化疗药物；静脉穿刺后先用生理盐水输注，输完后再用生理盐水10～20mL冲洗后拔针；输注外渗时立即停止输注，紧急对局部进行处理。②许多化疗药物可引起恶心、呕吐、纳差等消化道反应，及时清除呕吐物，保持口腔清洁，饮食以清淡、半流质为主。③大剂量化疗药物的使用可引起严重的骨髓抑制，要及时观察血常规及骨髓受抑制的情况；注意观察患者有无黄疸、血尿等肝肾功能损害的情况；鼓励患者多饮水，每天饮水量3000mL以上，以利于尿酸和化疗降解产物的稀释和排泄，预防尿酸性肾病。

(5)一般护理：①高热时按高热护理常规，禁用酒精擦浴。②做好患者化疗及放射线治疗前、后的护理。③鞘内注射化疗药物后去枕平卧4～6h，注意观察有无头痛、发热等反应。④重度贫血者给予一级护理，护士落实患者的生活护理；轻、中度贫血者可给予二级护理，护士协助患者完成擦洗等生活护理项目。

(6)预防感染：①保持病室清洁，空气流通，当成熟粒细胞绝对值≤$0.5×10^9$/L 时，应安排入层流病房或层流床进行保护性隔离，防止交叉感染。②注意个人卫生，保暖，避免受凉，做好口腔、鼻腔及肛周皮肤护理，防止继发感染。

(7)心理护理：指导患者和家属正确对待疾病，保持乐观精神，提高生存的信心。

3.健康指导

(1)对疾病的认识：能了解本病的治疗方法，积极配合各种治疗方案。能理解坚持治疗的意义。

(2)活动与饮食：缓解期应保持良好的生活方式，适当进行健身活动，提高机体抗病能力。饮食应富含营养、清淡、少刺激、避免辛辣的食物。

(3)预防感染和出血：注意个人卫生，少去人群拥挤的地方，注意保暖防止受凉。勿用牙签剔牙、不用手挖鼻孔、避免创伤等。定期到门诊复查血常规，发现出血、发热及骨、关节疼痛要及时就医。

(4)用药指导：严格遵医嘱服药，不要使用对骨髓造血系统有损害的药物和含苯的染发剂等。

4.护理评价

经过治疗和护理，评价患者是否达到：①能了解本病发生的可能原因，尽量避免有害因素，合理安排休息和饮食。②能描述引起或加重出血的危险因素，积极采取预防措施，减少或避免出血。③能说出预防感染的重要性，积极配合治疗和护理。④能说出常用化疗药物的不良反应，积极采取预防措施。⑤正确对待疾病，情绪稳定。

第六节　多发性骨髓瘤

多发性骨髓瘤是浆细胞异常增生的恶性肿瘤。骨髓内有大量异常浆细胞(或称骨髓瘤细胞)增殖，引起溶骨性破坏，出现骨痛。血清出现异常的单克隆免疫球蛋白，尿内出现凝溶蛋白，有贫血和肾功能损害。发病年龄大多在50～60岁，男女之比为2:1。

(1)执行血液系统疾病一般护理常规。

(2)绝对卧床休息，以免因活动引起病理性骨折。

(3)给予高蛋白、高热量、多维生素、易消化的饮食。

(4)密切观察病情变化，注意有无骨折发生，对发生截瘫的患者加以保护，防止坠床。有肋间神经及坐骨神经疼痛者，应给予理疗或局部封闭，以减轻疼痛。

(5)并发肾功能不全的患者，应注意尿量并准确记录。

(6)保持病室清洁，空气新鲜，避免受凉。按时做口腔护理及皮肤护理。

(7)对血钙增高、尿钙增多的患者，嘱多饮水，以防肾脏受累。

(8)做好心理护理，给予精神安慰，按医嘱给予适量的镇静止痛药。

(9)对有高黏稠血症的患者，应注意观察有无头昏、眩晕、眼花、耳鸣、意识障碍及冠状动脉供血不足等症状。

(10)如有出血倾向，应执行出血性疾病护理常规。

第七节 恶性组织细胞病

恶性组织细胞病(简称恶组)，是一种单核—巨噬细胞系统的恶性疾病，在脾、肝、骨髓、淋巴结等器官、组织中出现形态异常的组织细胞灶性增生，常伴有明显的血细胞被吞噬现象。患者有发热、衰竭、肝脾肿大、全血细胞减少等临床特点。

(1)执行血液系统疾病一般护理常规。

(2)绝对卧床休息，解除思想顾虑，使患者对疾病有正确认识。

(3)给予高热量、高蛋白、高维生素饮食。

(4)密切观察病情变化，每 4h 测体温、脉搏、呼吸 1 次并详细记录。注意观察肝脾肿大的程度，如果出现压迫症状应对症处理。

(5)高热患者给予物理降温，出汗多者鼓励其多饮水、勤更衣，并防止受凉。

(6)对长期卧床的患者要做好皮肤护理，床铺保持清洁干燥，预防压疮的发生。

(7)高热患者应每日 2 次口腔护理，对有口腔炎症的患者要对症处理。

(8)防止肛门周围感染及脓肿形成，大便后用 1∶5000 高锰酸钾溶液坐浴。

(9)化疗期间易引起粒细胞减少及血小板减少，应高度警惕感染及出血征象。

(10)对出血者应按出血性疾病护理常规护理。

第八节 过敏性紫癜

过敏性紫癜是一种常见的微血管变态反应性出血性疾病。多发生于儿童及青年。引起本病的因素很多，多数患者往往很难确定过敏反应的原因。可能与感染(细菌、病毒、寄生虫等)、食物(如鱼、虾、蟹、蛋、牛奶等异体蛋白质)、药物(抗生素、磺胺药)等有关。

(1)执行血液系统疾病一般护理常规。

(2)急性发作期应绝对卧床休息。

(3)给予高热量、高蛋白、高维生素、低盐、易消化的饮食，忌异体蛋白质，有胃肠道黏膜出血者应给予冷流质饮食。

(4)密切观察病情变化，注意有无紫癜形成，以及紫癜的分布及消退情况，注意腹痛情况及大便的颜色等。

(5)注意观察关节疼痛情况，疼痛剧烈时卧床休息，不可活动。

(6)注意观察过敏因素，过敏的食物、药物应禁忌。个别患者因上呼吸道感染而发病，则应避免受凉。去除病灶，如扁桃体炎、龋齿等。如因寄生虫引起的，则应治疗寄生虫病。

(7)出院后嘱患者避免接触过敏原，慎重用药。

第九节　原发性血小板减少性紫癜

原发性血小板减少性紫癜又称自体免疫性血小板减少性紫癜，是血小板减少症中最多见的疾病。可分为急性型和慢性型。急性型多见于儿童，慢性型多见于成人。主要表现为皮肤黏膜出血，可有大量瘀点、瘀斑，黏膜出血多见于鼻、牙龈，口腔黏膜及舌可出现紫血泡。胃肠道和泌尿生殖道出血也颇常见，颅内出血虽不多见，但可危及生命。血小板计数常明显下降，一般低于 $50×10^9$/L。

(1)执行血液系统疾病一般护理常规。

(2)急性发作时应卧床休息，对出血严重及血小板低于 $20×10^9$/L 者应绝对卧床休息，要特别保护头颅，以防引起颅内出血。

(3)给予高热量、高蛋白、高维生素、易消化的半流质饮食。有消化道出血的患者应暂禁食或给冷流质饮食。用激素治疗时给予低盐饮食。

(4)加强口腔护理，对牙龈出血的患者应避免刷牙，可用生理盐水棉球擦拭，保持口腔清洁。

(5)注意皮肤护理，患者内衣应保持柔软清洁，避免皮肤损伤。对有出血倾向的患者应尽量避免肌内注射。静脉注射及抽血时注意止血带缚扎不宜过紧，时间不宜过长。

(6)密切观察出血倾向，如女患者经期血量是否过多等。忌用抑制血小板功能的药物，如潘生丁、阿司匹林等。停用一切可能引起血小板减少的药物，如磺胺药、解热镇痛药等。

(7)对有出血倾向的患者应严密观察病情变化。观察出血部位、出血量，随时注意生命体征的变化，做好急救准备。

(8)生活中防止外伤。保持鼻腔清洁湿润，对鼻出血者，及时给予止血护理。

第十节　血友病

血友病是一种先天性凝血因子Ⅷ缺乏(血友病甲)或凝血因子Ⅸ缺乏(血友病乙)所引起的出血性疾病。两者均通过性染色体隐性遗传，男性发病，女性传递。两种血友病的临床表现相同，通常自幼儿期即有出血倾向，轻症病例至青年或成年时才发病。患者往往有轻微外伤即可引起持久而严重的出血，出血部位以四肢易受伤处最多见，可出现深部组织血肿。关节腔反复出血可见于重型患者。因积血量不同可有关节疼痛和活动受限。较大儿童和成人膝关节最常受累，长期反复发作可引起关节畸形。

(1)执行血液系统疾病一般护理常规。

(2)出血严重者应卧床休息，并立即补充凝血因子，如新鲜血、血浆、抗血友病球蛋白浓缩剂(如冷沉淀物)，以纠正凝血功能，使出血停止。

(3)避免肌内注射及针灸，以免引起局部出血，形成血肿。如特别需要可选细小针头，注射毕稍加压，注意出血。

(4)饮食应给易消化、富有营养的食物，必要时给无渣饮食，以防消化道出血。

(5)尽量避免手术，如必须手术应事先补充凝血因子达到一定浓度。拔牙也应慎重，事先配好血。

(6)局部出血时可做冷敷或放置冰袋，亦可用绷带压迫止血或用云南白药局部外敷。出血的肢体应抬高和固定。禁忌血肿穿刺，以防感染。

(7)关节腔出血者，在红肿消失、疼痛减轻时应鼓励其适当活动，以防关节强直畸形。

(8)忌用阿司匹林类药物止痛，以免引起出血。

(9)做好宣教，严防外伤。

第十一节　层流室装置

(1)层流室是一个无菌的环境，在层流室的患者不得随意出入。

(2)工作人员必须具有强烈的责任心和认真负责的工作态度，对患者要耐心，在生活上提供方便，尽量丰富患者的生活内容。

(3)工作人员进层流室必须严格遵守无菌操作规程，预防医源性感染。

(4)严密观察病情变化，测体温、脉搏、呼吸每日 2 次，有病情变化时要随时测量体温、脉搏、呼吸、血压。认真细致地做好口头、书面、床旁交接班。

(5)血常规、血小板、网织红细胞计数每周查 1 次，白细胞计数每周查 2 次。体表采样、尿和粪细菌培养、室内空气和用具等的细菌采样监测每周 1 次。用 0.1%的新洁尔灭擦身，预备间的患者每周 1～2 次，层流抢救患者每天 1 次，注意室温，预防受凉。

(6)做好口腔护理，给 3%苏打水、1%双氧水或 1∶5000 洗必泰液，饭前、饭后、入睡前漱口，危重患者口腔护理每日 2 次。

(7)每周 1 次协助患者剪指甲。

(8)便后清洗肛门，并用 1∶5000 高锰酸钾坐浴。

(9)患者的食品、饮水及带入室内的各种书籍、衣物等，均需进行相应的消毒处理后方可给予。

(10)每日更换消毒内衣裤、床单、枕套。

(11)每日 1 次用消毒液擦洗墙壁、拖地板及室内所有的用具，定期大扫除。紫外线消毒室内空气一日 3 次，每次 30～60min。

(12)凡入层流室的患者均应向其介绍层流室内规定，并且做好卫生宣教。为避免交叉感染，患者之间尽量减少相互接触。

第十二章　外科护理常规

一、外科休克护理常规

休克是多种病因引起的机体有效循环血容量锐减，组织灌注不足，以细胞代谢紊乱、受损、微循环障碍为特征的综合征。休克可分为低血容量性、感染性、心源性、神经性和过敏性休克五类，其中外科休克主要指低血容量性休克和感染性休克。处理的关键是尽早去除病因，迅速恢复有效循环血量，恢复灌注和对组织提供足够的氧，最终目的是防止多器官功能障碍综合征（MODS）。

1. 护理评估

(1)健康状态：评估患者是否有严重创伤、大量快速失血，或存在急性腹膜炎、胆道感染、绞窄性肠梗阻等急症。

(2)症状和体征：①休克代偿期（休克早期）患者：表现为烦躁不安、四肢湿冷、心率加快、脉压小、呼吸加快、尿量减少。②休克抑制期（休克期）患者：表现为神志淡漠、反应迟钝，面色苍白、口唇发绀、脉搏细速、呼吸浅促、血压进行性下降、尿少或无尿。

(3)辅助检查：评估血生化指标、凝血机制、动脉血气分析结果，评估血流动力学监测指标，如中心静脉压、肺毛细血管楔压等。

(4)社会心理评估：评估病情危急情况下患者及家属产生的紧张、恐惧情绪。

2. 护理措施

(1)急救处理：补充血容量是纠正休克引起的组织低灌注和缺氧的关键：①迅速建立两条以上静脉通道，必要时可行中心静脉插管，同时监测中心静脉压（CVP）。②合理补液。首先快速输入晶体液和人工胶体液复苏，必要时进行成分输血。若血压及中心静脉压低时，提示血容量严重不足，应快速补液。血压低而中心静脉压升高时，提示血容量超负荷，应减慢补液速度，限制补液量，以防肺水肿及心功能衰竭。

(2)改善组织灌注，维持有效气体交换：①取休克卧位：将患者置于仰卧中凹位，避免不必要的搬动和翻身，注意保暖。②经鼻导管给氧：氧流量为 6~8L/min，严重呼吸困难时，可行气管插管或气管切开，并尽早使用呼吸机辅助呼吸。③保持呼吸道通畅：及时清除口、咽部和气道内分泌物，协助患者咳嗽、咳痰，鼓励患者定时做深呼吸，必要时给予超声雾化吸入，促进痰液稀释和排出。

(3)药物治疗与护理：①应用血管活性药物过程中，注意监测血压的变化，及时调整输液速度。使用时从低浓度、慢速度开始，并按药物浓度严格控制滴速，严防药物外渗。血压平稳后，逐渐降低药物浓度减慢速度后再停药，以防突然停药引起不良反应。②心功能不全患者，在使用强心药过程中，要注意观察患者心率变化及药物不良反应。③休克患者由于组织缺氧，常伴有不同程度的酸中毒，在使用碱性药物时，注意监测呼吸功能，保持呼吸功能完整，预防 CO_2 潴留和继发性酸中毒。

(4)病情观察：①根据病情严密监测脉搏、呼吸、血压及 CVP 变化，注意观察患者意识、皮肤温度及色泽的变化，每 15~30min 观察 1 次。若患者意识从淡漠、迟钝转为清醒、烦躁再转为平静，则提示病情好转。若患者面部和口唇色泽由苍白转为红润、肢体转暖，则提示休克好转。②留置尿管，动态监测尿量及尿比重。当尿量<25mL/h、比重增加者表明仍存在肾供血不足，当尿量维持在 30mL/h 以上时，则提示休克已纠正。③注意观察 CVP 监测指标。当 CVP<0.49kPa（5cmH$_2$O）时，表示血容量不足；当 CVP 高于 1.47kPa（15cmH$_2$O）时，则提示心功能不全；当 CVP 超过 1.96kPa（20cmH$_2$O）时，则表示存在充血性心力衰竭。

（5）预防感染：严格执行各项无菌操作规程，遵医嘱合理应用抗生素，采取有效措施预防肺部感染。保持床单清洁、平整、干燥，预防压疮的发生。

（6）预防意外损伤：对于烦躁或神志不清的患者，应加床旁护栏以防坠床，必要时，四肢以约束带固定于床边。

（7）心理护理：护士应安慰和鼓励患者，以减轻其恐惧及焦虑。一切治疗操作均需小心、细致，尽量减少患者痛苦。

3. 健康指导

（1）了解手术前后的相关健康知识，掌握引流管及伤口或创面的保护方法。

（2）预防呼吸道感染，指导患者积极翻身、排痰，预防感冒。

（3）指导患者加强自我保护，避免或减轻意外损伤。

（4）指导患者掌握意外损伤后的初步处理和自救知识，如伤处加压包扎止血等。

4. 护理评价

经过治疗和护理，评价患者是否达到：①血容量正常，生命体征平稳，CVP、尿量正常。②组织灌注量改善，四肢末梢温暖；呼吸平稳，血气分析正常。③未发现感染征象，体温、血象正常。④未发生意外损伤。⑤情绪平稳，恐惧、焦虑等心理得到缓解。

二、普通外科一般护理常规

（1）胃肠道手术患者手术后待肠道功能恢复后，由流质饮食过渡到半流到普食，少量多餐，禁辛辣刺激食物；非肠道手术后患者术后 6h 可恢复普通饮食。

（2）全麻术后患者未清醒前取平卧位，头偏向一侧；硬膜外麻、骶麻术后患者去枕平卧6h；颈部手术颈丛麻醉患者术后取半坐卧位；局部麻醉术后患者体位无特殊要求；腹部手术患者术后 6h 后可取半坐卧位。

（3）密切观察病情变化，定时测量体温、脉搏、呼吸、血压；保持各引流管通畅，注意引流液性质和量；注意呕吐物、排泄物的性质和量，发现异常及时报告医师。

（4）维持水、电解质平衡，遵医嘱予以补液、抗感染治疗。

（5）正确采集各项标本，适当使用止痛剂。

（6）禁食及留置胃管患者做好口腔护理；留置导尿管的患者做好会阴部护理。

（7）保持急救物品、药品的完好。

三、外科手术前护理常规

1. 术前用药及护理

不少患者手术前需要应用必需的药物方可行手术。如甲状腺功能亢进的患者，术前必须应用碘类药物或硫氧嘧啶类药物。有的心脏病患者，术前需用洋地黄或奎尼丁。另外经肠道、阴道灌洗药物，可以达药物存留的目的。护理人员需了解用药的目的，做到准确有效地用药。

2. 术前 1～3d 的准备

(1)骨科植皮手术,术前 3d 用温水浸泡局部,并用软毛刷刷洗局部,避免损伤皮肤黏膜。

(2)一般手术,术前 1d 洗澡、更衣、剪指(趾)甲,不能自理者应在床上擦洗。术前 1d 下午局部备皮,做药物过敏试验,检查手术区域皮肤有无毛囊炎、损伤等。

(3)术前 1d 每 4h 测试体温 1 次,≥37.2℃应通知医师,酌情用药或停止手术。胃肠道手术,术前 1d 按医嘱行洗胃、灌肠、服泻药,进无渣半流质饮食。

(4)术前 1d 晚按医嘱应用镇静剂,保证患者充分的睡眠。肠道手术者行灌肠术。

3. 术日晨的准备

(1)术前 6h 禁食,术前 4h 禁饮水。

(2)开颅手术术前 2h 剃头、洗头、戴清洁帽。

(3)骨科植皮手术,术前 1～2h 再行局部清洁消毒,并检查手术区域皮肤有无感染灶。

(4)术前 30min 给予术前用药,取下假牙、发卡等,协助患者解大小便。

(5)备齐术中用药用物、病历,同患者一起送至手术室(填写手术患者核对单,供手术室核对)。

四、外科手术后护理常规

(1)执行外科各专业组护理。

(2)安置患者,检查各种引流装置并妥善固定。测量血压、脉搏,查看麻醉记录单,处理医嘱,向手术者了解患者术中情况,如实施什么手术,切除何种脏器及组织,术中有无意外情况等。

(3)按医嘱使患者合理卧位。全麻患者未醒前取平卧位,头偏向一侧。清醒后且血压稳定,如为胸腹、颈部手术取半卧位;如为颅脑手术,床头抬高 15°～30°;如为阴囊、腹股沟手术取低坡卧位。硬膜外麻醉术后平卧 4～6h,然后按医嘱取合理卧位。

(4)严密观察体温、脉搏、呼吸、血压,每 15～30min 测量 1 次,直至平稳,并记录。平稳后 24h 内仍需每 2～4h 观察 1 次。如血压过高或过低,均应通知医师。

(5)按时完成特殊治疗,做好对症的处理,如止血、减压、各种引流、脱水疗法、输血等。

(6)手术后 24h 内患者疼痛,睡眠不好,酌情应用镇痛剂、镇静剂,以保证充分的休息。

(7)严密观察刀口有无出血。小儿及植皮部位应制动,局部抬高或给予支架保护,保持敷料干燥。

(8)局麻或针麻患者,一般术后不禁食。椎管内麻醉的患者,肠蠕动恢复后即可进食。全麻患者,清醒后肠蠕动恢复即可进食。胃肠道手术应按医嘱禁食。患者饮食种类应按医嘱执行。

(9)做好大小便护理。凡手术前行灌肠,术后肠蠕动未恢复及禁食的患者,术后 3～4d 无大便,不需进行处理。观察有无小便,以防因术后卧床小便不习惯,导致排尿困难,使膀胱过度膨胀。

(10)凡不能自行更换体位或截瘫、水肿、低蛋白血症等患者,均应按时协助更换体位,预防压疮发生。

(11)凡禁食、高热、昏迷等术后患者，每日行口腔护理 3~4 次。

(12)鼓励患者早期下床活动。如无禁忌，鼓励并协助患者下床活动，有利于增加肺活量，促使肠蠕动恢复，增加血液循环，有利于伤口愈合等。

(13)严密观察并发症，如感染、刀口裂开、肺炎、出血等，及早发现及时通知医师。

(14)康复期指导患者锻炼，恢复机体功能。做好出院指导，针对情况做心理护理。

第十三章　普通外科疾病护理

第一节　普通外科疾病一般护理常规

(1)患者入院后热情接待，做入院介绍，通知医师。

(2)入院后即刻测体重、体温、脉搏、呼吸、血压(急症例外)，并记录在体温单上。24h内测体温、脉搏、呼吸，每4h1次。无异常时24h后改为每日测2次。体温在37.5℃以上者，仍需每4h测1次。体温39℃以上者，根据医嘱给予药物或物理降温。

(3)根据病情给予不同饮食。急腹症、胃肠道出血、危重、休克患者，均应根据医嘱禁饮食。

(4)入院24h内一定完成卫生处置，如洗澡、洗头、更衣。

(5)入院后行三大常规化验(血、尿、大便)，协助做心电图、B超、心肺透视、肝功能检查、生化检查等。

(6)每日下午记录大便次数，如有腹泻、便秘给予适当处理。

(7)对躁动不安或昏迷患者，床边置床挡，以防坠床。

(8)患者如有伤口，应按时更换敷料，保持无菌及敷料干燥。

(9)应用中药治疗者，应详细交代服药的方法及注意事项。

(10)禁食、昏迷、鼻饲患者行口腔护理，每日2~3次。长期卧床患者每2h翻身1次。

(11)胃梗阻患者，于术前3~5d，每晚洗胃1次。

(12)根据医嘱需行胃肠减压，并执行胃肠减压护理常规。

(13)需清洁肠道的手术，术前3d改流质饮食，并口服甲硝唑0.4g，一日3次。术前1d冲服番泻叶10g，以利于清洁肠道。

第二节　甲状腺功能亢进

甲状腺功能亢进可分为原发性、继发性。

原发性多见，指在甲状腺肿大的同时出现功能亢进症状。腺体肿大为弥漫性，两侧对称，常伴有眼球突出，故又称突眼性甲状腺肿大。

继发性甲状腺功能亢进常在原发的基础上发生，甲状腺肿已存在多年才发生继发性功能亢进综合征，患者多无突眼表现。病因至今尚未完全清楚。外科治疗常采用甲状腺次全切除术。

(一)术前护理

(1)执行外科手术前护理常规及普通外科一般护理常规。

(2)患者精神敏感，极易受环境因素影响。应多关心、安慰患者，减少各种精神刺激，使其愉快地接受手术治疗。

(3)室内应空气新鲜，阳光充足，安静舒适，室温要保持在23℃左右。

(4)轻者可下床活动，心脏病或重症患者应卧床休息。睡眠不好者，睡前服安定5mg。

(5)因患者基础代谢率高，体力消耗量大，应给予高热量、高蛋白、高维生素饮食。多饮水，每日在 2500mL 以上，以补充因出汗而丢失的水分，同时避免饮用浓茶、咖啡等刺激性饮料。

(6)若有心悸、气短、失眠等症状，可口服普萘洛尔 10mg，一日 3 次；或安定 5mg，一日 3 次。睡前应用适量安眠药物。

(7)心率维持在 90 次/分以下方可手术。心率过快者应服用卢戈液。开始第 1 天服用 3 次，每次 3 滴，以后一日 3 次，每次增加 1 滴。第 12 天增至每次 15 滴，作为维持量，连服 2 周左右。口服时将碘溶液用凉开水稀释后服用，以避免损伤口腔黏膜和食管。服药后如出现口腔黏膜炎症、唾液增多、流涕、恶心、呕吐等不良反应，应及时通知医师处理。服碘剂的目的是使甲状腺缩小、变硬，利于手术切除，减少术中和术后出血。

(8)测基础代谢率，连测 3d，将测定结果记录在临时医嘱单上。

(9)协助医师做好放射性碘摄取试验。试验前禁止食用海带、鱼类、紫菜、莴苣等食物。正常甲状腺 24h 碘摄取量为人体总量的 30%～40%，如果 2h 之内碘摄取量超过总量的 25%，或 24h 内超过总量的 50%，表示甲状腺功能亢进。

(10)做好手术前物品准备，如急救用物、气管切开包、无菌手套、麻醉药物、开胸包、针头、氧气等。药物有普萘洛尔、苯甲酸钠咖啡因、可拉明、洛贝林、广谱抗生素、强的松、卢戈液等。

(二)术后护理

(1)执行外科手术后护理常规。

(2)平卧位，血压平稳后取半卧位，全麻患者头偏向一侧。

(3)术后 6h 进温流质饮食，2d 后改用半流质饮食。禁用热流质，以免引起刀口渗血。

(4)颈部冰敷，使血管收缩止血，防止血肿形成。冷敷可使血流减少，降低细菌活力，抑制细菌生长，减少感染机会。

(5)保持敷料干燥，防止细菌通过渗血、渗液侵入刀口造成感染。

(6)保持呼吸道通畅。痰多不易咳出时，口服远志合剂，每次 10mL，一日 3 次，必要时行超声雾化吸入，每日 2 次，以稀释痰液。有呼吸道梗阻时，立即行气管切开术。

(7)术后服复方碘溶液，第 1 天每次 15 滴，3 次/d。第 2 天每次 10 滴，每天 3 次，第 3 天每次 5 滴，每天 3 次。

(8)密切观察病情：①观察有无声音嘶哑及进食呛咳。如果术中损伤喉返神经，可出现声音嘶哑，损伤喉上神经时，可致饮食呛咳。可按医嘱应用维生素 B$_1$ 100mg，维生素 B$_{12}$ 250mg，肌内注射，每日 1 次。②术后 24～48h 应严密观察体温、呼吸、血压，如有甲状腺危象表现，应立即通知医师，积极配合抢救。口服卢戈液 3～5mL，必要时静脉滴入复方碘溶液或口服硫氧嘧啶。③术后 1～4d 观察有无抽搐。若有抽搐，可能为术中损伤甲状旁腺所致。应按医嘱静脉推注 10%葡萄糖酸钙 10mL，立即抽血 2mL，查血钙。④建立静脉输液通道，按医嘱 10%葡萄糖注射液 500mL，内加氢化可的松 100mg，静脉滴注。⑤应用镇静止痛药物，常用强痛定 100mg 或安定 10mg 肌内注射。⑥心力衰竭者，应用洋地黄类药物治疗。⑦抽血查钾、钠、氯及二氧化碳结合力，如出现电解质紊乱，及时给予纠正。

第三节 乳腺癌

乳腺癌是女性常见的恶性肿瘤之一，多发于45～64岁。部位多发生在乳房外上象限，肿块质硬，扁平，边界不清，单发或多发。如肿瘤侵犯胸大肌筋膜，活动度受限。约1/3的患者有疼痛感，局部皮肤有橘皮样改变，乳癌早期乳房轮廓改变，少数患者可有乳头溢液、腋下淋巴结肿大，晚期患者可出现恶病质。早期发现可采用乳房根治术。

（一）术前护理

（1）执行普通外科疾病一般护理常规。

（2）给予高热量、高蛋白、高维生素饮食，鼓励患者进饮食，促进术后刀口早期愈合。

（3）除常规备皮外，植皮者应准备供皮区的皮肤，患左乳腺癌者备对侧大腿皮肤。

（4）肿瘤局部破溃者，及时更换敷料，同时应用抗生素控制感染。

（5）妊娠期应终止妊娠，哺乳期应停止哺乳并应用回奶药物。

（二）术后护理

（1）执行外科术后护理常规。

（2）进高热量、高蛋白、高维生素流质饮食。调节饮食，增进食欲，以利于患者恢复。

（3）全麻患者清醒后取半卧位，利于腋下引流及呼吸。

（4）保持呼吸道通畅，扩大根治术后如出现胸闷、呼吸窘迫应做肺部听诊和胸部摄片，有气胸者及时穿刺抽气或置管引流。

（5）注意刀口渗血，术后应加压包扎，必要时用沙袋压迫，以防手术创面渗血过多，影响刀口愈合。及时更换并保持敷料干燥。

（6）保持负压引流通畅，每4h抽吸1次，观察引流液的性质和量，若为血性液或量过多时及时通知医师处理。

（7）术后3d内限制患侧肢体活动，观察患肢远端血运及脉搏。3d后拆除加压包扎的绷带、敷料，如无积液、积血，可根据情况拔除引流管。协助患者活动上肢并做向心性按摩。手指定时活动，以促进血液循环和淋巴液回流，避免患肢肿胀及不适。

（8）应用放射治疗的患者，治疗前及治疗中应及时查血象，按医嘱口服利血生、鲨肝醇、维生素B_4等。如果出现放射性皮炎，应防止因摩擦而导致糜烂和溃疡。

（9）应用药物治疗的患者，应掌握药物的作用机制，以便及时调整用药及对症处理。

（10）进行功能锻炼。因有腋下负压引流，故术后1～2d嘱患者做伸指、握拳、屈腕等活动。下床活动后主要锻炼肩关节，以使肩周的肌肉尽快恢复功能。4～5d后锻炼患侧上肢，并逐渐加大活动范围。

第四节 腹股沟疝

直疝多发生于老年男性，斜疝多发生在儿童及青壮年。临床表现：①可复性疝：在腹股沟处有一软质包块，仅在用力咳嗽、走路过多时出现酸胀感，包块可突入阴囊呈梨形或椭圆形，有坠感。②难复性疝：主要特点是不能还纳。③嵌顿性疝：常发生在剧烈的劳动、排便等。腹内压骤增时，疝块增大，紧张发硬，伴剧痛及触痛。如为肠祥嵌顿则出现阵发性绞痛、恶心、呕吐、便秘及腹胀等。④绞窄性疝：症状多而重，若肠祥坏死、穿孔且处理不及时，可发生肠瘘、脓毒血症和休克。常采用疝修补术。

(一)术前护理

(1)执行外科手术前护理常规及普通外科一般护理常规。

(2)防止腹内压增高：①禁止吸烟并积极治疗支气管炎。②防止因感冒、咳嗽、便秘、排尿困难而致腹内压增高。

(3)进易消化的饮食，术前12h禁饮食。

(4)手术前嘱患者排小便，以免术中损伤膀胱。

(二)术后护理

(1)执行外科手术后护理常规。

(2)刀口处压沙袋0.9kg 1～2d，并用提睾带将阴囊抬高，以防疝囊血肿形成。若发现切口下或阴囊内有血肿征象，先行试验性穿刺，将血抽尽，用冰袋压迫止血。出血多时，应施行手术止血。

(3)术后3d内取平卧位，以减少局部张力。5d后刀口基本愈合，可下床活动，防止手术后肠粘连、肺炎、肺不张等并发症的发生。

(4)术后1d进流质饮食，以后进高热量、高蛋白、高维生素的半流质饮食。多食蔬菜、水果，多饮水，以防便秘。

(5)避免造成腹内压过高。预防感冒、咳嗽，避免活动过度、便秘等，必要时应用缓泻药物。

(6)按医嘱应用广谱抗生素，防止刀口感染。

(7)做好卫生宣教。手术后14d可恢复一般性工作，3个月内避免重体力劳动。

第五节　胃癌

胃癌是最常见的恶性肿瘤，其临床表现早期症状不明显，易被忽略。上腹部不适、隐痛，进食后腹痛加剧，有食欲不振，消瘦、乏力、恶心、呕吐、嗳气、反酸，中、后期可出现呕血、便血，手术治疗多采用胃大部切除周围淋巴结清扫术。

(一)术前护理

(1)执行外科手术前护理常规及普通外科一般护理常规。

(2)安慰、体贴患者，使其正确对待疾病，树立战胜疾病的信心。

(3)注意休息，轻者可适量活动，疾病发作时暂卧床休息，充分睡眠。生活要有规律。

(4)给予多次少量、无刺激性、易消化、无渣饮食。禁止吸烟、饮酒。

(5)做好病情观察及处理：①腹痛：一年四季均有不同程度的疼痛，秋季更为显著。进冷食、精神不愉快、情绪紧张等为发作诱因。可服用适量的镇静、止痛、碱性药物。②恶心、呕吐：疼痛常伴有恶心、呕吐、嗳气、反酸，可服用制酸药物如胃舒平0.3g，一日3次，苏打0.5g，一日3次，肌内注射溴米那普鲁卡因2mL或安定10mg。③呕血、便血：呕血前患者常有头晕、恶心、心悸、上腹部不适等症状，应密切观察脉搏、血压、呼吸，发现异常立即采取措施。有血便、柏油样便时，应及时留取标本送化验检查，并记录出血量，通知医师给予处理。

(6)建立静脉输液通道。不能进食且合并出血时，可静脉补充液体或应用止血药物、输血等。

(7)防止感染。为控制炎症的发展，肌内注射或静脉滴注抗生素。

(8)应用抗炎、止痛、镇静等中药治疗。

（二）术后护理

(1)执行外科术后护理常规。

(2)接通各种引流管道，适当固定并保持通畅。

(3)平卧位 4～6h，血压平稳后取半卧位。

(4)禁食 3d 后可给予流质或半流质饮食。

(5)建立静脉通道。按医嘱将全日液体及药物均匀输入。

(6)行胃肠减压，密切观察引流液的性质及量。如有新鲜血液流出，及时找出原因给予处理。记录引流量，根据引流量的多少给予相应的补充。肠蠕动恢复后可拔除胃管。

(7)保持呼吸道通畅，协助鼓励患者咳嗽及深呼吸使肺扩张，预防并发症及肺不张。

(8)鼓励患者早期下床活动，使肠蠕动尽快恢复，防止肠粘连。

(9)根据医嘱应用抗生素，预防术后刀口感染及腹腔脓肿。

(10)观察腹痛、腹胀情况。开始进食如有明显的腹痛、腹胀、呕吐，应考虑是否有吻合口水肿、肠粘连或部分梗阻，及时通知医师对症处理。停止进食、进水，行胃肠减压。如检查确诊为肠梗阻，必要时再次手术治疗。

(11)做好出院指导，嘱患者定期复查。若上腹不适及疼痛，应及时诊治。生活应有规律，保持精神愉快，适当户外活动。化疗应在术后 3 个月进行，化疗前查白细胞，低于 $4×10^9/L$ 应停止应用药物。化疗期间应多食蔬菜、水果，同时服用生血药物，例如维生素 B_4、利血生、鲨肝醇等。

第六节　胃、十二指肠穿孔

胃、十二指肠溃疡是腹部常见疾病，多数患者经非手术治疗可治愈。但由于溃疡渐向深部侵蚀，穿破浆膜，造成穿孔。其临床表现为持续性剧烈腹痛，如刀割或烧灼感。胃内容物流入腹腔产生腹膜刺激症状，伴有恶心、呕吐，腹部压痛和反跳痛，腹肌紧张，呈板状腹或腹肌强烈收缩呈舟状腹。移动性浊音阳性，听诊肠鸣音或弱或消失。多采用胃穿孔修补手术。

（一）术前护理

(1)执行外科手术前护理常规及普通外科一般护理常规。

(2)禁饮食。行胃肠减压时胃内容物引出体外，避免流入腹腔。

(3)取半卧位，使腹肌放松，减轻疼痛。

(4)密切观察血压、呼吸、脉搏变化，预防休克。

(5)保持水、电解质平衡，防止脱水及电解质紊乱。

(6)术前应用广谱抗生素。

(二)术后护理

(1)执行外科手术后护理常规。

(2)平卧位，血压平稳后取半卧位，有利于呼吸及引流。

(3)保持胃肠减压通畅。观察引流液的量及性质，若有异常，及时通知医师对症处理。

(4)禁食3d后可给流质或半流质饮食。禁食期间口腔护理，每日2次。

(5)建立有效静脉通道，维持输液速度70～80滴/min，严重脱水时适当加快输液速度。

(6)密切观察病情变化：①观察体温、呼吸、脉搏、血压，如出现高热，执行高热护理常规。②观察腹痛情况，按医嘱适当应用止痛及镇静药物。③观察有无腹胀。术后可因肠壁水肿、充血而影响肠蠕动，致使气体不能排出而致腹胀。按医嘱给新斯的明0.5mg足三里封闭，1h后肛管排气。也可采用红外线腹部照射，每日2次，每次15～20min，以预防肠粘连。

第七节　肝癌

原发性肝癌是我国常见的恶性肿瘤，多发生于40～49岁男性，目前认为与肝硬化、病毒性肝炎、黄曲霉毒素等某些化学毒素有密切的关系。早期症状不明显，仅有食欲不振、上腹胀满、乏力、消瘦等。逐渐病情发展为肝区疼痛，多为持续性钝痛或胀痛，向肩部放射，肝脏肿大，伴结节状肿块，随呼吸上下移动伴压痛，肝边缘不规则。发热可能为肝组织坏死所致。腹水为晚期症状，常为草黄色，也可为血性。晚期可出现黄疸、贫血、下肢水肿、皮下出血及恶病质。常采用肝叶切除手术。

(一)术前护理

(1)执行外科手术前护理常规及普通外科一般护理常规。

(2)给予高糖、高蛋白、高维生素、低脂肪饮食，严格限制蛋白的摄入，禁止饮酒。

(3)当患者情绪波动时，做好解释工作，鼓励患者树立战胜疾病的信心，利于早日康复。

(4)适当休息，动静结合，避免增加肝脏负担。

(5)按医嘱服用保肝药物，常用肝泰乐2片，一日3次，益肝灵2片，一日3次，维生素C 300mg，一日3次。食欲不振给予胰酶片2片，一日3次，肝区疼痛者应用止痛药物。

(6)手术前1d肌内注射青霉素、链霉素。术中应用抗生素，保持血液中一定浓度，预防术后感染。

(7)手术前2～3d肌内注射维生素K，预防术中和术后出血。

(8)有皮肤、巩膜黄染，皮肤严重瘙痒者，适当应用止痒药物。

(9)极度衰竭、贫血者应输全血、血浆、白蛋白、多种氨基酸、脂肪乳等。

(10)协助医师查肝功、凝血机制等化验，以便术后对照检查。

(11)手术需行胸腹联合切口者，术前除按常规备皮外，应备胸部及腋下皮肤。备胸腔闭式引流一套，以备术中应用。

(二)术后护理

(1)执行外科手术后护理常规。

(2)血压平稳后取低半卧位，床头抬高35°。

(3)手术后3d内暂禁饮食，由静脉补充液体及营养物质。肠蠕动恢复后，拔除胃管，进低脂肪、高糖、高维生素饮食。先进流质饮食，以后逐步改为半流质饮食。

（4）每 4h 测体温、脉搏、呼吸、血压 1 次，如有异常，通知医师对症处理。

（5）进行胃肠减压，保持有效的负压吸引，观察引流液的性质和量，如果 1h 内血性液体＞200mL，立即通知医师处理。

（6）开胸患者应保持胸腔引流通畅，接管要绝对牢固，勿脱出，防止气体进入胸腔形成气胸。

（7）准确记录 24h 出入量，为预防肝肾综合征的发生提供依据。

（8）观察意识和神志，如有肝性脑病的先兆，应通知医师及时处理。

（9）应用化疗药物的注意事项：每周查血象 1 次，若白细胞低于 4×10^9/L，应停止用药。服用药物过程中有恶心、呕吐时，应将化疗药物减量或口服维生素 B_6 10mg，一日 3 次。必要时应用利血生、维生素 B_6 等药物升白细胞。

（10）做好出院指导。进易消化、高热量、高蛋白、高维生素、低脂肪饮食。戒酒、禁烟，禁用对肝脏有损害的药物。

第八节　原位同种肝脏移植

原位同种肝脏移植是将患者肝脏全切除，然后将同种异体的健康肝脏移植在原病肝的位置上，同种移植的肝脏取代原患者的肝脏功能。

（一）术前护理

（1）执行外科手术前护理常规及普通外科一般护理。

（2）做好解释工作，解除患者及家属的思想顾虑，增强战胜疾病的信心，早日康复。

（3）了解病史，熟悉病情及各种检查、化验结果。

（4）鼓励患者进高热量、高蛋白、高维生素饮食，术前 1d 进流质饮食，术前 12h 绝对禁饮食。

（5）术前 1d 洗澡，备皮，更换消毒的衣服，次日晨局部皮肤消毒。

（6）术前晚肥皂水灌肠，术日晨行温盐水灌肠，术前留置胃管。

（7）术前 3d 口服红霉素或新霉素，同时服用硫唑嘌呤，每日 50～100mg，术日晨口服 1 次。

（8）术前晚肌内注射或口服镇静药物，避免因精神紧张而睡眠不佳。术日晨静脉滴注 10% 葡萄糖 500mL，内加维生素 C 2mg。

（9）备齐术中、术后用药及常用抢救药物。

（10）病室消毒，空气、地面、墙壁及一切用物、床、床头桌、方凳，均用 1：500 的"84"消毒液擦洗、喷洒，并用紫外线照射床铺。术后用的被服需高压灭菌。严格执行保护性隔离，谢绝探视。

（二）术后护理

（1）执行外科手术后护理常规。

（2）专人护理，记特别记录。

（3）清醒后取低半卧位。

(4)术后 48h 内每 30min 测血压、体温、脉搏、呼吸 1 次。密切观察心率、心律变化，若有异常及时通知医师。

(5)保持各种引流通畅：①保持胸腔引流通畅，执行胸腔引流护理常规。②保持胃肠减压通畅，观察引流液的性质和量，测胃液的 pH，每 4h 1 次，并准确记录，必要时按医嘱给制酸药物，以防止应激性溃疡发生。③保持腹腔负压引流通畅，每 2h 抽吸 1 次，并观察引流液的性质和量。④保持其他各引流管通畅，如胆囊引流管、尿管等。

(6)病情观察事项：①严密观察排异反应。急性排异多在术后 5～7d 出现，常有头痛、恶心、肝区痛、全身极度乏力、寒战、高热、血压下降、皮肤及巩膜出现黄染、烦躁不安、有难以诉说的不适感觉。此时要严密观察，及时通知医师，按医嘱给予大量激素疗法，并注意观察有无应激性溃疡的表现。②观察意识、瞳孔、肢体活动及温度变化。若出现肢体肿胀要进行按摩，协助肢体活动，以防血栓形成。③密切观察早期肝性脑病，若出现精神萎靡、谵语、血压下降、呼吸深大，及时通知医师。④尿液的观察。每 1h 观察 1 次尿量及颜色是否正常，同时测 pH、尿比重 1 次，并记录。

(7)术后 2～3d 肠蠕动恢复后可进流质饮食。

(8)注意口腔护理，预防口腔炎症。

(9)注意皮肤护理，预防压疮发生。

(10)应用免疫抑制剂如硫唑嘌呤和环磷酰胺时，要观察药物反应，定时查血象、血小板情况。

(11)实行保护性隔离，每日用 1∶200 的 84 消毒液喷洒地面 1 次，紫外线空气消毒 1 次，每周 2 次空气培养。

第九节　门静脉高压症

门静脉高压症系门静脉血流受阻，血液淤滞，门静脉系统压力升高。临床上表现为：①脾肿大，脾功能亢进，右上腹可扪及肿大的脾脏。②呕血、便血，食管下端和胃底曲张的静脉一旦破裂可发生急性大出血。③腹水。治疗常采用脾切除术。

(一)术前护理

(1)执行外科手术前护理常规及普通外科一般护理常规。

(2)给予高热量、高蛋白、高维生素、少渣或无渣、易消化饮食。如肝功能不好，应注意摄取适量的蛋白质。如有腹水，应给予低盐饮食。

(3)静脉输入 10%葡萄糖注射液加胰岛素 10U。血浆蛋白过低的患者，可多次少量输血。肝功明显异常时，应慎用巴比妥类及哌替啶等药物。

(4)有腹水的患者应严格记出入量，每日或隔日测量腹围，每周测体重 1～2 次。应用利尿药物时应同时口服或静脉补充氯化钾，注意有无食欲不振、乏力等低钾症状。

(5)观察血压、脉搏变化，注意有无低血容量休克。如血压降低、脉搏增快，突然发生呕血、便血，应扶持患者取平卧位，头偏向一侧，避免呕血时误入气管，同时用维生素 K、安络血，亦可应用垂体后叶素静脉点滴，必要时用双气囊三腔管压迫止血。

(6)术前 2～3d 应用肠道抗生素，如新霉素、灭滴灵，抑制肠道内细菌。

（7）术前 3d 给维生素 K 8mg 肌内注射，每日 2 次。

（8）需胃肠减压时，插管要谨慎，胃管涂以足够的石蜡油，操作动作要轻，以防损伤食管静脉引起出血。

（二）术后护理

（1）执行外科手术后护理常规。

（2）卧床休息。为避免血管吻合张力增加，发生出血现象，患者应绝对卧床休息。如脾、肾静脉吻合者应取低半卧位，抬高床头不超过 30°，以减轻吻合口张力。患者不能过早离床活动。

（3）术后 3～4d 肠蠕动恢复后开始进流质饮食。无腹部不适可改为半流质饮食，以后改为高热量、高蛋白、高维生素饮食。肝功能不良者应限制蛋白质摄入量，以防氨代谢障碍诱发肝性脑病。

（4）如出现血压下降、脉率增快、面色苍白、出冷汗等休克征象，提示有出血可能，应注意胃肠减压及腹腔引流的量及性质。如引流量多且为鲜血，则证实为内出血，应立即给予止血药物，静脉输液、输血以增加血容量，必要时应用升压药物。

（5）做好肝性脑病的观察。一般分流术多在硬膜外麻醉下进行，术后患者神志清醒。如出现躁动、嗜睡等神经系统异常表现，检查有血氨增高，提示有肝性脑病的可能。应静脉滴注大量维生素 C、葡萄糖、氨酪酸，并给氧气吸入。对烦躁不安的患者应固定肢体，注意安全。

（6）保持胃肠减压通畅。观察引流量及性质，负压吸引不宜过大，以免损伤曲张、易破的胃底血管引起出血。术后 2～3d 待患者肠蠕动恢复后可停止胃肠减压。

（7）如术后出现急性腹痛、腹胀、腹膜炎症状，血小板计数增高，应考虑有肠系膜血管血栓形成的可能，需抗凝治疗。如用肝素治疗，应注意用药前后凝血时间的变化。

（8）术后如体温在 38～39℃持续不退，并出现呃逆和上腹部疼痛，应考虑是否有膈下感染的可能。须及时做胸部 X 线检查、白细胞计数、超声检查，以确定诊断和治疗。

（9）严格记录出入量，尿量少，常提示有肝肾综合征存在的可能，应及时对症处理。

第十节　胆囊炎

急性胆囊炎是由于胆囊管梗阻和细菌侵袭而致的胆囊急性炎症，常在进食油腻食物后或夜间发病。主要表现为持续性右上腹痛，伴阵发性绞痛并向右肩胛部放射，伴有恶心、呕吐、发热。炎症波及胆管时可出现寒战、高热。手术常采用胆囊造口术或胆囊切除术。

（一）术前护理

（1）执行外科手术前护理常规及普通外科一般护理常规。

（2）如患者右上腹部持续性疼痛且阵发性加剧，有频繁的恶心、呕吐，应给予解痉止痛药物，如阿托品、哌替啶等。针灸止痛及耳针亦有良好效果，且无不良反应。同时静脉输液，维持水、电解质平衡。行胃肠减压，以减轻腹痛、腹胀。

（3）观察体温、脉搏、血压。患者体温增高应给予物理降温。如血压下降、脉搏增快、烦躁不安，可考虑胆囊穿孔并发胆汁性腹膜炎。出现休克征象时，应执行外科休克护理常规，积极做好术前准备。

(二)术后护理

(1)执行外科手术后护理常规。

(2)了解术中情况，接通各引流管道。测血压至平稳后给予半卧位，以利引流，防止感染。

(3)禁饮食。肠蠕动恢复后可进流质饮食，逐渐改为高热量、高蛋白、高维生素饮食。禁饮食期间，静脉补充液体，维持水、电解质平衡。

(4)做好胆囊造口术护理：①防止感染。引流过程中每周更换引流瓶2次。引流管应长短合适，妥善固定，防止脱出。保持引流通畅，隔日更换伤口敷料。②观察引流液性质及量。注意胆汁有无浑浊及沉淀，必要时做胆汁培养，以选择敏感抗生素控制感染。如胆汁引流量多，影响消化功能，应及时补充胆盐以助消化。③病情好转后，多在术后第2周行胆囊造影。如胆总管远端通畅，可拔除造瘘管。更换敷料直至瘘口愈合。

(5)胆囊切除术后应注意刀口处引流，每日更换敷料，保持局部敷料干燥，防止刀口感染。

(6)对放置T形管引流患者执行T形管引流护理常规。

第十一节　胆结石

胆结石是胆道系统的常见病。胆总管结石原发于胆总管，也可来自肝内胆管和胆囊。临床表现为右上腹部疼痛、胆绞痛，疼痛呈持续性伴阵发性加剧，有时向背部放射。合并胆道感染，特别是肝内胆管感染时，常有畏寒发热，体温38～40℃。结石嵌顿于胆总管下端可出现重度黄疸，大便呈灰白色，小便呈深黄色。发病期间有恶心、呕吐、食欲不振。结石阻塞合并胆系感染、胆汁潴留时，可有肝大，局部压痛，右上腹肌紧张、压痛、反跳痛。常采用胆囊切除术或胆肠吻合术。

(一)术前护理

(1)执行外科手术前护理常规及普通外科一般护理常规。

(2)胆囊结石上腹部发作性疼痛，是因为结石嵌顿在胆囊颈部附近处，引起胆囊排空障碍或胆囊强烈收缩所致，此时可给予解痉止痛药物。寒战、黄疸是胆汁引流受阻继发感染的表现，应给予抗生素及物理降温疗法。

(3)严重阻塞性黄疸的患者，由于胆汁不能进入肠道，维生素K吸收障碍，引起凝血酶原减少，往往有出血倾向，补充维生素K，以防术中出血。

(4)需做胆管、十二指肠或空肠吻合者，术前做清洁肠道的准备。口服灭滴灵或新霉素，以控制肠道细菌的繁殖，预防肠道感染。

(二)术后护理

(1)执行外科手术后护理常规。

(2)同胆囊炎术后护理。

(3)观察刀口渗血、渗液，及时更换敷料，保持局部干燥，防止刀口感染。

(4)如腹壁伤口有胆汁漏出，应及时用纱布吸除干净，防止伤口感染和皮肤刺激性炎症。

同时应用氧化锌软膏保护皮肤。如有消化液从切口处漏出或刀口裂开肠管脱出，应观察有无肠瘘的情况。

(5)术后持续高热，可能为肝坏死，应及时处理。

(6)T形管引流术护理：凡行胆总管切开探查术者，需安置T形管：①妥善固定，防止移动或脱出，以免导致胆汁外漏，或发生胆汁性腹膜炎。②保持引流通畅，每周更换无菌引流瓶2次，注意无菌操作。观察胆汁的量及性质，胆汁中有无结石浑浊或沉淀。如胆道下端通畅，则胆汁量日渐减少，反之则增多，故每日应准确记录引流量。③掌握T形管冲洗方法。术后如引流出浓稠及泥沙样胆汁或造影后发现有残余结石，应进行T形管冲洗。一般用无菌生理盐水每日冲洗1次，或生理盐水200mL内加入庆大霉素16万U每日冲洗2次。注意冲洗时压力不要太大，如有阻力或液体自引流管周围漏出，则考虑为引流管阻塞或有脱出的可能，应及时与医师联系，进行处理。④能带引流管下床活动时，应告诉患者注意勿将引流管脱出或污染，引流管和引流瓶不可高于引流口的水平位，以防胆汁逆流。⑤T形管一般在术后2～3周拔除。如患者体温正常、黄疸消失、大便颜色正常，胆汁引流量明显减少、颜色清晰，可先将T形管夹住2～3d，观察无腹痛、黄疸、发热现象后可考虑拔除。拔管前应用12.5%碘化钠注入引流管，行T形管胆道造影。如确定胆总管下端通畅，可拔除T形管。

第十二节 小儿消化外科疾病

一、先天性巨结肠

先天性巨结肠又称肠道无神经节细胞症，是由于病变肠管神经节细胞缺乏，导致肠道平滑肌持续性收缩呈痉挛状态，粪便通过障碍；病变肠管近端的正常肠管因粪便滞积而剧烈蠕动，欲将粪便推入痉挛部位，久而久之肠管代偿性扩张、肥厚形成巨结肠。临床上主要表现为进行性便秘、腹胀。诊断明确的巨结肠主张采用一期根治术，最常采用的手术方法为"直肠肛管背侧纵切、心形吻合术"。

(一)护理评估

(1)健康史：评估患儿既往史、用药治疗情况、过敏史及家族史。评估新生儿期有无胎粪排出延迟史。

(2)诱发因素：评估妊娠期是否有病毒感染、环境污染等原因。

(3)症状和体征：评估患儿胎粪排出情况、腹胀、便秘及呕吐情况。

(4)辅助检查：评估患儿钡剂灌肠、X线腹部平片、直肠肛管测压、直肠黏膜组织化学检查、病理学检查结果。

(5)实验室检查：评估患儿血常规有无贫血情况及血生化等检查结果。

(6)社会心理评估：评估患儿的年龄及心理状况，家长对疾病了解程度。

(二)护理措施

1. 术前护理

(1)饮食护理：术前应给予高热量、高蛋白质、富含维生素的少渣饮食。术前2d进半流质饮食，术前1d进流质饮食并酌情补液。严重营养不良、贫血患儿应少量多次输全血、血浆或白蛋白，以提高机体抵抗力。

（2）肠道准备：①结肠灌洗：其目的为缓解患儿腹胀，排出结肠内积粪、积气，促使扩张肠管恢复，防止术后腹腔、盆腔感染。因此，结肠灌洗至关重要且直接影响到手术效果，需严格按操作规程进行。患儿入院当天即开始进行，每天 1 次，一般术前行结肠灌洗 7～10d。②术前 3d 给予肠道抗生素口服。术前晚、术晨行结肠灌洗，必要时术前晚给予 0.5%甲硝唑溶液 50～100mL 保留灌肠。术晨禁食并行胃肠减压。③心理护理：消除患儿恐惧、紧张心理，解释各项检查及操作的目的，消除家长顾虑。④常规护理：备皮、备血及麻醉前给药等。

2. 术后护理

（1）病情观察：①术后 24h 严密监测生命体征变化。②注意观察患儿腹部体征及肠蠕动恢复情况。③观察腹部切口渗血情况。④肛管拔除后观察排便情况，记录排便次数、量、性状。

（2）饮食与营养：术后禁食，待肠蠕动恢复拔除胃管后按流质→半流质→软食过渡，少量多餐，逐渐恢复至正常饮食。对于全身营养状况较差患儿遵医嘱输注血浆、全血及清蛋白。

（3）体位与活动：患儿麻醉清醒前，应去枕平卧位，头偏向一侧。麻醉清醒后可平卧或半卧位休息并逐渐增加活动量，以促进肠功能的恢复。

（4）管道护理：①术后留置尿管并做好会阴部护理。②留置肛管妥善固定，接引流袋并保持通畅。做好肛周皮肤护理。肛管术后 12～14d 拔除。③胃肠减压期间做好口腔护理，一般于术后 2～3d 肠蠕动恢复后拔除胃管。

（5）小肠结肠炎护理：此为巨结肠最严重、最常见的并发症，术前、术后均可发生。护理措施：①禁食，行胃肠减压。②结肠灌洗每天 1 次，并遵医嘱药物保留灌肠。必要时静脉使用抗生素。③及时补液，纠正水、电解质紊乱。④做好高热护理。⑤保持患儿口腔清洁、湿润，防止感染。

3. 健康教育

（1）培养良好的饮食习惯。注意饮食卫生，不要进食生、冷、油腻食物及难消化吸收食物，多吃鱼类、蛋类、肉类及蔬菜、水果等高蛋白、富含维生素、粗纤维饮食。

（2）遵医嘱扩肛治疗，训练患儿定时排便以形成条件反射。

（3）观察排便情况，若出现腹胀、腹泻、呕吐、排便困难等及时复诊。

（4）定期复查：术后 3 个月、6 个月、1 年各复查 1 次，以后根据患儿恢复情况每 2 年复查 1 次。

4. 护理评价

经过治疗和护理，评价患儿是否达到：①腹胀减轻或消失。②营养状况改善。③排便通畅，切口无感染。

二、先天性肥厚性幽门狭窄

先天性肥厚性幽门狭窄是一种先天性幽门环肌增生肥厚，幽门管狭窄而致梗阻是新生儿外科常见病。典型的临床表现为出生后 2～4 周出现呕吐，且进行性加重，呕吐后患儿有强烈的觅食反应。大多数患儿需手术治疗。手术方式为幽门环肌切开术。

(一)护理评估

(1)健康史：评估患儿既往史、用药治疗情况、过敏史及家族史。

(2)诱发因素：评估妊娠史。

(3)症状和体征：评估患儿呕吐程度，是否有导致患儿窒息的危险以及患儿营养情况。

(4)辅助检查：评估患儿 B 超检查结果，必要时行钡餐检查。

(5)实验室检查：评估患儿血常规、血生化等检查结果，是否存在电解质紊乱、营养不良等情况。

(6)社会心理评估：评估患儿家长对疾病了解程度及心理状况。

(二)护理措施

1. 术前护理

(1)观察患儿呕吐次数、呕吐物性状等并做记录，注意防止误吸。

(2)根据病情给予输血浆、全血及纠正水电解质紊乱，积极改善患儿营养状况。

(3)行钡餐检查后及时洗胃，清除胃内容物及附着于胃壁的钡剂，减轻胃黏膜水肿。洗胃时动作轻柔，将患儿上半身抬高 45°或斜抱于家长怀里，防止误吸。

(4)对症处理：若患儿合并肺炎应及时给予抗生素治疗。

2. 术后护理

(1)加强呼吸道管理：备负压吸引器于床旁，麻醉清醒前去枕平卧，头偏向一侧，保持呼吸道通畅。观察患儿面色、呼吸情况，如有呼吸急促、发绀等异常情况，应通知医生及时处理。

(2)禁食，持续胃肠减压：将胃管妥善固定，保持通畅。观察并准确记录 24h 胃液的颜色、量及性状。胃管于术后 48～72h 拔除，拔管后试喂糖水 10～20mL，每 3h 1 次。若无呕吐，24h 后可喂母乳或牛奶并逐渐加量，3d 后可按需哺乳。注意每次喂奶后应将患儿抱起直立位轻拍背部，使胃内气体排出。

(3)营养支持：对胃壁水肿严重者给予支持疗法，提高机体抵抗力，促进切口愈合。

(4)加强切口护理：术后 6d 内给予腹带加压包扎切口，避免因患儿哭闹使切口张力增加而裂开。

(5)加强基础护理：注意保暖及皮肤护理。

3. 健康教育

(1)提倡母乳喂养，哺乳应少量多次，每次喂奶后应抱起患儿直立位轻拍背部，使胃内气体排出。

(2)若喂奶后仍有剧烈呕吐且进行性加重，及时复诊。

4. 护理评价

经过治疗和护理，评价患儿是否达到：①喂奶后无呕吐，脱水症状减轻。②电解质紊乱及时发现并纠正。③家长掌握正确的喂养方法。

三、先天性胆道闭锁

先天性胆道闭锁是儿童最常见的严重肝脏疾病，以肝内和肝外胆管进行性炎症和纤维性梗阻为特征，临床表现为患儿皮肤以及巩膜的黄染呈进行性加重，排灰白色大便。患儿全身营养及发育不良，肝脾大，最终导致胆汁淤积性肝硬化和大量腹腔积液，甚至肝衰竭，严重危及患儿生命。手术治疗是唯一有效方法，宜在出生后2个月进行。

（一）护理评估

（1）健康史：评估患儿既往史、用药治疗情况、过敏史及家族史。

（2）诱发因素：评估妊娠史及有无病毒感染史。

（3）症状和体征：评估患儿腹部体征、黄疸程度，肝、脾增大情况以及发育情况。

（4）辅助检查：评估患儿B超、CT及MRI检查结果。

（5）实验室检查：评估患儿黄疸指数、血清胆红素及碱性磷酸酶结果。

（6）社会心理评估：评估患儿的年龄，家长对疾病了解程度及心理状况。

（二）护理措施

1. 术前护理

（1）病情观察：①观察患儿有无神志淡漠，警惕肝性脑病的发生。②观察患儿腹部体征。有腹腔积液的患儿记录24h液体出入量，每日测量腹围1次并记录。③观察并记录患儿的黄疸程度及部位、有无出血倾向。④加强患儿皮肤护理，保持皮肤清洁干燥，可外涂润肤霜；修剪患儿及家长指甲，避免抓挠皮肤，瘙痒明显者遵医嘱外涂炉甘石洗剂。⑤静脉给药或口服保肝和退黄药物。

（2）饮食与营养：母乳喂养，人工喂养者应进食低脂奶。有低蛋白血症患儿遵医嘱输白蛋白。

（3）肠道准备：①术前3d口服肠道抑菌剂。②术前晚遵医嘱清洁灌肠。③术晨遵医嘱留置胃管。

（4）心理护理：向家长介绍手术的必要性及预后，使家长积极配合。

2. 术后护理

（1）病情观察：①严密观察患儿生命体征变化。遵医嘱记录24h液体出入量，合理补液，预防水、电解质紊乱。②观察患儿肠蠕动恢复情况。③观察患儿黄疸消退情况。④观察腹部切口渗出情况，以腹带加压包扎切口。保持切口敷料干燥，胆瘘患儿及时换药，避免胆汁浸渍周围皮肤导致皮肤发红、破损。⑤加强保暖措施。新生儿入温箱，低体温患儿应预防硬肿症发生。高热者予物理降温。

（2）饮食护理：术后禁食，待肠蠕动恢复拔除胃管后进母乳。

（3）体位护理：麻醉清醒后，患儿可呈半卧位或头高侧卧位休息，并逐渐增加活动量促进肠蠕动。

（4）管道护理：适当约束患儿，妥善固定导管，严防脱出：①胃管：通常术后3～5d拔除胃管。②留置尿管患儿术后应尽早拔除。③T形管：通常于术后2周左右拔除T形管，拔管前可试行夹管1～2d，观察患儿有无恶心、呕吐、上腹痛、发热、黄疸等不良反应。④腹腔引流管：引流液多为腹腔积液，呈淡黄色略带少许血性液体，随着肝功能恢复，引流量逐渐减少。留置时间根据引流量情况决定。

3. 健康教育

（1）加强患儿营养，合理喂养患儿。

（2）增强患儿抵抗力，避免服用对肝功能有损害的药物。

(3)继续服用保肝、退黄的药物，定期复查肝功能。

(4)加强患儿皮肤护理，防抓伤。

(5)加强疾病的宣传，避免错过最佳手术时机，做到早诊断、早治疗。

4.护理评价

经过治疗和护理，患儿是否达到：①黄疸减轻。②营养状况改善。③家长焦虑程度减轻。

四、先天性直肠肛门畸形

先天性直肠肛门畸形是胚胎时期后肠发育障碍所致的消化道畸形，占先天性消化道畸形的首位。发病率 1 :(1500～5000)。约有 50%的先天性直肠肛门畸形并存全身其他系统畸形，以并存泌尿生殖系统畸形最为多见。

(一)护理评估

(1)健康史：评估患儿既往史、用药治疗情况、过敏史及家族史。

(2)诱发因素：评估妊娠史。

(3)症状和体征：腹部体征、胎粪排出情况及肛门发育情况。

(4)辅助检查：行出生 12h 骨盆 X 线倒立侧位摄片及瘘管造影结果。

(5)实验室检查：血常规、血生化等术前检查指标。

(6)社会心理评估：评估家长对疾病了解程度及心理状况。

(二)护理措施

1.术前护理

(1)病情观察：①观察患儿生命体征及精神反应。②观察患儿会阴部及肛门局部情况，有瘘口患儿应保持会阴部清洁干燥。③观察患儿腹胀程度及呕吐情况。遵医嘱留置胃管，观察引流液颜色、量、性状并记录。④准确记录液体出入量，合理安排补液速度及顺序。⑤新生儿入温箱保暖，低体温患儿应预防硬肿症发生，高热者应予物理降温。

(2)饮食与营养：遵医嘱禁食并给予静脉营养。

(3)体位与活动：患儿呈头高侧卧位休息。

2.术后护理

(1)病情观察：①观察患儿腹胀、肛门排便情况。②肛门成形术后保持患儿肛门部清洁、干燥，便后及时清洗肛周，避免切口被尿液、粪便污染。若患儿肛周皮肤发红、糜烂，可涂以氧化锌软膏保护皮肤。③肠造瘘患儿做好造瘘口护理。

(2)饮食与营养：肛门成形术患儿术后 6h 可母乳喂养。

(3)体位与活动：①肛门成形术后患儿应取侧卧位或俯卧位休息，以充分暴露切口。②行肠造瘘术的患儿多取瘘口侧卧位休息。③管道拔除、病情平稳后可将患儿抱离温箱活动。

(4)管道护理：①胃管：术后 6h 后拔除，肠造瘘患儿应于肠蠕动恢复后拔除。②尿管：通常术后 3～5d 拔除尿管。

3.健康指导

(1)保持患儿肛周清洁干燥，向家长宣教造瘘口护理知识。

(2)加强患儿营养，合理饮食，注意个人卫生，防止腹泻。

(3)培养、训练患儿定时排便习惯。

(4)术后 14d 起,在医生或专科护士指导下开始扩肛,术后 3 个月内每日 1 次,每次 30min;3 个月后隔日 1 次,每次 30min,坚持半年左右。

(5)定期复查,如患儿出现腹胀、高热、大便恶臭等情况应及时复诊。

4. 护理评价

经过治疗和护理,评价患儿是否达到:①排便情况改善。②腹胀减轻。③营养状况改善。

五、急性阑尾炎

急性阑尾炎是阑尾腔梗阻和细菌入侵引起的一种儿童常见的急腹症,如治疗不及时可并发腹膜炎,甚至致死。小儿阑尾炎的发病年龄以 6～12 岁最为常见,占 90%,3 岁以下少见,新生儿罕见。婴幼儿急性阑尾炎发病率虽低,但其诊断困难,穿孔率高,术后并发症多。因此,急性阑尾炎的早期诊断和治疗非常重要。

(一)护理评估

(1)健康史:既往史、用药治疗情况、过敏史及家族史。

(2)诱发因素:感染因素,是否存在呼吸道感染。

(3)症状和体征:腹部体征,有无转移性右下腹疼痛情况,疼痛性质及强度;评估患儿体温有无发热;直肠指诊是否有触痛或包块。

(4)辅助检查:B 超检查结果。

(5)实验室检查:血常规检查结果是否白细胞增多。

(6)社会心理评估:患者年龄及心理特点,家长对疾病了解程度及心理状况。

(二)护理措施

1. 术前护理

(1)观察患儿生命体征的变化,如有高热及时给予物理降温或药物降温。

(2)观察患儿腹痛的部位、性质、程度,以及有无压痛、反跳痛、腹肌紧张等。有腹膜炎时应给予胃肠减压。禁用止痛药及灌肠。

(3)观察患儿有无呕吐及排便情况。

(4)遵医嘱合理补液,纠正脱水及电解质紊乱。

(5)饮食与营养:急性期应禁食水做好术前准备工作。如保守治疗,可根据患儿实际情况给予禁食或清淡饮食,以调节患儿肠胃功能。

2. 术后护理

(1)病情观察:①术后 24h 密切观察生命体征变化。②严密观察患儿切口有无出血、渗液,保持切口敷料清洁干燥。化脓性阑尾炎或阑尾穿孔内置引流条者通常术后 2～3d 拔除。③观察腹部体征,注意肠蠕动恢复情况。

(2)饮食与营养:轻症患儿术后当日禁食,术后第 1 天进流质饮食,术后第 2 天进半流质饮食,术后第 3～4 天可过渡至普食;重症患儿待肛门排气、肠蠕动恢复后方可进流质饮食。

(3)体位与活动:术后 6h 可半卧位休息,鼓励患儿早期活动,以防肠粘连。

(4)管道护理:胃管待肠功能恢复后拔除;切口引流条或引流管视引流情况而决定拔除时间。

3. 健康教育

(1)鼓励患儿早期活动，促进肠功能恢复。

(2)注意合理饮食。

(3)出现呕吐、腹痛等症状应及早就诊。

4. 护理评价

经过治疗和护理，评价患儿是否达到：①腹痛减轻或消失。②感染程度减轻。③家长焦虑程度改善。

六、肠套叠

肠套叠是指某一段肠管及其附近肠系膜套入邻近肠腔内所造成的急性肠梗阻，多见于 2 岁以下小儿，4～10 个月是发病高峰期。临床表现为阵发性腹痛、呕吐、便血及腹部肿块。非手术治疗为空气灌肠复位，手术治疗包括单纯手法复位、肠套叠整复术、肠切除肠吻合术等。

(一)护理评估

(1)健康史：评估患儿既往史、用药治疗情况、过敏史及家族史。

(2)诱发因素：评估患儿饮食情况、有无病毒感染等。

(3)症状和体征：评估患儿是否存在阵发性腹痛、右上腹触及腊肠样包块等腹部体征；评估患儿呕吐及排果酱样血便情况，体温变化。

(4)辅助检查：诊断性空气灌肠检查及腹部 B 超检查结果。

(5)实验室检查：血常规及血生化检查结果。

(6)社会心理评估：评估患儿年龄及心理特点，家长对疾病了解程度及心理状况。

(二)护理措施

1. 术前护理

(1)观察患儿生命体征变化，及时纠正脱水及电解质紊乱。

(2)观察患儿腹痛情况，便血的性质、颜色及量，注意有无肠穿孔表现。

(3)遵医嘱禁食，持续胃肠减压，观察引流液的性质、颜色及量。

(4)空气灌肠复位护理：①术前 30min 肌内注射镇静解痉药。②观察复位效果：腹部包块消失；呕吐停止；患儿安静状态；口服药用炭片 0.3～0.6g，于 6～8h 后可见大便内黑色炭末排出，肛门排气，继而大便颜色变为黄色。③如患儿仍然烦躁不安，阵发性哭闹，且腹部仍扪及包块，则应怀疑患儿复位不成功或重新发生套叠；若患儿哭闹、面色苍白、呕吐、腹痛，则可能出现肠穿孔，应及时通知医生处理。

2. 术后护理

(1)病情观察：术后 24h 严密观察患儿生命体征变化；观察切口敷料渗血情况，保持切口敷料干燥。必要时以腹带加压包扎，避免因患儿哭闹使切口张力增加而裂开。观察腹部体征及肠功能恢复情况。

(2)患儿禁食期间遵医嘱静脉补充水、电解质。肠功能恢复、拔除胃管后患儿可进食流质，逐步过渡到半流质、普食。

(3)鼓励患儿早期活动，防止肠粘连发生。

3.健康教育

(1)指导家长合理喂养患儿，合理添加辅食，避免增加胃肠道负担。

(2)注意饮食卫生，有肠道细菌、病毒、寄生虫感染应及时治疗。

(3)观察患儿有无呕吐、腹痛、便血等肠套叠再次发生的症状。如有应及时就诊。

4.护理评价

经过治疗和护理，评价患儿是否达到：①血便情况好转或消失。②营养状况改善。③疼痛程度减轻。④家长焦虑程度减轻。

第十四章 心胸外科疾病护理

第一节 心胸外科疾病一般护理常规

(1)入院后向患者宣教入院须知、探视制度、作息时间等，测体重、体温、脉搏、呼吸、血压，并记录在体温单上。

(2)入院 24h 内每 4h 测体温、脉搏、呼吸 1 次，无异常改为每日测 2 次。手术前 24h 及手术后 3d 内体温在 37.5℃以上的患者每 4h 测体温、脉搏、呼吸 1 次。

(3)肺部疾病咳嗽痰多者，每日记录痰量(不可混入漱口水和唾液)。肺结核患者留 24h 痰，查结核杆菌至少 3 次，肺癌患者送新鲜晨痰查癌细胞。

(4)开放性肺结核患者行呼吸道隔离。痰液须经 0.1%过氧乙酸、3%来苏儿或漂白粉消毒处理后方可倒掉。

(5)了解患者心肺功能。如心功能三级以上应卧床休息。准确记录尿量或出入量，给予低盐饮食。

(6)应用洋地黄类药物的患者，用药前测脉搏或心率，并观察用药反应及疗效。有心房纤颤、心律不齐者，注意心音、心率及节律的变化。心率<60 次/分，或>120 次/分，应立即通知医师。

(7)危重患者入监护室，专人护理，严密观察呼吸、脉搏及血压。脉搏不规则时，应在同一时间内测量脉率和心率。有短绌脉者，绘制短绌脉图像。对咯血患者应注意咯血的性质及量。记特护记录单。

(8)备好抢救物品，如氧气、吸痰器、气管切开包、静脉切开包等及各种抢救药物。

(9)监护室每日用紫外线消毒 1 次，每日消毒液擦地面 2 次，每月空气细菌培养 1 次。

(10)注意口腔卫生，早、晚各刷牙 1 次。进食者用复方硼酸溶液漱口，一日 3 次；不能进食者，做口腔护理每日 2 次。

(11)禁止吸烟，减少气管分泌物，预防肺部并发症。

(一)术前护理

(1)了解患者思想状况，解除患者顾虑，鼓励患者树立信心，并介绍术后注意事项，取得合作。

(2)长期卧床患者，鼓励下床活动，改善心肺功能，增强抵抗力，增加对手术耐受性，使患者顺利度过手术期。

(3)进高热量、高蛋白、高维生素饮食，不能进食者补充液体，维持水、电解质平衡。

(4)宣传术后咳痰重要性，训练有效的咳痰方法，多做深呼吸以扩大肺活量。痰多者每日体位引流 2~3 次，并给予抗生素、祛痰剂和雾化吸入。

(5)术前 2~3d 训练患者床上排尿、排便的适应能力。

(6)协助医师采集标本，完成术前各项检查。

(7)术前 1~2d 抽血做血型交叉。备好胸腔引流瓶一套。

(8)做青霉素、普鲁卡因皮试，阳性者做阳性标记并记录。

(9)注意体温变化，超过 37.5℃以上及时通知医师。

(10)备皮范围要广，勿损伤皮肤，预防感冒，避免因受凉影响手术。

(11)术前 12h 禁饮食。

(12)按医嘱给予抗生素及其他药物。服用洋地黄者术日晨停药。

（二）术后护理

(1)了解术中情况及术后注意事项，准确无误地连接心电监护仪及各种监测管道。

(2)全麻患者取平卧位。清醒后，血压平稳时取半卧位。

(3)严密观察血压、脉搏、呼吸及体温的改变，每 15～30min 测量 1 次，病情稳定后改为 1～2h 测量 1 次，次日每 4h 测量 1 次。若有异常，应查找原因，对症处理。

(4)保持呼吸道通畅。麻醉未清醒前头偏向一侧，防止呕吐物吸入呼吸道，避免肺部并发症。如有胃扩张，给予胃肠减压。

(5)全麻患者术后次日进饮食，食管手术例外。

(6)持续氧气吸入，至无缺氧状态。

(7)胸腔引流的护理要点如下：①保持引流通畅。②引流管的长度要适宜。③勿将引流管举高超过刀口平面，以防虹吸作用将瓶内液体流入胸腔。④严密观察引流液的性质及量，并详细记录。对胸腔感染的患者，观察其引流液的颜色及气味。按医嘱应用抗生素。⑤24h 更换引流瓶 1 次，注意无菌操作，防止气体进入胸腔。⑥若引流瓶破裂或引流管突然脱出，应立即通知医师，并及时备好物品，协助医师重新置管。

(8)麻醉清醒后，鼓励患者有效咳嗽，做深呼吸，协助其排痰。痰不易咳出者给以雾化吸入，并加入适量抗生素。

(9)密切观察神志、瞳孔的改变，鼓励患者自行排尿，以防导尿造成逆行感染。保持大便通畅，3d 未排便者应采取措施。

第二节　肺癌

肺癌是胸外科常见的恶性肿瘤之一，多发生在 50～70 岁的男性。早期可无症状，当肿瘤阻塞支气管造成肺不张或并发肺炎时，有咳嗽、呼吸困难，并出现胸闷、气急、发热。周围型肺癌早期症状为胸痛，侵犯胸膜时出现顽固性胸痛及血性胸腔积液；侵犯膈神经时出现膈肌麻痹；侵犯喉返神经时出现声音嘶哑；侵犯臂丛神经出现上肢麻木；侵犯颈交感神经时出现眼睑下垂。须早期行肺叶、肺段或全肺切除术。

（一）术前护理

(1)执行心胸外科疾病一般护理常规。

(2)全麻患者练习慢而深的腹式呼吸，因腹式呼吸可减轻纵隔摆动，以利手术进行。

(3)预防呼吸道感染，必要时按医嘱用药物控制感染。

(4)练习有效咳嗽，减少因痰液稽留而引起肺不张。

(5)备皮，前胸及后背过中线，上过肩，下过脐，包括腋窝。

(6)肺上叶切除或全肺切除者应备好三通胸腔引流瓶。

（二）术后护理

(1) 执行心胸外科术后护理常规。

(2) 密切观察术后早期并发症：①血胸：由于术中小血管渗血或血管结扎不彻底造成，严重时可致出血性休克或呼吸困难。要密切观察血压、脉搏、呼吸的变化及胸腔引流液的量和性质，渗血多时及时通知医师，适当应用止血药物。②气胸：肺叶、肺段切除术后肺段漏气，一般 2～3d 内即停，应密切观察，经常鼓励患者咳嗽和做深呼吸。保持引流通畅，及时将气体排出。每日更换胸腔引流瓶 1 次，以利观察引流量及预防胸腔内感染。③肺不张：观察呼吸频率与呼吸音的变化。若呼吸音低，应查找原因；如有痰液积聚，应协助咳嗽、排痰，必要时用祛痰药物或雾化吸入稀释痰液。④支气管胸膜瘘：体温高、呼吸音低、呼吸不畅时，应及时胸透拍片，并适当应用广谱抗生素。

(3) 一侧全肺切除患者，胸腔引流内压力要用夹子夹住调整，防止纵隔摆动，影响呼吸循环功能。经常观察气管有否移动，若发现气管向健侧移位，及时通知医师，在严密观察情况下开放胸腔引流管，放引流液一次不超过 200mL。

(4) 输液滴速不可过快，30～40 滴/min，以防引起肺水肿。

(5) 向化疗患者宣教用药的注意事项，若有反应及不适，及时通知医师。用药期间定期查血象。

第三节　食管癌

食管癌是较常见的恶性肿瘤，多发生在 40 岁以上的男性，病因不明，有关资料表明与个人生活习惯有关。临床表现为进行性吞咽困难、胸骨后疼痛、胸闷不适，晚期出现恶病质。

（一）术前护理

(1) 执行心胸外科手术前护理常规。

(2) 了解患者进食情况，能进食者给予高蛋白、高热量、高维生素饮食，不能进食者静脉补充液体，纠正水、电解质紊乱。

(3) 根据医嘱服用驱虫药物，以免蛔虫穿入吻合口导致吻合口瘘。服药期间忌食用油腻食物，并观察驱虫效果。

(4) 注意口腔护理，预防术后吻合口感染。

(5) 结肠代食管患者，术前 3～5d 服用灭滴灵 0.4g，一日 3 次，观察用药反应。按医嘱应用缓泻剂。术前晚灌肠，术日晨清洁灌肠后用 0.25%甲硝唑 250mL 保留灌肠，以保证肠道清洁，减少术后细菌感染。

(6) 有食物潴留者，手术前晚用生理盐水洗胃，减轻黏膜水肿，减少吻合口瘘发生的机会。

(7) 胃食管吻合术患者，术前安置胃管。

（二）术后护理

(1) 执行心胸外科术后护理常规。

(2) 密切观察血压、脉搏、呼吸，护理患者至清醒，保持呼吸道和胃肠减压通畅，观察胃液的性质和量。

(3)补充营养。术后禁饮食 2～3d，由静脉补充液体，维持正常水、电解质平衡。胃造瘘者 3d 后从造瘘管滴注葡萄糖盐水 500mL，70～80 滴/min，温度 40℃。

(4)胃食管吻合术后，严格禁水、禁食，以防吻合口瘘与食管胸膜瘘。第 5 天开始，经口服用糖水，观察有无呛咳。若无异常可进半流质饮食。若无腹痛、腹胀、咽下困难，2 周后改普通饮食。

(5)术后 3～7d 如有胸痛、胸闷、体温上升、脉搏增快、面色苍白、呼吸音低等表现，可疑为吻合口瘘或胸腔内感染，应及时找出原因，明确诊断，及时抢救处理。

(6)密切观察胸腔引流液的量和性质。

第四节　二尖瓣狭窄

二尖瓣狭窄多见于有风湿热病史的女性。其临床表现主要取决于瓣口的狭窄程度，当瓣口面积小于 1.5cm^2，左心房排血困难，肺部慢性充血，肺顺应性减低，临床上表现为：气促、咳嗽、咯血、发绀等。按病情的轻重通常分为四级。

(一)术前护理

(1)执行心胸外科术前护理常规。

(2)低盐饮食，钠盐摄入<3g/d。术前 2d 停止低盐饮食，摄入适量的氯化钠，以免术后出现低钠综合征。

(3)卧床休息，减少组织对氧的消耗，减轻心脏负担，以利于心功能改善。

(4)应用洋地黄类药物时，使用前测脉搏、心率，心率少于 60 次/min 应停用药物。观察洋地黄类药物毒性反应。

(5)预防感冒，以防诱发心力衰竭。

(6)密切观察红细胞沉降率、抗链球菌溶血素 O 滴定、咽培养等。

(7)注意观察体温、心率，如有风湿活动，按医嘱应用抗生素、强心利尿药物治疗。

(8)术前复查血液化学，为手术后提供对照和治疗依据。

(二)术后护理

(1)执行心胸外科术后护理常规。

(2)注意血压、心率、心律变化。术后常见的心律失常有早搏、心房纤颤。如发现心率高于 120 次/min 或低于 60 次/min，应及时通知医师。

(3)严密观察病情变化，出现胸闷、气急、端坐呼吸及阵发性呼吸困难、发绀、咳粉红色泡沫样痰等，是左心衰竭表现，应及时通知医师，设专人护理，并注意：①减慢输液速度，30～40 滴/min。②酒精湿化吸氧。③备好西地兰、呋塞米等药物，按医嘱及时准确给药。

第五节　动脉导管未闭

动脉导管未闭发病率在先天性心脏畸形中居第二位，其临床表现为反复上呼吸道感染，剧烈活动后心悸、气急、乏力。小儿则有发育不良、消瘦、活动受限等，严重者可有发绀、心力衰竭的表现。

(一)术前护理

(1)执行心胸外科术前护理常规。

(2)做好生活护理，避免受凉，必要时应用抗生素控制感染。

(3)准确测量心率、血压并记录，供术中术后参考。

(4)观察心脏杂音的性质。

(二)术后护理

(1)执行心胸外科术后护理常规。

(2)注意血压和出血情况。结扎导管后，阻断了分流到肺循环的血液，使循环血容量较术前增加，导致血压较术前增高。收缩压＞19.5kPa(146mmHg)，舒张压＞14.1kPa(106mmHg)时，可用降压药物，以防止血压过高，引起导管缝合结扎处渗血或导管再通。因此必须严密观察术后出血情况，若有异常现象及时通知医师。

(3)保持呼吸道通畅，协助咳嗽排痰。雾化吸入使痰液稀释易于排出，必要时可在氧气湿化瓶内加入抗生素，以预防并发症。

(4)观察患者有无声音嘶哑。因手术中喉返神经受牵拉，局部水肿或手术损伤，可出现声音嘶哑或进流质饮食时呛咳，故宜改为进半流质饮食。呛咳无法进食时，应予以静脉补充液体。

(5)注意心率、心律的变化。由于术中可能牵拉迷走神经，引起迷走神经功能紊乱而出现心律失常，常见有室性、室上性心动过速，可用新斯的明等药物控制。

(6)观察有无杂音。若出现收缩期杂音应考虑是否为假性动脉瘤，嘱患者卧床休息，避免活动，并给予祛痰药物、缓泻剂，以免剧烈咳嗽或排便屏气，使胸腔内压急剧升高，导致假性动脉瘤破裂。必要时再行手术治疗。

(7)术前合并细菌性心内膜炎的患者，术后应观察体温、脉搏的变化，注意皮肤有无出血点、有无腹痛等。一旦发现异常要做细菌培养，并及时对症处理。

第六节 肺动脉瓣狭窄

肺动脉瓣狭窄是三个瓣叶膜融合成圆柱状，瓣孔径狭小，最小的仅有2～3mm，狭窄后的动脉干变薄扩张。轻、中度狭窄患者多无症状；重度狭窄病例症状出现较早，如乏力、胸闷、活动后心悸气急、晕厥或发绀，晚期常出现右心衰竭的症状。一般在低温麻醉下行手术治疗。

(一)术前护理

(1)注意休息。由于肺动脉瓣狭窄，右心室排血受阻，致右心室压力增高，负荷加重，患者可出现发绀和右心衰竭，故应卧床休息，减轻心脏负担。

(2)心力衰竭症状明显、发绀显著者应吸氧，以改善心脏功能。病情需要时给予强心利尿药物。

(3)详细了解病情，观察患者心律，听心音，每日1～2次。查血型、备血。与内科联系，以便手术中紧急会诊。

(4)除心脏病常规检查外，需做凝血机制测定。

(5)术晨用肥皂水大量：不保留灌肠一次。

(6)其他按心胸外科术前护理准备。

(二)术后护理

(1)观察病情变化：①密切观察血压、心率、心律、呼吸、体温、引流量、尿量的变化，必要时应用多功能监护仪。按时测定中心静脉压，了解有无心力衰竭，及时调节输液速度。②低温麻醉后容易发生心律失常，应密切观察。发现异常，及时通知医师，给予处理。③保持呼吸道通畅。鼓励患者咳嗽，应用呼吸机的患者应及时吸痰。血压平稳、成人尿量＞40mL/h、四肢温暖、意识清醒后，可停用呼吸机。④低温麻醉术后患者反应迟钝，复温期要注意保暖，预防烫伤皮肤。低温麻醉影响了体温调节中枢，机体出现反应性体温增高，使心脏负担加重，心率变快和呼吸困难，应每15min监测体温1次并记录。保持体温在37.5℃以下，手术后近期体温在38℃以上。如肛温超过38℃，应给予物理降温，也可采用适量的激素。心脏功能良好者，可用冰水灌肠或阿司匹林保留灌肠，有利于控制心率和保护心脏功能。⑤观察皮肤颜色。指(趾)甲床由苍白变为粉红色，说明器官灌注良好。出现发绀，无论是中心型或是周围型，都表示灌注不良、氧合不良或两者均有。如皮肤颜色遇有异常改变，应及时通知医师，找出原因，对症处理。

(2)保持胸腔引流管通畅，及时排出心包、纵隔或胸腔内的积血、积液。密切观察引流液的颜色、性质及量，注意有无出血倾向。如出血量多、颜色新鲜，应及时通知医师。

(3)保持导尿管通畅，勿脱出。密切观察尿液性质和量，每小时测定酸碱度、比重1次，并记录。

(4)注意刀口有无渗血。保持敷料干燥，出现渗血及时更换，以防伤口感染。

(5)协助患者咳痰，预防术后并发症。痰量多时可行雾化吸入，以利痰液咳出。

(6)按医嘱定时测定血液酸碱度、二氧化碳结合力及钾、钠、氯、镁。

(7)手术日禁饮食。因低温麻醉易引起肠麻痹，腹胀明显时应安置胃管，抽出胃肠内的气体，减轻腹胀、腹痛。1d后肠蠕动恢复，可进少量流质饮食，以后逐渐恢复半流质、普通饮食。进食高维生素、高蛋白、高热量、富有营养的食物，利于机体的恢复。

(8)按时翻身，按摩受压皮肤，促进血液循环，预防压疮发生。

第七节　风湿性心脏病

风湿性心脏病引起的二尖瓣关闭不全较为多见，多数病例合并狭窄。患者左心室收缩时两个瓣叶不能对拢闭合，一部分血液由左心室反流入左心房。病变轻、心脏功能代偿良好者症状不明显。病变重、病程较长者可出现乏力、心悸、劳累后气急等症状，晚期病情恶化，出现左心衰竭。须行人工瓣膜置换术。

(一)术前护理

(1)给患者讲解术后抗凝的意义，取得配合。如不具备抗凝治疗的条件，则应选用生物瓣膜。一般采用机械瓣膜置换术。

(2)做好心理护理。因手术危险性大，应向患者及家属说明手术的意义及重要性。做到处处关心、体贴患者，取得患者的合作，增强成功的信心。

（3）详细询问有无溃疡病及出血史，积极治疗，以免因手术后抗凝治疗而出血。

（4）按医嘱应用药物：①术前1周开始应用抗生素，增强机体抵抗力，预防术后感染。②服用利尿药物应注意补钾，手术前3d停用利尿剂。③应用洋地黄的患者，术前1d停药。④心律异常、心脏功能差的患者，术前静脉滴注或肌内注射能量合剂。⑤其他同低温麻醉手术前护理。

（二）术后护理

（1）详细交接术中病情，并记录。保持各引流管通畅，妥善固定，以防脱出，记录各引流量。

（2）保留气管插管，应用机械辅助呼吸，气管内气囊每2h放松1次，每次约5min。手术后2～3h给氧浓度要高（40%～50%），以后逐渐减低。一般术后4～12h循环稳定、血气分析正常，可停用呼吸机，改用鼻导管吸氧。若有发绀、呼吸困难，可适当延长使用呼吸机。保持呼吸道通畅。

（3）密切观察神志、意识的变化。详细记录清醒时间、肢体活动情况、有无栓塞情况。静脉补液，维持左心房压在 $2.0～3.0kPa（20～30cmH_2O）$。术后输液量：按 $50mL/(kg \cdot d)$。根据中心静脉压及引流量调节速度，缓慢均匀滴注。

（4）严密观察病情变化。若血压下降、尿量少于 $0.5mL/(kg \cdot h)$、皮肤湿冷等，要查明原因，积极采取措施。心率增快，超过 120 次/分，应尽快应用洋地黄药物。收缩压低于 10.3kPa（77mmHg）可静脉滴注多巴胺，维持血压在 12.0～13.5kPa（90～101mmHg）。防止升压药物外溢，以免引起局部皮肤坏死。

（5）应用心电监测仪监测心率变化。由于长时间阻断循环，引起心肌缺血及电解质紊乱而发生心律失常，应密切观察，及时纠正。

（6）如肺部出现啰音、呼吸困难、中心静脉压升高、尿量减少，应根据医嘱给予速尿，必要时可重复使用。

（7）每小时听心音，注意有无被替换瓣膜的拍击音及关闭不全的杂音。

（8）观察有无出血情况。因手术时间长且创伤大，故凝血机制受影响较大。根据引流量的多少、血压、心率、中心静脉压的指标，调节输液成分。保持各种引流通畅，特别注意观察心包引流情况，以防心包压塞。

（9）应用抗生素。多采用少量液体内加入适量广谱抗生素，以免给药时间长，影响抢救患者及药物疗效，必要时可静脉双通道灌注。

（10）胸腔引流拔除后，应用抗凝药物。服药期间密切观察有无出血倾向，如皮肤黏膜出血斑、血尿、柏油样便、月经量增多等。服用药物的剂量，以控制凝血酶原时间相当于正常的 1.5～2 倍为标准，保持凝血酶原指数在 50%～60%，一般服华法林 2.5mg/d。若凝血酶原指数为 70%以上，服华法林 5mg/d，指数在 40%～70%，服华法林 2.5mg/d，指数在 40%以下者，应停服 1 次，术后两周内每日查 1 次。

（11）有出血倾向者应停用或减量应用抗凝剂，尽量避免使用维生素 K 和凝血类止血药物。

（12）引流管拔除后，病情允许可活动四肢。术后 5～7d 可逐渐下床活动。

（13）观察体温变化。术后 10～14d 无发热者仍需每 6h 测体温 1 次，若体温增高要查明原因，排除是否并发心内膜炎。

（14）给予易消化、高热量、高蛋白、高维生素饮食，以补充营养，及早恢复健康。

（15）出院时，详细指导患者不要劳累，注意休息和营养，保持良好的精神状态，合理使用抗凝药物的方法及注意事项。

（16）其他同体外循环下心内直视手术后护理。

第八节　气管隆突切除术

气管、支气管的疾病，例如肿瘤，当肿瘤侵犯气管及隆突附近时，需行气管隆嵴切除，再行气管支气管成形术。

（一）术前护理

（1）执行心胸外科一般护理常规。

（2）做好患者思想工作，减少其恐惧，取得合作。

（3）全面了解病情，了解各重要器官的功能，尤其是肺功能情况。

（4）防止呼吸道感染，预防感冒，一旦出现症状及时应用抗生素治疗。

（5）每日练习咳嗽动作，学会有效的咳嗽，使健肺扩张，预防肺部并发症。

（6）做好皮肤准备，范围包括术侧前胸，后背过中线，上至肩部，下过脐部，同侧腋窝处。

（二）术后护理

（1）执行心胸外科术后护理常规。

（2）保持胸腔引流通畅，必要时根据医嘱行负压引流，使肺早期膨胀。

（3）防止炎性水肿、肉芽肿和瘢痕组织挛缩致吻合口狭窄，适当应用肾上腺皮质激素。

（4）保持呼吸道通畅，鼓励并协助患者咳嗽，必要时加糜蛋白酶及抗生素雾化吸入，使痰液稀释，易于咳出，以利肺扩张。

（5）有通气功能障碍时，行气管切开，并执行气管切开护理常规。

（6）气管肿瘤切除术患者（气管肿瘤 4cm 以上）应保持头低位 10～14d，以防过度牵拉造成支气管断裂。

（7）给予高热量、高蛋白、高维生素饮食，以利于刀口愈合，机体康复。

（8）为避免刀口感染及肺部感染，按医嘱应用广谱抗生素。

（9）做好并发症的预防：①支气管胸膜瘘：应行胸腔引流，以后根据情况再行肺切除术或支气管瘘修补术。②脓胸：常在术后 3～7d 发生。保持胸腔引流通畅，及时观察引流液量及性质。拔管前，胸腔内注入抗生素，同时静脉滴注抗生素。一般情况较差者，给予全身支持疗法，如血浆、白蛋白、脂肪乳、多种氨基酸等。③吻合口狭窄：及时咳出或吸出黏稠分泌物，避免形成吻合口狭窄或肉芽组织形成梗阻，必要时行支气管镜检查，及时解除梗阻。④咯血：静脉滴注或肌内注射止血药物，或体外引流。

（10）做好患者出院指导，如生活、饮食指导，注意休息，发现异常及时就诊治疗等。

第九节　室间隔缺损

室间隔缺损为常见先天性心脏病。绝大多数室间隔缺损是单一的，只有少数病例合并动脉导管未闭、肺动脉狭窄或大血管错位。较小的缺损一般无明显症状。较大缺损在婴儿期反复发生呼吸道感染，甚至左心衰竭；随年龄增长，活动受限，劳累后出现心悸气急；晚期当肺血管阻力明显升高时，可出现中央性发绀和右心衰竭。一般在体外循环下行房间隔缺损修补术。

（一）术前护理

（1）测量体重，记录在体温单上，供术中根据体重计算血容量及补液量，以及应用肝素及鱼精蛋白的药物剂量。

（2）应用洋地黄治疗的患者，手术前 1～3d 停服药物。

（3）准备好急救药品及特殊检查资料，带往手术室，如多巴胺、利多卡因、维拉帕米、肝素、鱼精蛋白等药物。

（4）做好皮肤准备，范围自颈部、胸部至脐部及背部，包括双侧腋窝、双侧腹股沟、会阴部、双侧大腿上 1/3 处。

（5）其他按低温麻醉手术前护理。

（二）术后护理

（1）观察神志及瞳孔的改变。心内直视术可因脑血管栓塞或脑组织缺氧使患者神志不清、昏迷，对此要严密观察，防止缺氧、低血压，改善呼吸功能。如并发脑血管栓塞，患者可出现四肢抽搐、瞳孔散大及深度昏迷现象。每 30min 观察瞳孔、意识 1 次，并记录。必要时头部及腋窝处放置冰袋。备好脱水剂、扩张血管药物及镇静药物。

（2）维持良好的心脏功能，保证各主要脏器足够的血液灌注，护理应做到以下几点：①减轻心脏负担：控制体温不超过 37.2℃。维持血容量及电解质平衡，防止输入量过多、过速。心源性低血压给升压药物，如多巴胺、阿拉明等，维持收缩压在 12kPa（90mmHg）。静脉滴注时，勿使液体外溢，以防止局部组织坏死。患者烦躁时给予安定，保证患者安静休息。防止缺氧，可用人工辅助呼吸。1～3d 内呼吸功能不能完全改善时，应及时行气管切开术。肺顺应性差或毛细支气管痉挛引起呼吸困难，应用呼吸末正压辅助呼吸。随时观察呼吸机同步情况、潮气量、呼吸时间比、呼吸频率等是否适宜。定时做血气分析，作为纠正辅助呼吸的依据。停用呼吸机及拔除气管插管前，均应采用过渡性措施，不可突然停用或拔除。拔除后可用鼻塞法进行氧气吸入，保持呼吸道通畅。协助咳嗽，预防肺部并发症。②改善心功能：预防心力衰竭发生，如出现中心静脉压增高、血压下降、心率增快、颈静脉怒张、肝大、恶心、尿少等心力衰竭征象，给予强心、利尿药物。定时测血气分析、二氧化碳结合力及尿酸碱度，协助医师及时纠正。严密观察心率、心律的变化。心动过速时，可减少输入量，查明原因对症处理。

（3）保持胸腔引流通畅，血性引流液＞5mL/（kg·h）表示有出血征象，应严密观察 4～6h。如出现休克症状，应准备开胸检查，同时密切注意血压、脉搏、呼吸、面色及末梢循环的改变，及时复查血红蛋白，以便及早抢救处理。

（4）应用抗生素防止感染。体温升高时应查明原因，有无胸腔内感染及细菌性心内膜炎的可能。密切观测体温，每 6h 1 次，必要时送血培养及药敏试验。

（5）成人 24h 尿量不少于 600mL，儿童 24h 尿量不少于 400mL。每日定时抽血查血生化。

（6）保持桡动脉测压管通畅，利用肝素液冲管，术后 3～4h 内每 10～15min 冲洗 1 次（肝素液可用生理盐水 100mL 加肝素 1250U），每次 3～5mL。

（7）测定心输出量。危重患者如设备允许，经静脉插入附有电极的飘浮导管到右心室。将小气囊充气后，导管可随血流入肺动脉，除能随时测量肺动脉和肺小动脉嵌入压外，并可利用温差稀释仪测定心输出量，这是直接测量心功能的可靠指标。

（8）术后 2d 内严禁下床活动，以免发生急性心力衰竭，协助床上活动及按摩，防止静脉炎及血栓形成。

（9）严密观察并发症的发生。常见并发症有低心排综合征，术后出现低血压和尿量减少，可能由于低血容量及心源性休克所致，应立即扩充血容量，输血或血浆，维持中心静脉压术前的水平。补液速度不可太快，避免增加心脏负担或造成低渗性肺水肿。应用血管收缩剂、强心剂。

（10）其他同低温麻醉下心内直视手术后护理。

第十节　冠状动脉粥样硬化性心脏病

冠状动脉粥样硬化主要侵犯冠状动脉主干及其近段的分支。轻者不出现缺血症状，病变重者尤其重体力劳动及情绪激动时，心肌需氧量增加，而血流量不能相应地增多，或冠状动脉发生痉挛，血流进一步减少，加重心肌缺氧，出现心绞痛。冠状动脉长时间痉挛或急性阻塞，管腔内形成血栓，部分心肌缺血，可发生心肌梗死。一般行冠状动脉搭桥手术。

（一）术前护理

（1）给低盐饮食。避免摄入过多食盐导致水钠潴留，增加心脏的负担。如有高脂血症，应给予低脂肪饮食并服用抗高血脂药物。

（2）熟悉病情，了解各种检查结果，掌握处理原则，做到抢救患者及时准确。

（3）每日测血压 1～2 次。高血压者给予药物治疗，使血压降至正常范围。

（4）如用洋地黄药物及利尿、抗凝药物，术前 3～5d 停药。长期服用普萘洛尔类药物，对心肌有抑制。有人认为术后易诱发心排血量降低，故手术前 2 周逐渐停药。

（5）协助做好各种检查及化验。

（6）应用不抑制心肌的镇静药物。手术前 2d 应用广谱抗生素，预防感染。

（7）术前 1d 准备皮肤，发现有慢性病灶或静脉炎时应及时通知医师。

（8）其他同低温体外循环下心内直视手术前护理。

（二）术后护理

（1）做好一般护理：①详细了解病情，如术前诊断，手术矫治情况，术中病情变化，手术后的护理及用药情况，应全面掌握。②检查并接通各引流管，保持通畅勿脱出，观察引流液性质和量。③协助医师做血气分析、细胞压积、血常规、血生化检查，以观察血容量，及时纠正电解质紊乱。④术后 2～3d 可适当进行床上活动，注意翻身，以利于疾病恢复，防止静脉炎发生。⑤肠蠕动恢复后可进半流质饮食，以后根据病情进易消化、富含营养的高维生素饮食。保持大便通畅，避免增加心脏负担。

(2)做好循环系统护理：①观察心律。房性期前收缩时可静脉滴注 10%氯化钾(加入大液体内)。室性期前收缩呈二联律、三联律可发展为室性心动过速，应静脉推注利多卡因 50mg，必要时可增加至 100mg，以后 2～4mg/min 静脉滴注维持。②心率控制在 70～90 次/min 才能维持良好的心搏出量，有异常时通知医师对症处理。③维持收缩压在 12～16kPa(90～120mmHg)，舒张压在 8.7～10.9kPa(65～82mmHg)。血压低多因血容量不足所致，可影响大脑、肾脏的血液供给。必要时应用多巴胺，以增强心肌收缩力，增加心输出量，降低末梢血管阻力。血压升高易并发出血。患主动脉夹层动脉瘤或心肌梗死者，适当应用镇静剂、止血药物、降血压药物。应用硝普钠降压时要注意密闭、避光，应根据血压调节滴速，随时测血压并记录。④每日记录心电图 1 次，了解心脏情况。⑤取大隐静脉时易损伤股动脉，致栓塞形成，应观察股动脉搏动情况，每小时测量 1 次。

(3)做好呼吸系统护理：①人工呼吸机辅助呼吸约 6h，有自主呼吸、神志清楚、血气分析正常时可考虑停用呼吸机，30min 后复查血气分析，正常时可拔除气管插管，继续吸氧。②观察呼吸情况。若患者呼吸浅促、鼻翼扇动、肋间凹陷、烦躁不安等，为低氧血症的表现，应加大给氧浓度。每 30min 观察呼吸音 1 次，若呼吸音低，为肺不张的表现，及时通知医师，查找原因，必要时床前拍片。③保持呼吸道通畅，按时吸痰。痰液黏稠不易咳出时，做超声雾化吸入，4h 1 次。④保持引流管通畅，每小时记录引流量 1 次，根据引流量的多少补充血容量。

(4)维持酸碱平衡，出现失衡现象及时纠正。

(5)手术后第 3 天根据病情进流质饮食，逐渐改为高热量、高蛋白、高维生素半流质或普通饮食。

(6)术后即注意按摩局部皮肤，做肢体被动活动，防止下肢血栓性静脉炎的发生，必要时应用抗凝药物防治。

(7)注意术后心绞痛与切口痛的鉴别。心前区绞痛，舌下含化硝酸甘油或吸入硝酸异戊酯后疼痛缓解者为心绞痛，切口痛应给予镇痛药物，避免因疼痛引起血管痉挛和烦躁不安而增加心脏的负担。

(8)其他同低温体外循环下心内直视手术后护理。

第十五章　泌尿外科疾病护理

第一节　泌尿外科疾病一般护理常规

(1)执行外科一般护理常规。

(2)鼓励患者多饮水，一般每日饮水量 2000～3000mL，预防泌尿系感染及尿盐沉积。(尿少、尿闭、肾功能不良者和继发高血压、水肿者例外)。

(3)观察患者尿量、颜色，以及有无血块、烂肉样物及其他沉淀物。如有异常留标本送化验，如 24h 尿量少于 400mL 应密切观察肾功能的变化及高血钾症、心力衰竭、肺水肿、脑水肿的表现。根据需要协助抽血查血生化。

(4)有尿瘘或尿失禁者，注意会阴部清洁、干燥，保护皮肤，防止发生湿疹、皮炎及溃疡。每日用 1∶5000 高锰酸钾液坐浴，必要时涂氧化锌软膏。

(5)做好各项试验的准备及标本的收集工作。

(6)对老年患者，要观察心、肺功能的变化。

(7)手术前训练患者卧床排尿，以免术后不习惯而出现排尿困难。

(8)做好持续导尿患者的护理：①选择适宜的导尿管，插导尿管时操作要熟练、敏捷、轻柔，以免损伤尿道黏膜。②导尿管要妥善固定，防止脱落，位置要适宜，有利于引流。③保持导尿管通畅，有血块、尿沉渣、盐类沉积物阻塞导尿管时，及时用无菌生理盐水冲洗。引流管内不能有气栓，以保持虹吸作用。④保持每日尿量在 1500mL 以上，必要时每日记录尿量。⑤每日用 0.5%洗必泰液棉球清洁会阴部及尿道外口 1 次，以防尿道上行性感染。⑥每周更换引流瓶及引流管 1 次，每两周更换导尿管 1 次。

(一)术前护理

(1)做好心理护理，向患者及家属详细介绍手术方式及手术后注意事项，解除思想顾虑，取得合作。

(2)术前 1d 洗澡、更衣、理发、剪指甲；不能活动的患者，护士协助床上擦浴。

(3)备皮。手术野用肥皂水和温水擦洗(脐窝用汽油擦洗)，再用 75%酒精擦拭，并用无菌巾包裹等待手术。手术区如有毛囊炎、化脓性病灶，应及时处理，以免延误手术。

(4)需用回肠代输尿管、回肠或结肠代膀胱者，做好肠道准备。术前 5d 开始进无渣半流质饮食，术前 1d 改流质饮食。术前 3d 口服抗生素或磺胺类药物；术前 1d 口服泻药，睡前肥皂水灌肠；手术日晨清洁灌肠，并带 1%新霉素 200mL，准备术中冲洗肠管。术前 12h 禁食，4～6h 禁水，以免术中呕吐，并减轻术后腹胀。

(5)盆腔手术者术前插尿管。

(6)去手术室时应带物品包括病历、X 线摄片、腹带、负压引流瓶、引流管、支架管、气囊导尿管等。所带物品及药物写便条置病历夹内。

(7)其他均执行外科手术前护理常规。

(二)术后护理

(1)安置患者，连接各种引流管、引流瓶，并妥善固定，保持引流管通畅。

(2)仔细阅读麻醉记录，以了解手术过程及病情变化、手术名称等。

(3)硬膜外麻醉或腰麻患者平卧 6h 后改半卧位。

(4)观察血压、脉搏和呼吸，患者回病房后立即测血压、脉搏及呼吸并详细记录。病情稳定后，可改为每 2～4h 测血压 1 次，至血压平稳。

(5)执行手术后医嘱，应先查看医嘱单及过敏试验记录，以免发生过敏反应。

(6)观察伤口是否有出血、渗血、漏尿等情况。出血严重、血压不稳者及时找出原因，给予输血、输液、注射止血药物并做局部处理。

(7)伤口疼痛者，根据情况给予止痛剂，如哌替啶、美散痛或针刺、耳针疗法。3d 后仍有伤口疼痛者，结合周身情况，观察有无刀口感染、深部血肿等。

(8)手术后 6～8h 不能自行排尿者应行诱导排尿或针刺疗法，无效时行无菌导尿引流尿液。

第二节　前列腺增生症

前列腺增生症多发生在 50 岁以上的老年人，早期表现尿频、排尿费力、尿流缓慢、尿线变细、射程变短、尿后滴沥；晚期尿流不成线，呈滴状，甚至出现尿潴留，尿潴留后膀胱压力不断增强，达到一定程度时，可出现假性尿失禁。手术多采用耻骨上膀胱内前列腺摘除术。目前国内正在使用推广经尿道电切术。

(一)术前护理

(1)执行泌尿外科一般护理常规。

(2)做好心理护理，帮助患者树立战胜疾病的信心。

(3)给予高热量、高蛋白、高维生素、易消化饮食。肾功能减退者给低盐、低蛋白饮食，以减少肾脏负担。

(4)膀胱残余尿多者及肾功能不全者，术前应持续导尿 7～10d，充分引流尿液，多饮水以控制感染和改善肾功能。

(5)术前口服己烯雌酚 2～3mg，一日 3 次，使前列腺收缩，减少手术中出血。

(6)前列腺增生患者 60%并发心血管疾病，注意全身情况，防止突发意外。停止吸烟，以免术后咳嗽，并防止肺炎、肺不张。

(7)多吃水果、蔬菜，必要时应用缓泻剂和灌肠，以免因长期卧床、肠蠕动减慢及慢性尿潴留而致便秘。

(8)手术日晨肥皂水灌肠 1 次。

(9)去手术室带三腔导尿管、蘑菇头尿管各 1 根。

(二)术后护理

(1)执行泌尿外科手术后护理常规。

(2)患者手术后，将气囊导尿管适当向外牵拉，固定于大腿内侧，并应维持一定的牵拉力，使气囊压迫前列腺窝，起到压迫止血的作用。

(3)保持尿管通畅。耻骨上膀胱造瘘者，术后 24～48h 用灭菌生理盐水或 1：5000 呋喃西林液持续膀胱冲洗，预防血块阻塞尿管。

(4)密切观察血压、脉搏的变化，血压降低，脉搏加快，通知医师及时处理。

(5)给予高热量、高蛋白质、高维生素饮食。鼓励患者多饮水，预防泌尿系感染及结石形成。

(6)预防并发症，鼓励和帮助患者咳嗽、做深呼吸或雾化吸入，预防坠积性肺炎的发生。随时清除尿道外口的分泌物，预防逆行感染。

(7)预防压疮发生。持续导尿的患者活动不便，需定时协助翻身，保持床铺平整、干燥，按摩受压部位。

(8)术后5d内禁用肛管排气或灌肠，避免因用力排便而引起前列腺窝内继发性出血。

(9)在拔尿管前2d，夹闭导尿管，每3～4h间断放尿1次，训练膀胱的排尿功能。

(10)拔除耻骨上膀胱造瘘管者，注意是否有漏尿情况，敷料浸湿者应及时更换。

(11)持续导尿10～14d后拔除导尿管。拔除尿管1周之后，进行尿道扩张，预防尿道狭窄。

第三节　肾脏损伤

肾脏损伤多为直接暴力所致，分闭合性损伤和开放性损伤两种。按其损伤程度分为肾挫伤、肾部分裂伤、肾全层裂伤和肾蒂裂伤四类。主要症状是血尿、排尿障碍。出血严重者，可出现休克。血尿流入腹腔可形成尿性腹膜炎，渗入组织可形成包块。根据情况可采取非手术治疗和手术治疗。

(一)非手术治疗护理

(1)闭合性损伤，出血较轻，无其他脏器合并性损伤的患者，绝对卧床休息2周，2～3个月内禁止参加剧烈活动，以防继发性出血，并给予止血、镇静、止痛、抗生素预防泌尿系感染。

(2)密切观察病情变化：①每15～30min测血压、脉搏、呼吸1次并记录，以判断休克的程度及微循环障碍的不同阶段。②观察并标出腹部肿块的范围，注意其大小的变化，将每次排出的尿液留出部分盛于试管内，依次置于试管架上，对比血尿深浅程度的变化。根据需要及时测血红蛋白及红细胞比容。如有血压下降，脉搏加快，血尿明显加剧，立即通知医师。

(3)给氧。因休克患者血液携氧功能差，受伤的机体对氧的需要量也相对增加，造成组织细胞缺氧，因此应及时供氧，氧流量为2～4L/min，呼吸道有阻塞者及时清理。

(4)补充血容量。有严重休克者应测中心静脉压，严格记尿量。根据病情变化，按医嘱快速输液、输血，补充血容量及热量，维持水、电解质平衡。

(5)血液或尿液渗到肾周围组织后，局部肿胀、炎症浸润，使疼痛加剧。可给予腰部冷敷，使血管收缩，达到止血、止痛的目的。由于血液或尿液的外渗，可引起腹膜刺激征，出现消化道症状，如恶心、呕吐、肠麻痹等，因此应禁食数日。

(二)术后护理

出血多，有严重休克者，经非手术治疗后24～48h血尿不减轻，腰部肿块逐渐增大，合并腹腔其他脏器损伤或明显尿外渗，严重局部感染，根据不同情况，应行肾缝合、肾部分切除或肾切除术。

(1)执行泌尿外科疾病一般护理常规。

(2)密切观察血压、脉搏的变化，血压不稳定者及时通知医师处理。

(3)严密观察手术后第一次排尿的时间、颜色、尿量。尿量少或 6h 未排尿者，应立即找出原因，通知医师处理。

(4)半肾切除者，取平卧位，绝对卧床 7～10d，以免造成肾下垂、继发出血、肾蒂扭转等并发症。肾切除者血压稳定后，可取半坐位，3d 后可下床活动。

(5)术后 24～48h，无腹膜刺激症状，可进流质饮食。

(6)有负压引流者，注意引流通畅，每 3～4h 抽吸负压 1 次。

(7)预防腹胀用中药扶正理气汤每日 1 副，连服 3d 或配合针灸、新斯的明穴位封闭注射。

(8)敷料浸湿后及时更换，以免造成感染。

(9)做好出院指导，女患者 2 年内最好不生育。

第四节　肾、输尿管结石

结石大小在 1cm 以上，有梗阻并有可能影响肾功能，或经非手术治疗无效者应考虑手术治疗。

肾盂、肾盏内的结石，可采用肾盂切开取石或肾切开取石术。输尿管结石，则可做输尿管切开取石术。多数结石集中于肾盏且肾盏颈部细小者，可行背部分切除术。对肾脏破坏严重、功能丧失而对侧肾脏正常的患者，可施行肾切除术。对较小的输尿管中、下段结石，可用输尿管套石法取出。肾盏或输尿管结石，可分别经肾镜或输尿管镜超声碎石。目前体外震波碎石在全国兴起，治疗效果较好。

(一)术前护理

(1)执行泌尿外科疾病一般护理常规及手术前护理常规。

(2)协助患者做好尿常规检查，了解是否有感染存在。如合并感染时，给予抗生素控制感染。

(3)按医嘱做好特殊检查的准备，如静脉肾盂造影、膀胱镜、经输尿管逆行造影、输尿管镜等检查，抽血查血钙、血磷等。

(4)手术前 1d 晚给镇静药，晚 12 点后禁食。

(5)手术日晨需做术前结石定位拍腹部平片者，肥皂水灌肠 1 次，以防因术前或做特殊检查使结石移位，给手术造成困难。

(6)术前 30min 按医嘱给苯巴比妥 0.1g 肌内注射，阿托品 0.3mg 皮下注射。

(二)术后护理

(1)执行外科手术后护理常规。

(2)了解术中情况、手术名称、血压及输血情况等。

(3)观察血压、脉搏的改变，每 1～2h 测血压、脉搏 1 次，平稳后停止测量。

(4)有肾盂造瘘者执行肾造瘘护理常规。

(5)肾盂切开取石者，术后需绝对卧床休息 7～10d，以防发生继发性出血、肾下垂、肾蒂扭转等并发症。

（6）肠鸣音恢复后开始进食，并鼓励患者多饮水，防止结石再发。

（7）预防腹胀，用中药扶正理气汤每日 1 副，早晚分服，连服 3d，配合针灸和新斯的明穴位封闭注射，促进肠蠕动的恢复。

（8）有负压引流者，注意引流管的通畅，每 3～4h 抽吸负压 1 次。

（9）如输尿管切开取石者或肾盂成形术，应了解输尿管支架管安放的位置，并妥善固定以防滑脱。

（10）做好出院指导，嘱患者定期检查，输尿管切开取石者，应按时做输尿管扩张术，以防发生输尿管狭窄。

第五节　膀胱肿瘤

膀胱肿瘤的部位、大小、数目及分期不同，其手术方法也不同。严重的膀胱肿瘤，一般要施行膀胱全切术，并利用一段游离肠管来代替膀胱，作为尿流改道的方法，借以保持尿液能顺利地排出体外。

（一）术前护理

（1）执行泌尿外科疾病一般护理常规及手术前护理常规。

（2）向患者及家属做好解释工作，说明手术的目的及术后可能的并发症。

（3）改善全身营养状况，保持水、电解质的平衡。给予高热量、高蛋白、少渣的饮食。术前 1～2d 进流质饮食，以减少肠道粪块的积聚。

（4）术前 3d 晚给缓泻剂；逐渐排空肠道，手术日前晚肥皂水灌肠 1 次。手术日晨清洁灌肠后用 1%新霉素液 200mL 保留灌肠，并携带 1%新霉素液 200～400mL，以便手术中冲洗取用的肠管。

（5）补充维生素 K、维生素 C、复合维生素 B。

（6）口服肠道抗炎药，可遵医嘱选用磺胺胍、琥珀磺胺噻唑、链霉素、硫酸新霉素、灭滴灵等。

（7）术前插导尿管。膀胱有严重感染者，通过导尿管用抗生素液反复冲洗膀胱，并留置 200～300mL 冲洗液于膀胱内，有利于手术中辨认膀胱。

（二）术后护理

（1）执行泌尿外科一般护理常规及手术后护理常规。

（2）血压平稳后取半坐位，便于各种引流管的引流，并使腹腔脏器下移，尽快消灭耻骨后无效腔，以免发生积液和感染。

（3）术后禁食 3～5d，利于肠道吻合口的愈合。肠蠕动恢复后，可先给流质饮食，2d 后改为半流质饮食，根据情况再改普通饮食。

（4）保持尿管通畅，若有肠道分泌物或血块阻塞管道，可用无菌生理盐水冲洗，压力不要过大，以免造成吻合口漏。

（5）加强皮肤护理，预防压疮的发生。

（6）做好术后病情观察：①观察尿液。患者尿液中常带肠道的黏液，呈白色絮状物。嘱患者多饮水，保持尿流通畅，以免黏液堵塞尿道。②观察高氯性酸中毒。若患者出现口苦、头晕、食欲减退、恶心、呕吐等，为高氯性酸中毒的表现，经常服用小苏打每次 1～2g，一日 3 次，进行预防。

(7)定期复查钾、钠、氯，根据化验结果，随时给予纠正。

(8)做好出院指导。给患者讲明多饮水及经常口服小苏打的好处，并定期复查血生化等。

第六节　肾造瘘

泌尿系统是一个管道系统，管道通畅才能保持泌尿系统的正常功能，管腔因感染、结石、肿瘤等原因造成泌尿系梗阻、肾内压增高、肾盂扩张、肾实质萎缩，发生肾积水。肾造瘘手术适合于各种原因所致的肾积水、肾积脓及肾功能不良者。

(一)术前护理

(1)执行泌尿外科疾病一般护理常规及术前护理常规。

(2)做好心理护理，讲明肾造瘘的目的及手术方式，取得患者的合作。

(3)选择好适宜的肾造瘘引流管，并消毒备用。

(4)及时通知膀胱镜室做好准备工作，预定肾造瘘的日期、时间。

(二)术后护理

(1)造瘘管接无菌引流瓶，并妥善固定。

(2)肾盂成形患者应放有输尿管支架管引流，预防吻合口狭窄，一般 10～14d 拔除支架管。

(3)观察造瘘后尿液的量、颜色、性质，如发生肾周围血肿或严重血尿，应通知医师及时用止血药物、输液、输血，以免发生重度贫血及休克。

(4)保持造瘘管引流管通畅，有尿沉渣、血块、脓块阻塞时用无菌等渗盐水或 1∶5000 的呋喃西林液缓慢冲洗造瘘管，每次注入 5～10mL。注意避免高压冲洗而损伤肾盂。如注入阻力大或注入液不能吸出时，说明造瘘管位置不当或脱出，应及时调整。

(5)尿沉淀物较多时，可口服氯化铵或小苏打酸化或碱化尿液，防止尿结石的形成。引流装置要定时更换、消毒。首次更换造瘘管应在术后 3～4 周，以后每 2～3 周更换 1 次。

(6)肾造瘘术后按医嘱应用抗生素，预防感染。

(7)分别记录肾造瘘的引流量及排尿量，以便观察两侧肾脏功能。

(8)拔管前先进行肾盂、输尿管造影，以便证实肾盂、输尿管是否通畅，然后夹闭造瘘管，观察患者腰部是否有胀痛感，造瘘口周围是否有渗尿，是否有发热等，再决定拔管。拔管后患者向健侧卧位，造瘘口加压包扎。一般拔管后 5～10d 即可痊愈。

第七节　泌尿生殖器官瘘

生殖器官瘘是指生殖道与邻近器官之间发生的异常通道。泌尿生殖器官瘘大多是由于损伤所致，包括手术操作损伤泌尿生殖器官，少数瘘管是由先天性发育异常所致，女性生殖器官瘘也可为产伤所致。

（一）术前护理

（1）执行泌尿外科疾病一般护理常规。

（2）患者取俯卧位或侧卧位，以免尿液浸淹外阴的皮肤，必要时外用氧化锌软膏保护皮肤。

（3）每次大小便后进行坐浴，以保持外阴的清洁。

（4）保持床铺清洁、干燥，勤换垫布。

（二）术后护理

（1）根据患者瘘孔的部位，采取俯卧位或侧卧位 1 周左右。

（2）经常保持尿管的通畅，每 2h 检查 1 次，注意有无滑脱，有无血块及尿沉淀阻塞尿管。必要时每日用 1∶5000 高锰酸钾溶液或灭菌生理盐水冲洗尿管，冲洗时溶液量不宜过多，压力要低，以防伤口裂开。

（3）保持外阴清洁，避免感染，可用 1∶1000 苯扎溴铵溶液棉球擦洗外阴，每日 2 次。

（4）鼓励患者多饮水，入量每日在 3000mL 以上，尿量保持在 1500mL 以上。

（5）拔掉尿管后，患者开始自行排尿。在最初 3～4d 内，应督促患者 2～4h 排尿 1 次，以免膀胱过度膨胀造成手术失败。如有尿失禁，每日坐浴 3 次，加强膀胱训练，以助恢复。

第八节　阴茎癌

阴茎癌是男性生殖系统的恶性肿瘤，多见于 40 岁以上。临床表现早期在阴茎头部有一硬结，局部有隐痛、灼热或痒感，晚期肿瘤呈菜花样暴露在外，并有恶臭的炎性分泌物。

（一）术前护理

（1）执行泌尿外科疾病一般护理常规及手术前护理常规。

（2）做好心理护理，解除顾虑。阴茎全切后，性生活丧失，影响夫妻关系，术前应做好家属思想工作。

（3）保持会阴部清洁，阴茎癌患者常有恶臭分泌物，应用 1∶5000 高锰酸钾溶液清洗局部，每日 1 次。

（4）术前按医嘱应用抗生素控制感染。

（二）术后护理

（1）执行泌尿外科手术后护理常规。

（2）切口加压包扎，切勿使敷料松脱，局部用沙袋压迫 24～48h，以防出血。

（3）持续导尿患者，保持尿管通畅，鼓励患者多饮水，每日尿量在 1500mL 以上。

（4）保持敷料干燥、清洁，如有切口渗血及大小便污染敷料，应及时更换。

（5）行腹股沟淋巴清扫术有引流管者，要接负压引流瓶，保持引流通畅。

（6）阴茎部分切除术患者，按医嘱给镇静药，局部冷敷，防止阴茎勃起。

第九节　嗜铬细胞瘤

嗜铬细胞瘤 90% 位于肾上腺髓质，右侧较多见，其症状为阵发性或持续性高血压及代谢紊乱。阵发性高血压可持续 10min 至数日，可一日发作数次，或数日发作 1 次，发病时患者感到头痛、心悸、恶心、出汗、四肢冰冷、麻木感、视力减退、上腹部或胸骨后痛。典型发作可由恐惧、发怒、兴奋等精神紧张而诱发。患者代谢增高，可有体温增高、糖尿或高血糖。

（一）术前护理

（1）执行泌尿外科疾病一般护理常规。

（2）保证患者充分休息，必要时给镇静剂，避免刺激、按摩或叩击肿痛部位，以免引起高血压。

（3）密切注意血压变化，并备好急救药品。

（4）给高蛋白、高维生素、低胆固醇、低脂肪、含钾丰富的饮食。

（5）注意安慰、体贴患者，勿使其发怒或过度兴奋。患者切勿远离病房。

（6）因改变体位易发病者，应注意其体位。加强护理，预防压疮。

（7）密切观察血压、脉搏的变化。每日测 2 次并记录。发病期间，随时测量。如发现骤发性高血压，及时通知医师处理。

（8）按医嘱纠正低血容量，输血、输液，使血压控制在安全水平。应用苯苄胺 12～20mg/d，可将血压控制到接近正常。应用 β 受体阻滞剂如普萘洛尔 30mg/d，可维持心律接近正常。有哮喘史者忌用阿托品，以免加快心率。

（9）按医嘱留取 24h 尿，进行总磷苯酸铵测定。记尿量 3d，观察水分代谢情况。

（10）术前用药可给东莨菪碱和苯巴比妥，禁用阿托品。

（11）行术中监护。在肿瘤切除前，注意血压。肿瘤切除后防止休克，控制失常，有频繁的早搏时可用普萘洛尔，并补充血容量。

（二）术后护理

（1）执行泌尿外科手术后护理常规。

（2）患者采取平卧位。

（3）禁食 2～3d，待肠蠕动恢复后，可进流质饮食。

（4）密切观察血压变化，专人护理。选用不同浓度的去甲肾上腺素或恢压敏、阿拉明溶液以维持血压，至血压稳定后减量或停药，使血压维持在 13.3/9.33kPa（100/80mmHg）水平。

（5）由于血管扩张，血压降低，所需液体量应比正常多 800～1000mL，但输液、输血速度不宜过快，以防脑水肿或肺水肿的发生。

（6）监护肾功能，正确记录尿量 3d。

（7）注意保持负压引流通畅，每 3～4h 抽吸负压 1 次，观察引流液的性质及量。

（8）注意脉搏的变化，预防心力衰竭发生，如有异常立即通知医师进行处理。

（9）按医嘱定时给予醋酸可的松治疗，随时观察有无头痛、腹泻、恶心、腹痛、失水、低血压等肾上腺皮质功能不全征象发生。

第十节　库欣综合征

此病主要由于肾上腺皮质分泌的皮质醇增多引起的。临床表现为向心性肥胖、脸面潮红、躯干及四肢有皮肤紫纹、月经减少或性功能障碍、软弱无力、高血压、糖尿病等。

（一）术前护理

(1)执行泌尿外科一般护理及手术前护理。

(2)观察患者有无精神症状及血压、心率的变化，如有高血压按医嘱给降压药物。

(3)有急性感染或皮肤疖肿时，及时通知医师处理。

(4)协助患者留24h尿，查17-经类固醇、17-酮类固醇。

(5)保持水、电解质的平衡。按医嘱应用抗生素，预防感染。

（二）术后护理

(1)执行泌尿外科疾病手术后护理常规。

(2)平卧6h，血压稳定后改半卧位，术后4d鼓励患者逐渐下床活动。

(3)保持水、电解质平衡，准确记录出入量。

(4)密切观察急性肾上腺皮质危象前驱症状，如烦躁不安、头痛、腹痛，严重者可发生休克。有颈项强直、惊厥、昏迷等时，应及时通知医师给予处理。

第十一节　体外震波碎石术

体外震波碎石是20世纪80年代治疗泌尿系结石的一项新技术，减少了因手术带来的痛苦。要求护士在每个治疗和护理的环节中密切配合，以提高震波碎石的效果。

（一）治疗前护理

(1)执行泌尿外科一般护理常规。

(2)做好患者的思想工作，以取得手术中和手术后的积极配合。

(3)手术前日晚口服蓖麻油30mL，必要时手术晨灌肠。

(4)高血压患者，测血压每日2次并记录。

(5)检查患者的腹部平片、静脉肾盂造影及拍片的时间，观察结石的位置、大小，根据病情采取适当的体位。

(6)检查患者各种化验结果是否正常，如肝、肾功能、心电图、尿糖及凝血酶原时间，详细询问有无过敏史。

(7)对女患者应了解月经情况，在行经期间不宜震波碎石。

（二）治疗后护理

(1)执行泌尿外科术后护理常规。

(2)嘱患者平卧2～4h。

(3)鼓励患者多饮水、多活动，肾下盏结石的患者应按时倒立。

(4)严密观察患者大小便性质及有无碎石排出，并嘱患者收集结石。

(5)观察患者有无消化道反应，如便血等症状，及时通知医师处理。

(6)有肾绞痛时，及时给镇痛、镇静药物。

第十二节　肾移植术

同种异体肾是用无菌技术从18～45岁自愿供肾者，或从非因病死亡者(死后10min内)

取下的健康肾脏。取下的肾脏立即用4℃的灌洗液冲净残存的血液，并维持在4℃的环境内，使肾功能不受破坏。将供肾迅速移植于患者的髂窝，血运恢复后即能出现泌尿功能。这是治疗晚期肾衰竭的一种有效措施，即同种异体肾移植术。

(一)术前护理

(1)执行泌尿外科疾病一般护理常规及手术前护理常规。

(2)做好患者的思想工作，避免情绪紧张，并向家属讲明手术后隔离消毒的重要意义，以取得合作。

(3)根据病情卧床休息或轻度活动，做好动静结合。

(4)给予低盐、低蛋白、高维生素饮食，并准确记出入量。

(5)严密观察病情：①观察患者的体温、脉搏、呼吸、血压的变化并记录。如有异常及时查明原因，通知医师处理。②观察尿毒症症状，出现尿毒症时应及时通知医师，施行血液透析疗法。

(6)预防患者感冒，如有皮肤及体内慢性感染病灶应及时给予治疗。

(7)手术前日晚及手术日晨各给肥皂水灌肠1次。手术前日晚服镇静剂，以保证充足睡眠。

(8)准备好手术中所需的物品，如腹带、无菌负压引流瓶、潴留导尿管、输尿管导管、引流用硅胶管等，以及琥珀酸钠氢化可的松、地塞米松、呋塞米、20%甘露醇、低分子右旋糖酐、肝素和血液等。

(9)为移植肾做抗排异准备，按医嘱手术前日晚和手术日晨给口服硫唑嘌呤5mg/kg。

(10)病室准备工作如下：①准备好消毒隔离单人房间，并做空气培养。如不符合要求，应重新消毒。②所用被服及用物均高压或环氧乙烷气体消毒。③备消毒口罩、隔离衣、帽、鞋。④病室内除常用物品，需备500mL量杯(量尿用)、比重计、尿瓶、磅秤、室温计、紫外线灯、泡手用消毒盆及毛巾等，均需消毒后专用。⑤各种医疗用品如血压计、听诊器、卷尺、体温表、手电筒、压舌板、叩诊锤等，放室内固定使用，同时进行紫外线照射消毒。⑥隔离室外设一定范围内的消毒区。

(二)术后护理

(1)执行泌尿外科术后一般护理常规。

(2)将患者安置单人隔离室内，严格执行消毒隔离制度，患者由专人护理，取平卧位。

(3)了解手术及麻醉情况，即刻观察血压、脉搏、体温、呼吸的变化，术后3d内每1～2h测1次。

(4)禁食。待肠蠕动恢复后可给低盐流质或低盐高热量饮食。

(5)为避免术后吻合口血管扭转、出血等，须绝对卧床3周。

(6)密切观察移植肾的情况：①轻扣肾脏，了解是否增大或缩小。若增大明显，说明静脉回流受阻；若肾脏缩小变软，说明动脉供血障碍。②将听诊器置于移植肾门附近可听到血管杂音(正常听不到血管杂音，术后因血管吻合口狭窄，可能出现杂音)。如杂音减弱或消失表示吻合口有血栓形成，及时通知医师处理。

(7)加强基础护理，防止各种并发症：①移植肾侧的下肢早期应避免输液及过度的屈曲。②不宜在人工动、静脉瘘的肢体测血压。③保持大便通畅，避免因用力排便而增加腹压，使移植肾发生移位而影响血供应或吻合口破裂出血。④保持引流管通畅及无菌，每晨更换各种引流管及无菌瓶。⑤注意伤口出血，鼓励患者咳嗽时应按住切口两侧。⑥准确记出入量并记录在体温单上。⑦加强口腔护理，预防细菌或真菌感染。

(8)持续导尿时，每小时测尿量与比重1次。停止持续导尿后，督促患者每2～3h排尿1次，以防膀胱过度膨胀而发生尿瘘。

(9)密切观察有无排异现象出现。定时测体温、心率、血压、体重，了解患者服药情况及食欲、精神状态、情绪、尿量的变化。患者情绪容易激动或消沉，全身无力，体温上升，头晕、恶心，移植肾区胀痛并且体积增大，尿减少，尿蛋白增高，尿脱落细胞增加，肾功能低下，同位素肾图变化等，均是排异时的常见症状和体征，应及时通知医师处理。

(10)大剂量激素冲击治疗时，加强消毒隔离，防止并发感染及消化道应激溃疡出血。观察有无大便后出血情况，必要时送隐血试验。

(11)根据医嘱准确应用硫唑嘌呤及肾上腺皮质激素。用药过程中，应注意周围血象及肝功能情况，发现颗粒白细胞或肝损害时，应及时通知医师，考虑减药量，更换药物或停药。

(12)出院注意事项如下：①不到公共场所，不乱吃食物，禁烟、酒。②外出散步应在晨起人稀少时进行，严防外伤。③预防感冒，平时不去医院，预防交叉感染。

第十三节　人工肾血液透析

人工肾透方法很多，临床上常用方法有结肠透析、腹膜透析和血液透析(人工肾)。病情较轻，在没有人工肾设备的地方可采用腹膜透析法，结肠透析目前已很少应用。

(一)适应证

(1)急、慢性肾衰竭的患者，有尿毒症、高血钾，或因水潴留引起的脑水肿、肺水肿、心力衰竭、电解质紊乱等。

(2)药物中毒12h以内的患者。

(二)心理护理

向患者及其家属讲明治疗的目的，可能出现的问题，给予安慰和帮助，消除恐惧感，树立战胜疾病的信心。

(三)透析前护理

(1)透析室的准备如下：①透析室用0.1%苯扎溴铵溶液擦拭地面，并用紫外线照射30min。②保持室内温度在22℃左右，并注意通风。③检查透析原液是否有浑浊、沉淀、絮状物、结晶等，如有异常情况停止使用。检查透析器是否有漏气现象。④透析液接机器前，用电导率仪检查(正常12.5～16ms/cm)。不在正常范围内停止使用，以防透析过程中透析液与患者血液透析不平衡，造成水、电解质紊乱，导致死亡。

(2)对患者的准备工作：①患者进透析室后，须了解患者的一般情况，如出入量、发病原因、病程经过及重要器官的功能状态，有无感染及出血史。②备皮，以准备做动、静脉瘘用。内瘘或外瘘均需备皮，一般宜在左上臂做。③透析前后分别测体重，了解透析间歇期间体重增减情况，对比透析效果。一般透析的超滤量应控制在其体重的 4%～5% 以内，两次透析之间体重的增加也控制在这个范围内。如体重减轻，鼓励多吃高蛋白饮食，如鸡蛋、牛奶等动物蛋白。④测体温、脉搏、呼吸及血压并记录，观察患者的一般状态、水肿程度及尿量等。⑤应做心、肺、肝、肾功能检查，了解各脏器功能情况，以决定两次透析的间隔时间。⑥查血，包括血常规、出血时间、凝血时间、血小板、红细胞比容、凝血酶原时间及血型等。血红蛋白低于 50g/L 时，给全血 200mL。⑦每次透析前后，均抽查血生化，如钾、钠、氯、非蛋白氮、二氧化碳结合力等，作为选择透析器与透析液的依据，以了解透析效果。

(四)透析过程中的护理

(1)操作时要戴帽子、口罩及无菌手套，以防感染。

(2)打开外层敷料，注意无菌操作(内层敷料透析结束时隔次更换)。

(3)接透析器前要进行体内肝素化，在静脉侧注射肝素按每次 0.7～1.2mg/kg，以后每隔 30min 追加肝素 4～6mg，结束时静脉侧注射鱼精蛋白中和肝素，以防出血。

(4)接透析器后，注意动脉管是否有扭曲、受压等现象，以免影响血流量和损伤瘘管。

(5)如患者神志不清，须用夹板固定手臂，防止接管脱落，引起出血。

(6)透析液温度应控制在 38～39℃，温度在 36℃ 以下会引起寒战、血管痉挛而影响血流量，温度过高易引起溶血。

(7)观察机器自动监视系统和运转情况。

(8)严密观察病情变化，注意水、电解质的平衡，高血钾患者透析后血钾很快降低，容易出现低钾血症，通知医师及时处理。

(9)严格无菌操作，避免因输血、输液反应引起肾血管痉挛而加重肾功能衰竭，可以用耳针预防。输血、输液速度要慢，防止发生脑水肿、肺水肿和心力衰竭。

(10)患者在透析过程中，可产生透析后综合征，表现头痛、恶心、呕吐、抽搐、精神失常、惊厥、心律不齐、昏迷甚至死亡。透析后须密切观察，如有变化及时通知医师处理。

(五)透析后护理

(1)观察生命体征、体重及透析效果。

(2)患者如有头晕、恶心、呕吐、极度疲劳，应留透析室卧床休息观察 20～30min，待症状消失后护送回病房。

(3)注意敷料是否有渗血情况，敷料浸湿应立即更换，预防感染。

(4)保持动、静脉瘘的通畅，经常巡视患者，不得在有动、静脉瘘的肢体上测血压、上止血带或静脉穿刺。患者卧床时需用枕头垫高臂部，下床活动时用绷带吊挂手臂于胸前。随时观察瘘管的温度、颜色及搏动情况。如颜色变暗、发凉、有不规则的血块，表示凝血、阻塞，应及时处理。

(5)做好饮食护理。每次透析随着代谢产物及电解质的清除，水溶性维生素、氨基酸、蛋白质都有大量丢失，因此长期透析特别是进食不足的患者，易发生营养障碍，应给高热量、高蛋白、低盐、多种维生素、易消化的饮食。尽量调整饮食的味道，增进食欲，并注意饮食的卫生。

（6）患者在透析后由于体内大量细胞液析出，可表现为口渴、胸闷、脉压小、舌苔干而少津、皮肤失去弹性，因此对水肿明显的患者限制水分的摄入，并做好宣传、教育，以取得合作。

（7）严格记录出入量，特别是尿量的改变。

（8）按时翻身，预防压疮。

第十六章　神经外科疾病护理

第一节　神经外科疾病一般护理常规

(1)根据病情做好患者的卫生处置并更衣。

(2)对急症患者应配合医师做好抢救工作。

(3)严密观察意识、瞳孔、肢体活动、生命体征变化，并记录。

(4)对危重、瘫痪患者，检查其受压部位有无院外压疮，有压疮者应及时处理，记录并交班。

(5)对高热、昏迷患者执行高热、昏迷护理常规。

(6)有定向障碍、幻听、幻视的患者，禁止外出。

(7)协助患者选择适宜的饮食，做好生活护理。

(8)取合理卧位，抬高床头15°～30°。

(9)熟悉脱水剂的作用机制，对颅内压增高的患者，正确应用脱水剂。

(10)对意识清醒的患者，做好心理护理，介绍住院应注意的事项。

(11)协助医师完成各种化验及辅助检查。

(12)指导康复期患者进行语言、肢体活动等功能训练。

(13)根据病情做好出院指导。

第二节　神经外科常见症状护理

一、意识障碍

意识障碍是颅脑疾患患者常见症状之一，它反映大脑皮质和脑干网状结构的功能状态。意识障碍常表现为嗜睡、浅昏迷、深昏迷。能及时发现意识障碍出现的时间及程度，对分析病情，采取有效措施是十分必要的。

(1)执行神经外科疾病一般护理常规。

(2)对颅脑疾患患者定时观察，了解有无意识障碍。通过简单对话、疼痛刺激，观察患者的反应及意识障碍的程度、出现的时间，并记录。

(3)昏迷患者设专人护理，住监护病房，备齐抢救物品、药品，严格消毒隔离制度，预防院内感染。

(4)颅内压增高患者取头高位，抬高床头15°～30°。昏迷患者取平卧位，头偏向一侧或取侧卧位。

(5)保持呼吸道通畅，预防坠积性肺炎。及时清除呼吸道分泌物、出血及呕吐物，必要时行气管切开。

(6)维持合理营养及水、电解质平衡。病情危重者用支持疗法静脉输液；病情平稳，胃肠道功能无异常患者，经鼻饲补充营养。每日按千克体重计算总热量、液体量和各种营养物质。

（7）胃肠道出血为昏迷患者常见并发症之一，应注意观察胃液及大便的颜色。如出现咖啡色胃液、柏油样便，提示出血。应记录出血量，观察脉搏、血压、心率、心律的变化，必要时输血，预防休克。

二、瞳孔改变

瞳孔改变是判断神经外科患者病情的主要依据。

（1）观察瞳孔的大小、对光反射，每15～30min 1次，并记录，以资对比。

（2）观察瞳孔改变的同时应结合意识改变和肢体运动的改变，与原发性动眼神经损伤相鉴别。

三、生命体征的改变

严重颅内压增高出现急性脑受压者，多出现生命体征的变化。早期表现脉搏缓慢而洪大，呼吸深而慢，血压升高等。晚期脉搏快而弱，血压下降，呼吸变浅。下丘脑病变出现中枢性高热。

（1）严密观察体温、脉搏、呼吸、血压的变化。根据病情决定观察次数，病情严重者每15～30min 观察 1次，并记录。

（2）根据病情采取有效措施。早期采取有效的脱水治疗，缓解症状，预防脑疝发生。如有手术指征及时通知医师，并做好手术准备。晚期对症抢救。

（3）对中枢性高热患者应采取有效的物理降温措施，大血管处冰敷，以免因高热使机体耗氧量增加，加重脑缺氧，使颅内压进一步升高。

四、头痛、呕吐、视力障碍

头痛、呕吐、视力障碍为颅内压增高的三个主要症状。如剧烈头痛伴有频繁呕吐时，为颅内压剧增的表现，是脑疝的先兆症状。要严密观察，采取积极有效的措施。

（1）控制液体入量。饮水量要适量减少，控制单位时间内输液速度。

（2）预防便秘。排便用力可导致颅内压增高，如患者便秘可酌情应用缓泻剂。

（3）合理应用脱水剂。按照医嘱采取有效的脱水疗法，一般常用 20%甘露醇 250mL 加地塞米松 10mg 静脉滴注，每日 2 次或每 6h 1 次，20～30min 内输完。

（4）做好手术准备。颅内占位病变患者或重型脑挫裂伤有手术指征者，应做手术准备。

（5）严密观察病情变化。颅内压增高患者常规观察意识、瞳孔、血压等变化，重症患者每 30min 观察 1 次并记录。

五、肢体运动障碍

肢体运动障碍对判断病变部位具有重要意义。肢体瘫痪迅速加重表示病情急剧恶化，有急性颅脑损伤者更应注意观察。

（1）对急性颅脑损伤或病变影响运动中枢的患者常规观察肢体活动，有无一侧肢体无力或瘫痪，应记录，以资对比。

（2）认真做好基础护理和生活护理，预防压疮。

（3）对神志清醒患者做好心理护理，使患者以最佳心理状态配合治疗。

(4)患者肢体一侧出现运动障碍并迅速加重或瘫痪，应立即通知医师，按医嘱给予及时处理。

六、症状性癫痫

癫痫是一种常见的疾病或神经症状，发病率为5%左右，临床表现为突然发生的短暂的脑功能异常。如意识障碍、肢体或全身抽动等，经常发作。癫痫分为特发性癫痫和症状性癫痫两类。神经外科临床常见为症状性癫痫，多数随疾病的根治而发作减少或消失。

(1)不允许患者独自外出或做有危险的事宜。

(2)做好生活护理和基础护理，满足患者的生活需求。

(3)观察癫痫的前驱表现，如出现精神不振、兴奋、易激惹、头昏和全身不适情况，提示癫痫即将发作，应加强护理，合理用药。

(4)痉挛期防止舌咬伤，应用舌钳将舌拉出。注意安全，预防坠床。

(5)按医嘱应用解痉剂。癫痫持续状态时，按医嘱应用解痉、镇静剂，控制痉挛发作，预防因呼吸、循环衰竭或因脑缺氧、脑水肿而继发脑疝，危及生命。

第三节　神经外科常见疾病护理

一、颅底骨折

颅底骨折多与颅盖骨骨折联合发生，系由颅盖骨延伸而来。多数为线形骨折，仅少数为凹陷性骨折。临床表现有耳、鼻出血，脑脊液漏伴有脑神经损伤，皮下淤血斑等。

(1)执行神经外科疾病一般护理常规。

(2)取头高位，抬高床头15°～30°或取半卧位。

(3)有脑脊液耳漏或鼻漏者应注意如下事项：①切勿填塞外耳道或鼻腔，可用无菌干棉球擦拭干净，再以无菌纱布覆盖，严禁冲洗，以免逆行感染。②严禁擤鼻或用力咳嗽，以免脑脊液反流入颅内或气体经骨折处进入颅内，致颅内感染。③观察脑脊液的量并记录。

(4)观察体温、脉搏、呼吸、血压变化。

(5)躁动患者应加床挡或适当约束，以免坠床。

(6)卧床休息2～4周。

(7)饮食选择软而易消化的食物为宜。

二、脑挫裂伤

脑挫裂伤是外伤造成的脑器质性损伤。按损伤的病理改变可分为挫伤和裂伤，但实际上脑挫伤常伴有小的裂伤，而脑裂伤也常伴有脑挫伤。脑挫裂伤既可能发生在着力部位，也可能发生在对冲部位，多数发生在颅底、颞极部及脑凸面的额颞部，常伴有不同程度的脑水肿。如控制不力或过于严重者，常形成脑疝，造成严重后果。

(一)术前护理

(1)执行神经外科疾病一般护理常规。

(2)因病情紧急，应减少搬动，就地进行对症抢救。

(3)根据病情取合理卧位。意识清醒者抬高床头 15°～30°，昏迷患者侧卧位，休克者取休克卧位。

(4)暂禁饮食，建立静脉通道补液。

(5)严密观察意识、瞳孔、肢体活动及生命体征变化，并记录。伤后 3h 以内每 15～30min 观察 1 次，以便及时了解病情变化，掌握手术指征。

(6)保持呼吸道通畅，及时清除口腔、呼吸道分泌物，防止呕吐物误吸入气管。

(7)对于伤后急性脑水肿及严重脑缺氧者，给高流量吸氧。

(8)严重颅内压增高患者，应立即快速滴注脱水剂，常用 20%甘露醇 250mL 加地塞米松 10mg。

(9)有手术指征者，在抢救的同时做好手术准备。

(二)术后护理

(1)了解所行手术及手术过程中的病情变化。

(2)执行神经外科疾病一般护理常规。

(3)昏迷患者执行昏迷护理。

(4)术后急性脑水肿期，严密观察意识、瞳孔、肢体活动及生命体征的变化，每 15～30min 观察 1 次并记录，预防脑疝发生。

(5)手术后 24h 内注意有无血肿形成征象。脑挫裂伤患者往往有多个血肿，术中可能有遗漏血肿，或者手术后继发血肿。因此，应严密观察，及时发现，及时处理。

(6)急性脑水肿期应有效应用脱水剂，严密掌握间隔时间及滴速。一般常用 20%甘露醇 250mL 加地塞米松 10mg，开始每 6h 1 次静脉滴注，以后根据病情延长间隔时间。

(7)限制液体摄入量：严重脑挫裂伤患者急性脑水肿期，每日液体摄入量不超过 2000mL，严格控制单位时间内的入量。

(8)急性脑水肿期的氧疗法是改善脑缺氧和治疗脑水肿的有效措施。有条件的医院，若患者病情平稳，应及早给予高压氧治疗，效果更好。

(9)伤后若患者有恶心、呕吐或应用镇静药物者，不宜进食过早。一般术后 2d 肠蠕动恢复后选用流质饮食，昏迷患者鼻饲流质饮食。较长时间鼻饲患者应根据公斤体重计算每日总热量及各种营养成分，配制成混合奶，每日分 6～8 次注入。

(三)并发症的预防及护理

严重脑挫裂伤合并昏迷的患者，常见并发症为肺炎、消化道出血、压疮、泌尿系统感染等。

三、颅内血肿

颅内血肿是颅脑损伤的一种合并症，占重型颅脑损伤的 40%～50%。颅内血肿的存在和发展，终将导致脑疝危及患者的生命。颅内血肿的早期诊断和及时手术治疗，是减少病死率和残疾的关键。

(一)术前护理

(1)执行神经外科疾病一般护理常规。

(2)协助医师完成辅助检查，如超声、CT、磁共振等，及早明确诊断。

(3)了解受伤后意识障碍出现的时间、程度，以判断有无血肿及血肿的部位。

(4)观察瞳孔、肢体运动、生命体征的变化并记录，为诊断提供依据。

(5)诊断明确或需观察者应暂禁食。对有手术指征的患者，应做好手术准备工作，如更衣、剃头及准备术前用药。

(6)颅内压增高明显者，给予脱水剂，预防脑疝发生。

(7)呕吐频繁者取侧卧位，防止呕吐物误入气管，保持呼吸道通畅。

(8)呼吸困难或颅脑损伤较重者，给予氧气吸入，改善脑缺氧。

(9)躁动不安者，适当约束，防止坠床。

(10)慢性颅内血肿症状不明显者按常规手术准备。

(二)术后护理

(1)了解血肿的大小、部位、术中失血量及生命体征变化情况。

(2)昏迷患者执行昏迷护理。

(3)根据血肿部位取合理卧位，抬高床头 15°～30°，意识不清者取侧卧位。

(4)严密观察意识、瞳孔、肢体活动、生命体征变化，并记录。24h 内每 15～30min 观察 1 次，观察有无遗漏血肿和继发血肿，必要时行 CT 等检查。

(5)保持伤口负压引流管通畅及敷料干燥，预防感染。

(6)保持呼吸道通畅，酌情给予氧气吸入，改善脑缺氧。

(7)意识清醒后可随意进食，开始选用流质或半流质，昏迷者术后 2d 鼻饲流质。

(8)做好并发症的预防及护理。

(9)恢复期指导或协助患者进行语言、肢体活动等功能训练。

四、颅内肿瘤

颅内肿瘤是颅内原发性或继发性新生物的总称。原发性肿瘤来源于颅内各种组织结构，如脑、脑膜、脑血管、颅内神经及胚胎残余组织等。继发颅内肿瘤包括转移瘤和侵入瘤等。颅内肿瘤是一种神经系统常见的严重疾病，常造成神经系统的功能障碍，严重者威胁生命。颅内肿瘤的发病原因目前尚不清楚，以胶质瘤多见，约占 50%，可见于任何年龄组。主要表现为颅内压增高。手术切除为主要治疗方法。

(一)术前护理

(1)执行神经外科疾病一般护理常规。

(2)了解病情，明确诊断。

(3)严密观察病情，对颅内压增高明显的患者密切注意脑疝的先兆症状，必要时应用脱水剂。对颅后凹及半球肿瘤患者更应警惕。

(4)了解患者的心理状态，有计划地做好心理护理。

(5)执行外科一般术前护理。

(二)术后护理

(1)执行神经外科术后护理常规。

(2)了解术中情况，如肿瘤部位、大小、失血量及病情变化。

(3)立即观察意识、瞳孔、肢体活动、生命体征并记录。24h 内每 30～60min 观察记录

1次。

(4)根据病情及肿瘤部位取合理卧位。每3h协助患者更换体位1次。

(5)按医嘱应用脱水剂和抗生素。

(6)癫痫发作时，通知医师，及时处理。

(7)按医嘱协助患者选择饮食。

(8)保持伤口负压引流的通畅，并妥善固定。

(9)根据病情做好各项护理，面瘫者注意保护角膜，高热、昏迷、瘫痪者严格执行其护理常规。

五、脑脓肿

脑脓肿大都继发于颅外细菌感染，根据感染途径不同分为：耳源性脑脓肿，继发于中耳炎、乳突炎；血源性脑脓肿，远离脑部的感染灶，经血行扩散而感染；外伤性脑脓肿，多继发于开放性脑外伤；鼻源性脑脓肿，多继发于鼻窦炎。

临床表现为发冷、发热；颅内压增高，如头痛、恶心、呕吐；视乳头水肿严重者意识障碍，脉搏慢，外展神经麻痹。由于脓肿周围脑组织炎症、水肿，可出现不同程度的脑病灶症状。脓肿若接近脑表面或脑室，可出现脑膜刺激症状。

(一)术前护理

(1)执行神经外科疾病一般护理常规。

(2)观察体温、脉搏、呼吸、血压、意识、瞳孔变化。早期感染侵入颅内，呈持续性高热，观察热型以助诊断，按医嘱给予抗生素，体温过高酌情行物理降温。颅内压增高者出现脉搏、血压、意识的改变，应及时观察并记录，预防脑疝。

(3)颅内压增高明显者，酌情应用脱水剂。

(4)宜进高维生素、高蛋白、易消化的食物。

(5)出现脑病灶症状或脑膜刺激症状时，应对症处理。

(6)协助医师进行各种检查和治疗。

(7)手术治疗的术前准备同颅内肿瘤。

(二)术后护理

(1)执行神经外科疾病一般护理常规。

(2)了解手术情况，所行手术名称、大小、部位、失血量及术中病情变化。

(3)观察患者意识、瞳孔、肢体活动、生命体征变化及有无外展神经麻痹、脑病灶症状等，并记录。必要时通知医师，对症处理。

(4)根据切开部位取合理卧位，抬高床头15°～30°。

(5)继续用脱水剂3～4d。

(6)病情严重者做好基础护理，预防并发症。

(7)患者长期高热，消耗热量明显，应注意加强营养，必要时给予支持疗法。

六、颅内动脉栓塞

颅内动脉栓塞的外科治疗，行颅内-颅外动脉吻合术。该术指颅内栓塞远端的动脉与颅外的动脉相吻合，颅内栓塞远端的动脉由颅外动脉供血，改善了脑组织的缺血缺氧，使肢体功能得到恢复或好转。手术适应证包括一过性脑缺血者，迁延性可逆性脑缺血者；完全性卒中发病 3 周后，脑梗死或脑软化区变得足够稳定，水肿消退，能够经受住正常血流的压力，而不致引起颅内出血者；颅内动脉的颅内、颅外段狭窄或闭塞，而侧支循环不良者；基底网状血管异常（烟雾病）者。

（一）术前护理

（1）了解病史，详细查体，及时发现病情变化，并做好记录，以便手术后对比。

（2）严密观察血压并记录。如血压过高应通知医师，应用降压治疗，使血压控制在 20.8/12.0kPa（156/90mmHg）为宜。

（3）做好心理护理，解除患者思想负担，使患者处在最佳心理状态，以配合手术。

（4）协助医师完成各项检查：①脑血管造影，确定血管栓塞部位，选择吻合血管。②心电图检查，了解冠状血管供血情况。③查血脂、胆固醇、甘油三酯。

（5）加强基础护理及生活护理。

（6）术前准备同一般手术。

（二）术后护理

（1）执行神经外科疾病一般护理常规。

（2）安置患者，取健侧向下，抬高床头 15°～30° 的卧位。了解术中情况，如吻合血管情况、血压、有无意外等。

（3）除按开颅手术常规观察病情并记录外；重点观察肢体活动、失语、精神状态，与手术前对比，观察手术效果。

（4）术后 3～4d 内，每 4h 观察患侧颞动脉的搏动并与健侧对比。因颅内梗死区由颅外浅动脉供血，故浅动脉的血流量由原来 20～30mL/min 增加到 60～70mL/min，吻合侧的浅动脉的搏动应较健侧有力。

（5）严密观察血压变化。如血压过高容易出现脑出血，血压过低容易出现吻合口栓塞，应对症处理。

（6）观察冠心病的症状。此类患者大都有冠心病病史。因手术中过度劳累紧张，应注意冠心病的发作。

（7）指导康复期功能训练，如失语、肢体活动障碍的训练等。

（8）术后除常规应用药物外：①应用低分子右旋糖酐 500mL 加罂粟碱 60mg 静脉滴注，每日 1 次，一般用 7d。②血小板抑制剂，阿司匹林 0.5g，每日 2～3 次，连用 7～10d。

七、高血压脑出血

高血压动脉硬化是脑出血最常见的原因，脑实质内动脉上的微型动脉瘤破裂是出血的病理基础。男性发病率稍高，多见于 50～60 岁的患者，年轻的高血压患者亦可发病。出血好发于壳核、丘脑、脑桥和小脑等部位。出血量多破入脑室或侵入脑干，后果严重，死亡率很高。

剧烈活动、情绪激动是本病的发病诱因。起病急骤，突然剧烈头痛、呕吐，偶有癫痫发作。起病不久，常有程度不同的意识障碍。大量出血破入脑室并侵入脑干，往往立即昏迷。

(一)术前护理

(1)执行神经外科疾病一般护理常规。

(2)立即了解病史，投入抢救，准确执行医嘱，完成各种急救治疗。

(3)观察意识、瞳孔、肢体活动、生命体征并记录，每10～20min 1次。

(4)保持呼吸道通畅。清除口腔和呼吸道分泌物，取侧卧位，防止呕吐物误吸入气管。

(5)高流量吸氧，改善脑缺氧。

(6)快速滴注脱水剂20%甘露醇250mL加地塞米松10mg。

(7)在抢救的同时做好手术准备工作。

(二)术后护理

(1)执行神经外科疾病一般护理常规。

(2)昏迷者执行昏迷护理。

(3)设专人护理，严密观察病情，并做好护理记录，每15～30min 1次，视病情逐渐延长间隔时间。

(4)及时清除口腔、呼吸道分泌物，保持呼吸道通畅，必要时行气管切开，雾化吸入每4h 1次。

(5)严密监测血压，维持其在正常范围偏高值为宜。血压过高易再出血，血压过低易引起供血不足，血压突然下降表示病情严重。血压变化是病情变化的指征之一，故应采取积极措施控制血压。

(6)脑水肿高峰期应酌情应用脱水剂，但须与血压变化结合，血压过低时应用脱水剂要慎重。

(7)高流量用氧治疗。病情允许可早行高压氧治疗，以改善脑缺氧。

(8)做好基础护理和专科护理，预防并发症发生(同昏迷患者)。

(9)维持良好的营养及静脉支持疗法，肠蠕动恢复后可鼻饲流质，逐渐应用混合奶、要素膳、匀浆膳。

(10)康复期协助功能训练，指导治疗原发病，预防诱发因素。

八、垂体肿瘤

垂体肿瘤是一种常见的颅内肿瘤，一般占颅体肿瘤的10%，主要位于鞍内，也可以向鞍上或鞍旁发展。分为嫌色性、嗜酸性、混合性垂体腺瘤。垂体瘤恶性变者很少见，发病年龄以成人为多，性别差异不大。

(一)术前护理

(1)执行神经外科疾病一般护理常规。

(2)了解视力、视野并记录。

(3)观察血压、脉搏、体温、意识、记忆力并记录。

(4)协助医师完成术前检查。项目有：①17-酮、17-羟。②基础代谢率及吸收率。③血糖、尿糖、糖耐量试验。④并发尿崩症者记录24h尿量，维持水、电解质平衡。

(5)了解患者心理状态，做好心理护理。

(6)根据手术入路做好术前准备。

（二）术后护理

(1)执行神经外科疾病一般护理常规。

(2)根据手术入路做好局部护理，抬高床头 15°～30°。

(3)经口、鼻蝶入路者，做好口腔护理，口外敷双层湿纱布，保持口腔湿润；观察有无脑脊液漏。

(4)观察视力、视野并与术前对比，了解手术效果。

(5)检查血糖、尿糖，了解有无继发糖尿病。

(6)观察尿量，继发尿崩症者记录其尿量，维持水、电解质平衡。

(7)观察意识、体温、脉搏、血压等生命体征变化并记录。

第十七章　急诊患者的急救护理

第一节　心搏骤停与心肺脑复苏

心搏骤停(CA)是指由于多种原因引起心脏泵血功能突然停止。一旦发生，将立即导致脑和其他脏器血液供给中断，组织严重缺氧和代谢障碍。对心搏骤停者立即采取恢复有效循环、呼吸和大脑功能的一系列抢救措施，称为心肺脑复苏(CPCR)。

(一)护理评估

《2010 美国心脏协会心肺复苏与心血管急救指南》提出，当患者无反应，且没有呼吸或没有正常呼吸(仅有叹息样呼吸)时，应立即行心肺复苏术。患者还可表现为意识丧失或全身短暂性抽搐、面色苍白或发绀、大动脉搏动消失、瞳孔散大、大小便失禁等。

(二)护理措施

1.急救处理

(1)判断患者意识：轻拍或摇动患者双肩，并大声呼叫"喂，你怎么了"，判断患者有无反应。

(2)启动急救反应系统：如果患者无反应，应立即呼救，启动急救反应系统，在院外拨打"120"，院内应呼叫其他医护人员。并迅速置患者于硬板床或地面，予以复苏体位，即仰卧位，头、颈部应与躯干保持在同一轴面上，将双上肢放置在身体两侧，解开紧身衣裤，暴露胸壁。

(3)判断大动脉搏动：非专业人员不需要检查大动脉搏动，专业人员应检查动脉有无搏动，时间 5～10s。成人检查颈动脉，方法是食指和中指并拢，从患者的气管正中旁开 2～3cm，在胸锁乳突肌内侧轻触颈动脉搏动。儿童可检查其股动脉，婴儿可检查其肱动脉或股动脉。如动脉搏动消失，应立即进行胸外按压。

(4)胸外按压：按压部位在两乳头连线的中点，按压频率至少 100 次/min，成人按压深度至少 5cm，婴儿和儿童按压深度至少为胸部前后径的 1/3(婴儿约为 4cm，儿童约为 5cm)。并通知医生，如为目击者立即予以心前区拳击术 1～2 次，再行胸外心脏按压。按压/通气比例为 30∶2(≤12 岁患者的比例为 15∶2)。

(5)开放气道：常用开放气道的方法有以下 2 种：

①仰头抬额/颏法：适用于没有头部和颈部创伤的患者。方法是将一手小鱼际置于患者前额，使头部后仰，另一手的食指与中指置于下颌角处，抬起下颏，注意手指勿用力压迫下颌部软组织，以防造成气道梗阻。

②托颌法：此法开放气道具有一定技术难度，需要接受培训。疑似头、颈部创伤者，此法开放气道比较安全。操作者站在患者头部，肘部可支撑在患者平卧的平面上，双手分别放置在患者头部两侧，拇指放在下颏处，其余 4 指握紧下颌角，用力向上托起下颌，如患者紧闭双唇，可用拇指把口唇分开。

(6)人工呼吸：可采用口对口、球囊－面罩、气管插管等人工呼吸方法。首次人工通气为 2 次，每次通气应在 1s 以上，使胸廓明显起伏，保证有足够的气体进入肺部。人工呼吸的频率为 8～10 次/min（≤12 岁患者的频率 12～20 次/min），潮气量 400～600mL。

（7）早期除颤：心室颤动（室颤）发生后立即进行除颤，在等待自动体外除颤仪（AED）到达期间应进行胸外按压，如 1 次电击除颤不能消除心室颤动，应立即进行心肺复苏。

（8）心电图监测：判断心搏骤停的类型。

（9）建立静脉输液通道：根据医嘱合理使用药物，一般以上腔静脉系统给药为首选，如肘静脉、锁骨下静脉、颈外静脉或颈内静脉，以便药物尽快起效。

（10）脑复苏：降低脑耗氧量、减轻脑水肿、保护脑组织，头部置冰帽，体表大血管处（如颈、腹股沟、腋下）置冰袋；同时应用脑复苏药物，如冬眠药物、脱水剂及能量合剂等。

2. 病情观察

（1）观察患者的通气效果：保持呼吸道通畅，维持供氧，在 2010 年最新公布的心肺复苏指南中已经明确指出，为避免不必要的高浓度供氧情况的出现，控制氧自由基的释放，建议在保证必须氧供给的情况下，只需要给予能使动脉血氧饱和度稳定在 94% 左右的最低给氧浓度。使用呼吸机控制呼吸的患者应每小时吸痰 1 次，每次吸痰时间不超过 15s，同时定时进行血气分析，根据结果调节呼吸机参数。

（2）观察循环复苏效果：①观察有无自主心律，心搏的频率、节律，心律失常的类型，以及心脏对复苏药物的反应。②观察血压的变化，随时调整升压药，在保持血容量的基础上，使血压维持在正常高水平，以保证心、脑、肾组织的血供。③密切观察皮肤的色泽、温度。

（3）观察重要脏器的功能：①留置导尿，观察尿量、颜色、性状，定时监测血尿素氮、肌酐等，保护肾功能。②密切观察瞳孔大小、对光反射及角膜反射、吞咽反射和肢体活动等。

（4）复苏有效指征：面色、口唇由发绀转为红润；自主呼吸恢复；能触及大动脉搏动，肱动脉收缩压≥60mmHg；瞳孔由大变小；有眼球活动或睫毛反射、瞳孔对光反射出现。

（5）复苏终止指征：①脑死亡：对任何刺激无反应；自主呼吸停止；脑干反射（瞳孔对光反射、角膜反射、吞咽反射、睫毛反射）全部消失，脑电图检查示脑电活动消失。②心脏停搏后，坚持心肺复苏 30min 以上，无任何反应，心电图示波屏上成一条直线。

3. 一般护理

（1）做好口腔、眼、皮肤等护理。

（2）准确记录 24h 液体出入量，维持电解质及酸碱平衡，防止并发症发生。

（3）备好各种抢救仪器及药品，防止再次发生心搏骤停。

4. 健康指导

（1）向公众普及心肺复苏技术。

（2）发现倒地患者立即判断其意识，轻拍或摇动患者双肩，并大声呼叫："喂，你怎么了？"判断患者有无反应，如无反应立即打电话求救或拨打 120。

（3）立即进行胸外按压，直至有专业抢救人员到达现场。按压部位为两乳头连线中点，尽量快速、深度按压。

5. 护理评价

心肺复苏术后应密切观察复苏效果及重要脏器功能，包括意识、皮肤色泽及温度、生命体征、瞳孔的大小及对光反射、尿量等。

第二节　严重创伤的急救护理

严重创伤是指危及生命或治愈后有严重残疾者，它常为多部位、多脏器的多发伤，病情危重，伤情变化迅速，死亡率高。伤后 1h 是挽救生命、减少致残的"黄金时间"。

(一)护理评估

(1)首先把握呼吸、血压、心率、意识和瞳孔等生命体征，有无存在威胁生命的因素。

(2)了解受伤史，检查受伤部位，迅速评估伤情。

(3)辅助检查：评估血常规、尿常规、血气分析的结果；诊断性穿刺是否有阳性结果及影像学检查的结果。

(4)社会心理评估：评估家属及患者对此次创伤的心理承受程度；患者是否有紧张、焦虑的情绪；患者是否获得家属的支持。

(二)护理措施

1.现场救护

(1)尽快脱离危险环境，放置合适体位：抢救人员到达现场后，迅速安全转移患者脱离危险环境。搬运患者时动作要轻、稳，切勿将伤肢从重物下硬拉出来，避免造成再度损伤或继发性损伤。对疑有脊柱损伤者应立即予以制动，以免造成瘫痪。在不影响急救的前提下，救护人员要协助患者，将其置于舒适安全的体位(平卧位头偏向一侧或屈膝侧卧位)，并注意保暖。

(2)现场心肺复苏(CPR)：大出血、张力性气胸、呼吸道梗阻和严重脑外伤等严重创伤，如导致心搏呼吸骤停，应尽快现场处理或现场 CPR。

(3)解除呼吸道梗阻，维持呼吸道通畅。

(4)处理活动性出血：迅速采取有效的局部止血措施。

(5)处理创伤性血气胸：对张力性气胸应尽快于伤侧锁骨中线第 2 肋间插入带有活瓣的穿刺针排气减压；对开放性气胸要尽快用无菌敷料垫封闭开放伤口；对血气胸要行胸腔闭式引流；对胸壁软化伴有反常呼吸者应固定浮动胸壁。在上述紧急处理过程中应同时进行抗休克等综合治疗。

(6)保存好离断肢体：伤员离断的肢体应先用无菌或干净布包好后置于无菌或洁净的密闭塑料袋内，再放入注满冰水混合液的塑料袋内低温(0～4℃)保存，以减慢组织的变性和防止细菌繁殖，冷藏时防止冰水浸入离断创面，切忌将离断肢体浸泡在任何液体中。离断肢体应随同伤员一起送往医院，以备再植手术。

(7)伤口处理：及时、正确地包扎，可以达到压迫止血、减少感染、保护伤口、减少疼痛，以及固定敷料和夹板等目的。需要注意的是：①不要随意去除伤口内异物或血凝块。②创面中有外露的骨折断端、肌肉、内脏，严禁现场回纳入伤口。若腹腔内组织或脏器脱出，应先用干净器皿保护后再包扎，不要将敷料直接包扎在脱出的组织上面。③有骨折的伤员要进行临时固定。④脑组织脱出时，应先在伤口周围加垫圈保护脑组织，不可加压包扎。

(8)抗休克：迅速止血、输液扩容，必要时考虑应用抗休克裤。

(9)现场观察：了解受伤原因、暴力情况、受伤的具体时间、受伤时体位、神志、出血量及已经采取的救治措施等。

2.院内护理

(1)呼吸支持：保持呼吸道通畅，视病情给予气管插管、人工呼吸，保证足够、有效的氧供。

(2)循环支持：主要是抗休克，尽快用16～18G留置针迅速再建立1～2条静脉通路，常选用肘前静脉(如肘正中静脉或重要静脉)、颈外静脉，注意不要在受伤肢体的远端选择静脉通路，以避免补充的液体进入损伤区内，有效补充循环血量按医嘱给予输液，必要时输血。留置导尿，注意观察每小时尿量。

(3)控制出血：用敷料加压包扎伤口，并抬高出血肢体。对活动性出血应迅速清创止血，对内脏大出血应立即准备手术处理。

(4)镇静止痛和心理治疗：剧烈疼痛可诱发或加重休克，故在不影响病情观察的情况下遵医嘱选用镇静止痛药。

(5)防治感染：遵循无菌操作原则，按医嘱使用抗菌药物。开放性创伤需加用破伤风抗毒素。

(6)密切观察伤情：严密观察伤情变化，特别是对严重创伤怀疑有潜在性损伤的患者，必须持续动态监测生命体征。协助医生做进一步的检查，发现病情变化，应及时报告医生处理，并迅速做出反应。

(7)支持治疗：主要维持水、电解质和酸碱平衡，保护重要脏器功能，并给予营养支持。

(8)配合医生对各脏器损伤的治疗。

3.健康指导

(1)宣传安全知识，加强安全防范意识。

(2)一旦受伤，不管是开放性伤口还是闭合性伤口都要立即到医院就诊。开放性伤口要立即进行清创，并注射破伤风抗毒素。

(3)加强受伤肢体的功能锻炼，防止肌萎缩、关节僵硬等并发症。

4.护理评价

经过治疗和护理，评价患者是否达到：①生命体征稳定，无体液失衡。②伤口愈合好，无感染。③疼痛得到控制。④能坚持功能锻炼。⑤无伤口出血、感染、挤压综合征等并发症发生。

第三节 呼吸系统急症急救护理

一、呼吸困难

呼吸困难是指患者主观上感觉"空气不足"或"呼吸费力"，客观上表现为呼吸频率、深度、节律的异常，严重时可出现端坐呼吸、发绀、辅助呼吸肌参与呼吸运动。呼吸困难是急诊科常见急症之一，最常见于呼吸系统急症，如肺栓塞、哮喘持续发作、自发性气胸、急性呼吸窘迫综合征、慢性阻塞性肺疾病急性发作等，其他系统疾病亦可累及呼吸功能而引起呼吸困难。

(一)护理评估

(1)健康史：患者的既往史、吸烟史、咳痰及咳喘等类似症状发作史、用药治疗情况、过敏史及家庭史。

(2)诱发因素：患者是否接触动物皮毛、刺激性或有害气体、化学物质等致敏物质；有无深静脉血栓的高危因素，如骨折、创伤等。

(3)症状和体征：患者呼吸困难的性质、呼吸频率、节律、呼吸音及哮鸣音，是否存在发绀及端坐呼吸；有无胸痛、咯血、发热等其他伴随症状。严重者还应评估患者的神志等。

(4)辅助检查：胸部 X 线检查和呼吸功能检查结果。

(5)实验室检查：血常规、痰涂片、血气分析的结果，必要时评估患者特异性变应原检测结果。

(6)社会心理评估：患者的情绪及心理反应。

(二)护理措施

1.急救处理

(1)保持呼吸道通畅。

(2)氧疗：给予鼻导管或面罩吸氧。慢性阻塞性肺疾病(COPD)伴有 CO_2 潴留和肺栓塞，合并通气功能障碍时应先给予低流量吸氧。哮喘急性发作时，可先经鼻导管吸氧，如果缺氧严重，应经面罩给氧，只有 CO_2 潴留时才需限制吸氧浓度。急性呼吸窘迫综合征(ARDS)患者给予高浓度($>50\%$)吸氧。

(3)建立静脉通路，保证及时给药。

(4)心电监护：监测心率、心律、血压、呼吸和血氧饱和度。

(5)采取血标本：检查动脉血气分析、D-二聚体、血常规、电解质等。

(6)取舒适体位：嘱患者安静，取半坐卧位或端坐卧位，昏迷或休克患者取平卧位，头偏向一侧。

(7)备好急救物品：如患者呼吸困难严重，随时做好建立人工气道(气管插管或气管切开)、机械通气的准备与配合工作，备好吸引器等抢救物品和抢救药品。

2.一般护理

(1)病情观察：监测患者的生命体征及呼吸功能，观察氧疗效果。

(2)药物的治疗及护理：观察药物的疗效及不良反应。

(3)饮食护理。

(4)做好隔离措施：对高度怀疑传染性的呼吸系统疾病，应注意做好自我防护，防止交叉感染，如戴口罩、手套、穿隔离衣等。

(5)心理护理：嘱患者安静休息，避免剧烈活动，对精神紧张的患者，做好解释和安慰工作。

3.健康指导

(1)向患者及家属宣教疾病的病因、症状等相关知识，避免诱发因素。

(2)注意劳逸结合，加强锻炼，增强抵抗力。

(3)治疗后不适随诊。

(4)保持空气流通，改善不良的工作环境，防止感染。

(5)营养支持。

4.护理评价

经过治疗和护理，评价患者是否达到：①能进行有效地咳嗽、咳痰，保持呼吸道通畅。②呼吸音正常。③生命体征平稳，无窒息发生。④安全、有效地用药。⑤能运用有效的应对技巧，情绪稳定，有战胜疾病的信心。

二、窒息

窒息是指气流进入肺脏受阻或吸入气缺氧导致的呼吸停止或衰竭状态。发生窒息，可迅速危及生命，应立即采取相应措施，判明原因，积极进行抢救。

(一)护理评估

(1)健康史：患者咳痰及喘鸣等症状的发作史、用药治疗情况、过敏史及家庭史。

(2)病因：患者有无接触 CO 或氰化物等有毒物质或气道堵塞。

(3)症状和体征：患者有无面色发绀及"四凹征"(胸骨上窝、锁骨上窝、肋间隙及剑突下软组织凹陷)。

(4)辅助检查：胸部 X 线检查和呼吸功能检查结果。

(5)社会心理评估：患者的情绪及心理反应。

(6)气道阻塞引起窒息的严重程度分级：①Ⅰ度：安静时无呼吸困难，当活动或哭闹时出现轻度的呼吸困难，可有轻度的吸气性喉喘鸣及胸廓周围软组织凹陷。②Ⅱ度：安静时有轻度呼吸困难，吸气性喉喘鸣及胸廓周围软组织凹陷，活动或哭闹时加重，但不影响睡眠和进食，无烦躁不安等缺氧症状，脉搏尚正常。③Ⅲ度：呼吸困难明显，喉喘鸣声较响亮，吸气性胸廓周围软组织凹陷显著，并出现缺氧症状，如烦躁不安、不易入睡、不愿进食、脉搏加快等。④Ⅳ度：呼吸极度困难。患者坐立不安、手足乱动、出冷汗、面色苍白或发绀、心律不齐、脉搏细数、昏迷、大小便失禁等。若不及时抢救，可因窒息致呼吸、心搏停止而死亡。

(二)护理措施

1.急救处理

(1)迅速解除窒息因素，保持呼吸道通畅。

(2)给予高流量吸氧，使血氧饱和度恢复 90%以上，必要时建立人工气道，人工辅助通气。

(3)保证静脉通路畅通，遵医嘱给予药物治疗。

(4)监测生命体征：给予心电、血压、呼吸、血氧饱和度监护，遵医嘱行动脉血气分析。

(5)备好急救物品：吸引器、呼吸机、气管插管、喉镜等急救用物。

2.一般护理

(1)观察病情：严密观察病情变化，随时注意患者呼吸、口唇及甲床颜色、咳嗽及全身情况。

(2)药物的治疗及护理：观察药物的疗效及不良反应。

(3)心理护理：嘱患者安静休息，避免剧烈活动，对精神紧张的患者，做好患者的解释和安慰工作。

(4)患者烦躁时应做好安全防护措施，防止坠床及意外脱管的发生。

3.健康指导

(1)向患者及家属宣教疾病的病因、症状等相关知识，避免诱发因素。

(2)注意劳逸结合，加强锻炼，增强抵抗力。

(3)治疗后不适随诊。

(4)营养支持。

4.护理评价

经过治疗和护理，评价患者是否达到：①能鉴别有害因素，避免窒息的再次发生。②能进行有效地咳嗽、咳痰，保持呼吸道通畅。③呼吸音正常。④生命体征平稳。⑤安全、有效地用药。⑥能运用有效的应对技巧，情绪稳定，有战胜疾病的信心。

第四节　循环系统急症患者护理

一、急性胸痛

急性胸痛是主观感觉短时间内胸部刺痛、锐痛、钝痛、闷痛或压迫感，常伴有精神紧张、焦虑、恐惧感，是一些致命性疾病的主要临床表现，如急性冠状动脉综合征(ACS)、主动脉夹层(AD)、急性肺栓塞(APE)等。急诊处理的关键是快速识别可能致命的疾病，采取及时、有效的治疗措施，改善预后或降低患者的死亡率。

(一)护理评估

(1)生命体征：是否有危及生命的症状、体征。

(2)胸痛的部位及放射部位、疼痛性质、诱发因素和影响疼痛的因素、伴发症状等。

(3)体格检查和辅助检查：心电图、超声心动图、胸部 X 线检查、CT 动脉造影等。

(4)实验室检查：心肌酶谱、心肌肌钙蛋白等。

(5)社会心理评估：患者的情绪及心理反应。

(二)护理措施

1.急救处理

(1)安静卧床休息。

(2)当有低氧血症时，给予双鼻道或面罩吸氧，使血氧饱和度≥94%。

(3)给予心电、血压、呼吸和血氧饱和度监测，注意电极位置应避开除颤区域和心电图胸前导联位置。

(4)描记 12 或 18 导联心电图。

(5)建立静脉通路，保持给药途径的畅通。

(6)监测动脉血气及其他实验室检查结果。

(7)对 ACS 的急性致命并发症，如室颤、无脉性室性心动过速(室速)等，做好除颤和心肺复苏(CPR)的准备。

(8)如果病情允许，协助患者按医嘱接受胸部 X 线检查、超声心动图、CT、CT 动脉造影、核磁共振成像(MRI)等辅助检查。

2. 一般护理

(1)病情观察：观察生命体征的变化；胸痛的部位、性质、严重程度、有无放射、持续时间和缓解因素。注意疼痛程度变化，胸痛时表情，有无面色苍白、大汗和血流动力学障碍。

(2)体位：疼痛时可采取健侧卧位，保持环境安静舒适，避免诱发或加重疼痛各种因素。

(3)疼痛护理：根据胸痛的原因给予镇静剂或镇痛药物，或采用松弛法、按摩、针灸等方法分散患者注意力，以减轻疼痛。

(4)药物的治疗及护理：观察药物的疗效及不良反应。

(5)心理护理：嘱患者安静休息，避免剧烈活动，对精神紧张的患者，做好患者的解释和安慰工作。

3. 健康指导

(1)避免诱发因素：调整日常生活与工作量，不可过于劳累，避免情绪激动，减轻精神压力。

(2)病情自我监测：向患者讲解疾病的基本知识，包括 ACS 疾病发生的过程、诱因、监护的意义，用药目的、作用及注意事项，指导患者正确应用药物。自测脉率，及早发现心律失常。告知患者及家属心绞痛发作时的缓解方法，如心绞痛发作比以往频繁、程度加重，疼痛时间延长，应警惕心肌梗死的发生，及时就医。

(3)强化预防意识：预防动脉粥样硬化和冠心病，属一级预防，已有冠心病和心肌梗死(MI)病史者还应预防再次梗死和其他心血管事件，称为二级预防。

(4)改变生活方式：①合理膳食：宜摄入低热量、低脂、低胆固醇、低盐饮食，多食蔬菜、水果和粗纤维食物如芹菜、糙米等，避免暴饮暴食。②适当运动：保持适当的体力活动，以有氧运动为主，注意运动的强度和时间，以不致发生疼痛为度。③控制体重：在饮食治疗的基础上，结合运动和行为治疗等控制体重。④戒烟。

4. 护理评价

经过治疗和护理，患者是否达到：①生命体征平稳。②胸痛症状缓解。③能做到病情的自我监测。④生活方式有所改善。

二、急性心力衰竭

急性心力衰竭(AHF)是指由于短时间内心肌收缩功能障碍和(或)舒张功能障碍，使心脏泵血功能降低而导致心排血量减少，不能满足机体组织代谢需要的一种病理过程或临床综合征。可以表现为急性起病或慢性心力衰竭急性失代偿状态。临床上急性心力衰竭(左心衰竭)较为常见，急性左心衰竭是以急性肺水肿和心源性休克为主要表现的急危重症，是此部分讨论的主要内容。

(一)护理评估

(1)生命体征：患者是否存在呼吸困难，咳粉红色泡沫痰；患者的神志、面色等。

(2)评估导致急性心力衰竭的病因。

(3)辅助检查：心电图、超声心动图、胸部 X 线检查、动脉血气分析、脑钠肽等。

(4)社会心理评估：患者及家属的情绪及心理反应。

(二)护理措施

1.急救处理

(1)将患者置于坐位或半卧位，双腿下垂，以减少静脉回流。

(2)立即给予高流量鼻导管或面罩吸氧，如经上述方法给氧后仍 $PaO_2 < 60mmHg$ 时，应做好使用机械通气治疗的准备。

(3)监测心电、血压、血氧饱和度。

(4)开放静脉通路，遵医嘱给予强心、镇静、利尿、平喘、扩血管药物。

(5)按医嘱描记 12 导联心电图，留取动脉血气、脑钠肽、血常规、血糖、电解质和心肌损伤标志物等各种血标本。

(6)协助患者接受胸部 X 线检查、超声心动图等检查。

2.一般护理

(1)保持呼吸道通畅：注意双肺呼吸音、咳嗽、咳痰情况，及时清除呼吸道分泌物。

(2)病情观察：观察生命体征及神志的变化。

(3)药物的治疗及护理：观察药物的作用及不良反应。

(4)心理护理：急性心力衰竭发作时的窒息感、濒死感使患者感到恐惧、焦虑。在抢救过程中注意适时安慰患者，取得患者与家属的配合，增强患者战胜疾病的信心。

3.健康指导

(1)向患者及家属介绍急性心力衰竭的病因及诱发因素。

(2)告知有心脏病史的患者，在静脉输液前应主动向医护人员说明病情，便于输液时控制输液量和速度。

4.护理评价

经过治疗和护理，评价患者是否达到：①生命体征平稳。②呼吸困难的症状缓解。③安全、有效地用药。④能运用有效的应对技巧，情绪稳定，有战胜疾病的信心。

三、危险性心律失常

心律失常是指心脏冲动的频率、节律、起源部位、传导速度或激动秩序的异常。可以迅速导致晕厥、心绞痛、心力衰竭、休克甚至心搏骤停的心律失常，称为危险性心律失常。危险性心律失常，是临床常遇到的一种急危重症，如果不能及时识别和处理，患者可在短期内死亡。

(一)护理评估

(1)生命体征：主要评估脉搏是否存在。

(2)血流动力学状态。

(3)心电图表现：心律失常的类型。

(4)导致心律失常的病因。

(5)社会心理评估：评估患者的情绪及心理反应。

(二)护理措施

1.急救处理

(1)立即协助患者采取舒适、安静的卧位休息。

(2)保持呼吸道通畅,存在低氧血症时,给予氧气吸入,保证血氧饱和度≥94%。

(3)立即描记12导联心电图,协助心律失常的诊断。

(4)遵医嘱给予心电监护,注意电极位置应避开除颤区域和心电图胸前导联位置。

(5)除颤器置于患者床旁,呈完好备用状态。

(6)如有胸痛、休克、室颤等其他症状时立即对症处理。

2.一般护理

(1)病情观察:观察引发心律失常的原因、发作时的症状、持续的时间及患者发作时的心理状态等。

(2)用药护理:遵医嘱及时、正确使用抗心律失常药物,观察药物的疗效和不良反应。

(3)持续心电监护:严密监测心率、心律和血压的变化。

(4)心理护理:嘱患者安静休息,做好患者的解释和安慰工作。

3.健康指导

(1)注意劳逸结合,保证充足的休息和睡眠。避免摄入过多浓咖啡、浓茶等。

(2)遵医嘱服用抗心律失常药物,不能擅自增减药物,如有异常,及时就诊。

(3)学会测量脉搏的方法,了解心律失常的相关症状,进行自我监测。

(4)定期复查心电图,及早发现病情变化并及时就诊。

4.护理评价

经过治疗和护理,评价患者是否达到:①生命体征平稳。②心律失常得到纠正。③安全、有效地用药。④能运用有效的应对技巧,情绪稳定,有战胜疾病的信心。

四、高血压危象

高血压危象,是发生在高血压或症状性高血压过程中的一种特殊临床危象,是指在高血压的基础上,由于某些诱因,外周细小动脉发生暂时性强烈痉挛,血压急剧升高,舒张压可达18.7kPa(140mmHg)或更高,收缩压也相应升至33.3kPa(250mmHg)或更高,伴有重要器官的功能障碍或不可逆的损害。

(一)护理评估

(1)生命体征:主要评估血压。

(2)伴随症状:头痛、头晕、耳鸣、呕吐等。

(3)辅助检查:超声心动图、CT等。

(4)社会心理评估:评估患者及家属的情绪及心理反应。

(二)护理措施

1.急救处理

(1)正确选用迅速有效的降压药物:①硝普钠:25~50mg稀释于10%葡萄糖注射液250mL,以0.25~10μg/(kg·min)静脉滴注。②酚妥拉明:5~10mg快速静脉注射,有效后维持静脉滴注。多应用于嗜铬细胞瘤。③肼屈嗪:为妊娠子痫首选药。

(2)降压速度和幅度要合理：①速度：1h 内将血压降至安全水平，否则预后较差。②幅度：一般血压下降 25%为宜。

(3)对症护理：①高血压脑病：用脱水剂如甘露醇注射液或快作用利尿剂静脉注射，以减轻脑水肿。②制止抽搐：躁动抽搐者给予地西泮、苯巴比妥钠等肌内注射。③给予氧气吸入并准备一切抢救物品。

2. 一般护理

(1)病情观察：监测血压、脉搏、呼吸、神志及心、肾功能变化；观察瞳孔大小及两侧是否对称；观察患者有无头痛、呕吐及两侧肢体活动情况。

(2)用药护理：遵医嘱及时、正确使用降压药及其他药物，观察药物的疗效和不良反应。

(3)持续心电监护：严密监测血压的变化。

(4)绝对卧床休息，将床头抬高 30cm，可以起到体位性降压作用。

(5)饮食护理：嘱患者进食低盐、低脂、清淡、易消化饮食，少食多餐，保持排便通畅。

(6)心理护理：嘱患者安静休息，稳定情绪，避免一切诱发因素。

3. 健康指导

(1)向患者及家属讲解高血压的病因、发病机制、临床表现及对健康的危害，指导患者坚持长期的饮食、运动、药物治疗。

(2)坚持低盐、低脂、低胆固醇饮食；改变不良的生活方式，戒烟、戒酒；劳逸结合。

(3)根据年龄及病情选择慢跑、快步走、太极拳、气功等运动。

(4)指导患者及家属有关降压药的相关知识，规律用药，不可随意增减药量，定期测量血压并记录，不适随诊。

4. 护理评价

经过治疗和护理，评价患者是否达到：①生命体征平稳，血压降至目标水平。②伴随症状缓解。③服用降压药的依从性及效果好。④能定期监测血压。⑤情绪稳定，有长期与疾病作战的决心。

五、主动脉夹层

主动脉夹层系主动脉内膜撕裂后，循环中的血液通过裂口进入主动脉壁中层而形成的夹层血肿，并沿着主动脉壁延伸分离。好发于 50~70 岁，发病比男：女为 2：1，30~70 岁发病率最高。

(一)护理评估

(1)生命体征：心率、血压、呼吸、血氧饱和度情况。

(2)疼痛：疼痛的部位、性质、程度等。

(3)其他症状。

(4)辅助检查：胸部 X 线检查、主动脉超声检查、主动脉 CT 血管造影(CTA)、主动脉核磁共振(MRA)、主动脉造影等。

(5)社会心理评估：患者的情绪及心理反应。

(二)护理措施

1. 急救处理

(1)绝对卧床休息,给予心电监护、氧气吸入。

(2)镇痛:吗啡 5～10mg 肌内注射,哌替啶 50～100mg 肌内注射。

(3)控制血压:对合并有高血压的患者,可采用普萘洛尔 5mg 间歇静脉滴注或硝普钠 25～50μg/min 静脉滴注,根据血压调节滴速,使血压降至临床治疗指标。

(4)控制心率:遵医嘱使用β受体阻滞剂,使心率控制在 70～80 次/min。

(5)补充血容量:有出血进入心包、胸腔或主动脉破裂者输血。

(6)如夹层破裂出血,血压下降,立即遵医嘱进行抢救。

2. 一般护理

(1)病情观察:严密监测生命体征的变化,尤其是两侧肢体血压的对称性。

(2)疼痛的护理:严密观察疼痛的部位、性质、时间、程度。使用镇痛剂后,观察疼痛是否改善。

(3)用药护理:观察药物的疗效和不良反应。

(4)生活基础护理:嘱患者严格卧床休息,避免用力过度(如排便用力、剧烈咳嗽等);饮食宜清淡。

(5)心理护理:消除患者紧张、恐惧心理,稳定情绪,嘱患者安静休息,避免一切诱发因素。

3. 健康指导

(1)指导患者以休息为主,活动量要循序渐进,注意劳逸结合。

(2)嘱低盐、低脂饮食,并戒烟、酒,多食新鲜水果、蔬菜及富含粗纤维的食物,以保持排便通畅。

(3)指导患者学会自我调整心理状态,调控不良情绪,保持心情舒畅,避免情绪激动。

(4)按医嘱坚持服药,控制血压,不擅自调整药量。

(5)教会患者自测心率、脉搏,有条件者配置血压计,定时测量血压。

(6)定期复诊,若出现胸、腹、腰痛症状及时就诊。

4. 护理评价

经过治疗和护理,评价患者是否达到:①生命体征平稳,血压、心率降至目标水平。②疼痛及其他症状缓解。③能改变不良的生活方式。④服药依从性好。⑤能运用有效的应对技巧,情绪稳定,有战胜疾病的信心。

第五节　消化系统急症患者护理

一、急性腹痛

急性腹痛是指发生在 1 周内,由各种原因引起的腹腔内外脏器急性病变而表现为腹部不适的症状,是急诊科常见的临床症状之一,也是促使患者就诊的重要原因之一。其共同特点是突然发生、变化快、疼痛往往剧烈和病情重，涉及多科疾病。

病因不明的急性腹痛患者　要遵循"五禁四抗"原则。"五禁"即禁饮禁食、禁热敷、禁灌肠、禁用镇痛药、禁止活动；"四抗"即抗休克、抗感染、抗体液失衡、抗腹胀。

(一)护理评估

(1)一般情况：年龄、性别、既往史等。

(2)生命体征。

(3)腹痛的发生时间、部位、性质、程度，有无诱因。

(4)伴随症状：发热、恶心、呕吐、便血、腹胀、黄疸、休克等。

(5)体格检查：生命体征及腹部情况。

(6)辅助检查：实验室检查、X线检查、心电图、内镜检查、超声检查、诊断性腹腔穿刺等。

(7)社会心理评估：评估患者的情绪及心理反应。

(二)护理措施

1.急救处理

(1)绝对卧床休息，给予心电监护、氧气吸入。

(2)建立静脉通道，遵医嘱给予抢救药物。

(3)控制饮食及胃肠减压：病因未明确或病情严重者需禁食、禁水。

(4)补液：遵医嘱补充电解质和能量合剂，纠正体液失衡，并根据病情变化随时调整补液方案和速度。

(5)遵医嘱给予抗生素控制感染：急腹症多由腹腔内炎症和脏器穿孔引起，多有感染，是运用抗生素的指征。

(6)有腹内脏器破裂、出血等手术指征者，立即行术前准备送入手术室。

2.一般护理

(1)病情观察：严密监测生命体征的变化。

(2)腹痛的护理：严密观察腹痛部位、性质、程度、持续时间及伴随症状(呕吐、腹胀、排便、发热、黄疸等)与体征的变化。

(3)用药护理：观察药物的疗效和不良反应。

(4)生活基础护理：嘱患者严格卧床休息，尽量为患者提供舒适体位。

(5)心理护理：消除患者紧张、恐惧心理，稳定情绪。

3.健康指导

(1)指导患者养成良好的饮食及卫生习惯。

(2)饮食要清淡、易消化，各种营养要合理搭配。

(3)积极控制诱发急性腹痛的各种诱发因素，重视慢性疾病。

(4)需要手术治疗者，术后早期开始活动，以预防粘连性肠梗阻。

4.护理评价

经过治疗和护理，患者是否达到：①生命体征平稳。②腹痛及其他症状缓解。③治疗效果满意。④能运用有效的应对技巧，情绪稳定，有战胜疾病的信心。

二、急性消化道出血

急性消化道出血以下简称消化道出血，是指从食管到肛管的消化道及胆胰等疾病引起的出血，主要表现为呕血和(或)血(黑)便，是急诊科常见的疾病之一。成年人在短时间内一次失血量达 800mL 或占总循环血量的 20%以上，出现低血压等周围循环衰竭表现者，称为急性消化道大出血。大出血可危及生命，死亡率为 6%～12%。

(一)护理评估

(1)一般情况：年龄、性别、既往史等。

(2)生命体征及神志：心率、血压等。

(3)呕血或黑便的量、性状、颜色及次数。

(4)出血严重程度的评估：休克指数(即脉率/收缩压)正常值为 0.54±0.02。当休克指数为 1，失血量为 800～1000mL；指数＞1，失血量为 1200～2000mL。

(5)其他症状：面色、口唇颜色、贫血、发热、腹痛等其他伴随症状。

(6)病因的评估：消化性溃疡、急性胃黏膜损害、食管胃底静脉曲张破裂、胃癌。

(7)实验室及其他检查：血常规、电解质、粪便隐血试验、内镜检查等。

(8)社会心理评估：评估患者的情绪及心理反应。

(二)护理措施

1.急救处理

(1)绝对卧床休息，采取平卧位，并将下肢略抬高，注意保暖，保持安静。

(2)保持呼吸道通畅：呕吐时头偏向一侧，必要时用负压吸引器清除呼吸道分泌物、血液或呕吐物，防止窒息或误吸。

(3)给予心电监护、氧气吸入。

(4)建立 2～3 条静脉通道，配合医生迅速、准确地实施输血、输液及各种止血治疗措施。

2.一般护理

(1)病情观察：观察患者生命体征，尤其是心率、血压的变化；监测每小时尿量；观察呕吐物和粪便的性质、颜色和量，并记录 24h 液体出入量；观察止血效果。

(2)药物护理：输液开始时宜快，必要时测定中心静脉压作为调整速度和输液量的依据；观察药物的疗效及不良反应。

(3)饮食护理：温热、清淡、无刺激性流食，病情稳定后可改为软食。

(4)心理护理：关心、安慰患者，呕血或排黑便后及时清除血迹、污物，以减少对患者的不良刺激。

3.健康指导

(1)向患者及家属讲解消化道出血的病因、诱因，防止再次出血。

(2)饮食要清淡、易消化，各种营养素要合理搭配。

(3)生活起居规律，劳逸结合，避免精神紧张及过度劳累。

(4)学会观察早期出血征象及出血发生后的应急措施，不适随诊。

4.护理评价

经过治疗和护理，评价患者是否达到：①生命体征平稳。②无继续呕血或黑便。③知晓消化道疾病的病因及诱因。④能运用有效的应对技巧，情绪稳定，有战胜疾病的信心。

第六节　代谢与内分泌系统急症护理

一、高血糖危象

高血糖危象是指糖尿病昏迷。分为酮症酸中毒昏迷和高渗性非酮症性昏迷。糖尿病酮症酸中毒昏迷(DKA)是指糖尿病患者在应激状态下，由于体内胰岛素拮抗激素增加，引起糖和脂肪代谢紊乱，以高血糖、高酮血症及代谢性酸中毒为主要改变的临床综合征。糖尿病高渗性非酮症性昏迷是糖尿病急性代谢紊乱的另一临床类型，特点是血糖高、没有明显酮症酸中毒、因高血糖引起血浆高渗性脱水和进行性意识障碍的临床综合征。

(一)护理评估

(1)生命体征及神志。

(2)发病的有关病因及诱发因素。

(3)发病的时间、主要症状、特点及并发症。

(4)辅助检查：血常规、血糖、尿糖、尿酮体、血气分析、血生化等。

(5)社会心理评估：评估患者心理状态、心理压力，有无焦虑、抑郁等。

(二)护理措施

1.急救处理

(1)昏迷患者维持呼吸道通畅，加强呼吸道管理，及时吸氧，必要时给予气管插管或气管切开行人工辅助通气；给予心电监护。

(2)迅速建立静脉通道补液。补液是抢救高血糖危象首要、关键的措施。首选生理盐水，遵循先快后慢的补液原则。要严格掌握补液的速度和量，防止心力衰竭、肾衰竭、脑水肿等并发症的发生。

(3)遵医嘱使用胰岛素，并严密监测血糖的变化，根据血糖的检查结果及时调整胰岛素的用量，避免血糖下降过快、过低，以免发生脑水肿。

(4)纠正电解质紊乱及酸碱平衡失调：准确、及时留取各种标本进行血液电解质、肝肾功能检查及血气分析，及时纠正电解质和酸碱失衡。补钾过程中要监测血钾的变化，防止出现高血钾。

2.一般护理

(1)病情观察：严密观察患者生命体征、神志、尿量的变化，准确记录24h液体出入量；防止脑水肿、肺水肿的发生。

(2)药物护理：注意输液的速度及胰岛素的治疗效果及不良反应。

(3)禁食，留置胃管，遵医嘱进行胃肠营养。

(4)基础护理：绝对卧床休息，注意保暖；保持皮肤清洁，预防压疮和继发性感染；昏迷患者做好各项防护措施，防止坠床等意外情况的发生。

(5)心理护理：消除患者及家属的紧张、恐惧心理，稳定情绪。

3. 健康指导

(1)向患者及家属讲解其病因、诱因及预防措施，防止复发。

(2)指导患者及家属定期监测血糖并记录；坚持糖尿病饮食。

(3)向患者及家属讲解口服降糖药的服用方法及不良反应，注射胰岛素的方法及注意事项等。

(4)生活起居规律，劳逸结合，情绪乐观，避免精神紧张及过度劳累。

(5)外出时携带身份识别卡；定期复诊。

4. 护理评价

经过治疗和护理，评价患者是否达到：①生命体征平稳。②血糖下降或正常。③能够进行自我监测。④服药及糖尿病饮食依从性好。⑤能运用有效的应对技巧，情绪稳定，有与疾病长期作战的信心。

二、低血糖危象

低血糖危象是由于某些病理和生理原因使血糖降至 2.8mmol/L 以下，引起交感神经兴奋和中枢神经异常的症状及体征。临床表现为心悸、出汗、脸色苍白、无力、饥饿感、焦虑，神经系统表现为牙关紧闭、肌肉痉挛、癫痫样发作，最后血压下降、低血糖休克、昏迷，甚至死亡。

(一)护理评估

(1)生命体征及神志。

(2)病因及诱发因素。

(3)发病的时间、主要症状、特点及并发症。

(4)辅助检查：血糖、血胰岛素水平。

(5)社会心理评估：患者的情绪及心理反应。

(二)护理措施

1. 急救处理

(1)立即检测血糖。

(2)清醒轻症患者可口服葡萄糖溶液或含糖饮料。

(3)昏迷患者遵医嘱静脉注射 50%的葡萄糖注射液 40～60mL，继以 10%葡萄糖注射液 500～1000mL 静脉滴注，直至患者清醒，血糖恢复正常。

(4)昏迷患者立即开放气道，给予氧气，保持呼吸道通畅，必要时给予气管插管或气管切开行人工辅助通气；给予心电监护。

(5)昏迷持续时间长或伴有严重脑水肿者，可用 20%甘露醇注射液治疗。

2. 一般护理

(1)病情观察：严密观察生命体征、神志变化、心电图、尿量等。定时监测血糖。意识恢复后要注意观察是否有出汗、嗜睡、意识模糊等再度低血糖状态，以便及时处理。

(2)药物护理：观察治疗效果及不良反应。

(3)基础护理：卧床休息，注意保暖；昏迷患者按昏迷护理常规护理；抽搐者注意保护患者，防止外伤。

(4)心理护理：消除患者及家属的紧张、恐惧心理，稳定情绪。

3.健康指导

(1)向患者及家属讲解其病因、诱因及预防措施，防止复发。

(2)指导患者及家属进行自我监测护理：定期监测血糖并记录；坚持糖尿病饮食。

(3)让患者了解皮下注射胰岛素和口服降糖药治疗过程中可能会发生低血糖，教会患者及亲属识别低血糖早期表现和自救方法。

(4)外出时携带身份识别卡；定期复诊。

4.护理评价

经过治疗和护理，评价患者是否达到：①生命体征平稳。②血糖正常。③能够进行自我监测。④能识别低血糖早期表现和掌握了低血糖自救的方法。⑤能运用有效的应对技巧，情绪稳定，有战胜疾病的信心。

三、甲状腺危象

甲状腺危象又称甲亢危象，是甲状腺功能亢进症。患者因急性感染、精神创伤、高热、妊娠、甲状腺手术或放射碘治疗等诱因刺激下，病情突然恶化而发生的最严重的并发症。主要表现为高热、大汗、心动过速、呕吐、腹泻、烦躁不安、谵妄，甚至昏迷。必须及时抢救，否则往往死于高热、心力衰竭、肺水肿及水、电解质紊乱。

(一)护理评估

(1)生命体征及神志。

(2)症状和体征的表现及严重程度。

(3)病因及诱发因素。

(4)实验室检查：血常规、甲状腺激素、电解质等。

(5)社会心理评估：患者的情绪及心理反应。

(二)护理措施

1.急救处理

(1)绝对卧床休息，呼吸困难时取半卧位，立即给予氧气吸入、心电监护。

(2)建立静脉通道，以利于抢救药物的使用。

(3)及时准确遵医嘱使用丙硫氧嘧啶(PTU)和碘剂。

2.一般护理

(1)病情观察：严密观察生命体征、神志变化；准确记录24h液体出入量。

(2)药物护理：观察治疗效果及不良反应。

(3)基础护理：卧床休息，保持安静舒适环境；做好生活护理及饮食护理。

(4)对症护理：高热患者给予冰敷或酒精溶液擦浴、躁动患者给予镇静剂，使用床挡等保护。

(5)避免诱因。

(6)心理护理：消除患者及家属的紧张、恐惧心理，稳定情绪。

3.健康指导

(1)指导患者自我心理调整，避免感染、严重精神刺激、创伤等诱发因素。

(2)向患者及家属讲解甲状腺功能亢进的相关知识，指导保护眼的方法。

(3)遵医嘱长期规律服药，避免突然停药、减药，定期复查；自测脉搏、体重，出现不适时随诊。

4.护理评价

经过治疗和护理，评价患者是否达到：①生命体征平稳。②症状缓解。③了解其相关知识，能独立进行自我监测。④服药的依从性好。⑤能运用有效的应对技巧，情绪稳定，有战胜疾病的信心。

第七节　神经系统急症患者护理

一、癫痫

癫痫是多种原因导致的大脑神经元高度同步异常放电的临床综合征，具有突然发生、反复发作的特点。每次发作或每种发作的过程称为痫性发作，一个患者可有一种或多种形式的痫性发作。癫痫持续状态又称癫痫状态，是指一次癫痫发作持续 30min 以上，或连续多次发作、发作间期意识或神经功能未能恢复者。任何类型癫痫均可出现癫痫持续状态，但通常是指全面强直一阵挛发作持续状态。癫痫持续状态是常见的神经系统急症之一，致残率和死亡率均很高。

(一)护理评估

(1)生命体征及神志。

(2)发作的类型。

(3)病因及诱发因素。

(4)辅助检查：实验室检查、脑电图、神经影像学检查等。

(5)社会心理评估：患者的情绪及心理反应。

(二)护理措施

1.急救处理

(1)立即将患者平卧于安全处，放置床挡以防坠床，解开领扣，头转向一侧，以利于口腔分泌物流出，防止误吸。

(2)保持呼吸道通畅，给予鼻导管或面罩吸氧，必要时做气管切开的准备。

(3)用压舌板或毛巾塞入患者上下磨牙之间，有义齿者及时取出，牙关紧闭者放置牙垫，防止舌咬伤。抽搐时可适当约束肢体，以免误伤。

(4)建立静脉通道，遵医嘱给予药物治疗。

(5)需要时，行心电、血压、血氧饱和度监护。

(6)按医嘱抽血进行血气、血生化分析。

2.一般护理

(1)病情观察:严密观察患者的生命体征、意识及瞳孔的变化。观察发作类型、持续时间及用药后的效果。

(2)药物护理:观察治疗效果及不良反应。

(3)基础护理:保持床铺清洁、干燥,保持环境温暖、安静,避免声光的刺激,使患者易于安睡。

(4)对症护理:高热者给予物理降温;抽搐发作频繁或时间较长者应给予降颅内压治疗;应用抗生素预防和治疗肺部感染。

(5)心理护理:使患者保持愉快的心情,避免精神紧张和不良刺激诱发抽搐。

3.健康指导

(1)生活规律,劳逸结合,避免劳累、便秘及情绪激动等。

(2)合理饮食,清淡、无刺激性、营养丰富;避免饥饿或过饱;戒烟戒酒。

(3)遵医嘱长期有规律服药,避免突然停药、减药、漏服药及自行换药;定期复查。

(4)避免淋雨、过度换气等诱因。

(5)禁止从事攀高、驾驶等危险工作。

(6)随身携带身份识别卡。

4.护理评价

经过治疗和护理,评价患者能否达到:①生命体征平稳。②症状缓解。③服药的依从性好。④能运用有效的应对技巧,情绪稳定,有战胜疾病的信心。

二、脑卒中

脑卒中或称急性脑血管事件,是指由于急性脑循环障碍所致的局限或全面脑功能缺损综合征,分为两种类型,即缺血性脑卒中和出血性脑卒中。

缺血性脑卒中又称脑梗死,是指各种原因所致脑部血液供应障碍,导致脑组织缺血、缺氧性坏死,出现相应神经功能缺损,占全部脑卒中的60%～70%。按病理分类可分为脑血栓形成、脑栓塞和腔隙性脑梗死。其中,脑血栓形成和脑栓塞是常见的脑血管急症。

出血性脑卒中占全部脑卒中的30%～40%,根据出血部位不同又分为脑出血(ICH)和蛛网膜下隙出血(SAH)。脑出血是指原发性非外伤性脑实质内出血。蛛网膜下隙出血通常为脑底部或脑表面的病变血管破裂,血液直接流入蛛网膜下隙引起的一种临床综合征。

(一)护理评估

(1)生命体征及神志、瞳孔变化。

(2)现病史及既往史。

(3)其他症状:失语、口角歪斜、肢体瘫痪等。

(4)辅助检查:实验室检查、CT、MRI等。

(5)社会心理评估:评估患者的情绪及心理反应。

(二)护理措施

1.急救处理

(1)立即给予患者卧床,避免情绪激动,床头可抬高15°～30°,减轻脑水肿。

(2)保持呼吸道通畅，给予吸氧，支持患者的呼吸、循环功能，及时清除口腔内分泌物和呕吐物，舌后坠者给予口咽通气管协助通气，必要时做好气管插管或行气管切开术的准备。

(3)连接心电、血压监护，密切观察患者的生命体征、意识、瞳孔及肢体活动的变化，评估是否并发心肌梗死或心律失常。

(4)建立静脉通路，畅通给药途径。

(5)遵医嘱采集血标本进行血常规、血生化、凝血时间、血糖等检查。

(6)对于烦躁不安患者，安置床挡，必要时给予适当的肢体约束，注意保障患者的安全。

2.一般护理

(1)病情观察：严密观察神志、瞳孔和生命体征的变化；准确记录24h液体出入量，保持水、电解质及酸碱平衡；注意观察分泌物性质、量、颜色，警惕应激性溃疡的发生。

(2)药物护理：观察药物的作用及不良反应。

(3)并发症的护理：昏迷者应注意水、电解质平衡，防止吸入性肺炎、压疮等。

(4)基础护理：加强口腔护理，预防肺部感染的发生；注意受压部位皮肤护理，每隔2h翻身一次，预防压疮的发生，保持肢体功能位；做好尿管和会阴部护理，防止尿路感染发生。

(5)心理护理：做好患者及家属的心理疏导，增强他们战胜疾病的信心。

3.健康指导

(1)情绪稳定，避免过分喜悦、愤怒、悲伤、惊吓等不良刺激。

(2)合理饮食，戒烟、戒酒。

(3)生活规律，劳逸结合，加强锻炼，增强体质。

(4)积极预防高血压、高血脂等疾病。

4.护理评价

经过治疗和护理，评价患者是否达到：①生命体征平稳，意识障碍无加重或神志清楚。②其他症状改善，无并发症发生。③能运用有效的应对技巧，情绪稳定，有战胜疾病的信心。

第八节　环境及理化因素损伤患者的急救护理

一、中暑

中暑是指在暑热天气、湿度大和无风的高温环境下，由于体温调节中枢功能障碍，汗腺功能衰竭和水、电解质丧失过多而引起的以中枢神经和(或)心血管功能障碍为主要表现的急性疾病，又称急性热致疾患。临床上依照症状轻重，分为先兆中暑、轻度中暑和重度中暑。根据发病机制和临床表现不同，重度中暑可分为热痉挛、热衰竭和热射病，但临床上常难以严格区分，可多种类型混合存在。

(一)护理评估

(1)生命体征及神志。

(2)病因及诱因。

(3)中暑的严重程度及其他伴随症状。

(4)辅助检查：血生化、动脉血气分析、血常规、尿常规、脑部 CT 等。

(5)社会心理评估：患者的情绪及心理反应。

(二)护理措施

1. 急救处理

(1)脱离高温环境。

(2)取合理体位：心力衰竭患者要取半卧位，血压过低患者取平卧位。

(3)保持呼吸道通畅，给予心电监护、氧气吸入，必要时行机械通气。

(4)降温：①环境降温：室温保持在 22～25℃。②物理降温：戴冰帽，颈部、腋下、腹股沟等大血管处放置冰袋，冰水浴或酒精擦浴。③药物降温：静脉滴注 4℃冰葡萄糖氯化钠注射液 1000～2000mL，氯丙嗪 25～50mg 加入 5%的葡萄糖注射液 250～500mL 静脉滴注，2h 滴完，如无效重复 1 次，血压低者慎用。

(5)维持循环功能：补充血容量，维持水、电解质及酸碱平衡，保持尿量在 30mL/h 以上。

(6)对症处理：控制脑水肿可应用肾上腺皮质激素及脱水剂如甘露醇注射液或快作用利尿剂静脉注射；有心力衰竭者及早应用洋地黄类药物，躁动抽搐者给予地西泮、苯巴比妥钠等肌内注射；有急性肾衰竭者注意限制水、盐的输入；发生 DIC 者，应使用肝素，需要时加用抗纤维蛋白溶解药物，防止发生多器官功能衰竭。

2. 一般护理

(1)病情观察：严密观察生命体征的变化、降温的效果及有无并发症发生。

(2)药物护理：观察药物的作用及不良反应。

(3)并发症的护理：补液滴注速度不宜过快，用量适宜，避免加重心脏负担，促发心力衰竭；昏迷者应保持呼吸道通畅，防止吸入性肺炎、压疮等；高热惊厥者应置患者于保护床内，防止坠床和碰伤，床边备开口器与舌钳以防舌咬伤。

(4)基础护理：加强口腔护理，预防肺部感染的发生；注意受压部位皮肤护理，每隔 2h 翻身 1 次，预防压疮的发生，保持肢体功能位；做好尿管和会阴部护理，防止尿路感染发生。

(5)心理护理：做好患者及家属的心理疏导，增强他们战胜疾病的信心。

3. 健康指导

(1)躲避烈日，在烈日下行走时注意遮光防护。

(2)保证充足的睡眠，增强营养，养成良好的饮水习惯。

(3)加强锻炼，增强抵抗力。

(4)在高温下长时间工作者应备防暑药物。

4. 护理评价

经过治疗和护理，评价患者是否达到：①生命体征平稳，意识障碍无加重或神志清楚。②其他症状有改善，无并发症发生。③能运用有效应对技巧，情绪稳定，有战胜疾病的信心。

二、淹溺

淹溺又称溺水，是人淹没于水或其他液体中，由于液体、污泥、杂草等物堵塞呼吸道和肺泡，或因咽喉、气管发生反射性痉挛，引起窒息和缺氧，肺泡失去通气、换气功能，使机体处于危急状态。淹溺是意外死亡的常见原因之一。在我国，淹溺是伤害致死的第三大原因。约 90% 淹溺发生于淡水，其中 50% 发生在游泳池。

(一)护理评估

(1)生命体征及神志。

(2)病因：淹溺发生的时间及情况。

(3)症状及体征。

(4)辅助检查：血常规、尿常规、血液电解质、动脉血气分析、心电图、胸部 X 线检查等。

(5)社会心理评估：患者及家属的情绪及心理反应。

(二)护理措施

1.急救处理

(1)保持呼吸道通畅，清除淹溺者口中的污泥、杂草等；松解领扣和紧裹的内衣。

(2)控水处理：①膝顶法：急救者取半跪位，将溺水者的腹部放在膝上，头部向下，并用手按压其背部。②抱腹法：双手抱溺水者的腰腹部，使背部向上，头胸部下垂，摇晃溺水者。③肩顶法：抱住溺水者的双腿，将腹部放在急救者肩上，快速奔跑，使积水倒出。尽快将呼吸道及胃内积水倒出，注意保护颈椎，并观察有无颈椎损伤。

(3)人工呼吸：溺水者被救起后，如呼吸停止，应在保持呼吸道通畅的条件下，完成控水动作后立即进行口对口人工呼吸，这是现场急救的关键措施。

(4)胸外心脏按压：如果心脏停搏，则在人工呼吸的同时进行胸外心脏按压。

(5)院内给予高流量吸氧，根据情况行气管插管并给予机械通气，必要时行气管切开。

(6)建立静脉通道，遵医嘱给予抢救药物。

(7)遵医嘱留取血标本，行动脉血气分析，纠正水、电解质紊乱。

2.一般护理

(1)病情观察：严密观察生命体征及神志的变化、记录 24h 尿量。

(2)药物护理：观察药物的作用及不良反应。

(3)输液护理：应严格控制输液速度，从小剂量、低速率开始，防止短时间内进入大量液体，加重血液稀释和肺水肿。对海水淹溺者出现血液浓缩症状的应及时按医嘱输入 5% 葡萄糖注射液和血浆液体等，切忌输入氯化钠溶液。

(4)复温护理：①被动复温，覆盖保暖毯或将患者置于温暖环境。②主动复温，应用加热装置如热水袋、热辐射等方法进行体外复温，有条件者可采用体内复温法，如采用加温加湿给氧、加温静脉输液(43℃)等方法。

(5)基础护理：加强口腔护理、皮肤护理等。

(6)心理护理：消除患者的焦虑与恐惧心理，解释治疗措施及目的，使其能积极配合；对自杀淹溺的患者应尊重其隐私，注意引导他们正确对待人生；做好家属的思想工作，正确引导。

3. 健康指导

(1)家属要提高安全意识，对小孩进行健康教育。

(2)生活态度积极乐观，对有自杀倾向的应进行引导。

(3)游泳或划船前不要喝酒。

(4)参加水上安全课程。

4. 护理评价

经过治疗和护理，评价患者是否达到：①生命体征平稳。②安全意识增强。③能运用有效的应对技巧，情绪稳定，生活态度积极。

三、电击伤

电击伤俗称触电，是指一定量的电流通过人体引起全身或局部的组织损伤和功能障碍，甚至发生心搏、呼吸骤停。电击伤可以分为超高压电或雷击、高压电伤和低压电伤三种类型。

(一)护理评估

(1)病史：有无直接或间接接触带电物体。

(2)生命体征及神志。

(3)临床表现。

(4)辅助检查：血常规、尿常规、心肌酶谱、心电图检查等。

(5)社会心理评估：患者及家属的情绪及心理反应。

(二)护理措施

1. 急救处理

(1)迅速脱离电源：根据触电现场情况，采用最安全、最迅速的办法使患者脱离电源，如关闭电源、挑开电线、拉开触电者、斩断电路等。

(2)维持有效呼吸：呼吸停止者应立即气管插管，给予呼吸机辅助通气。

(3)纠正心律失常：电击伤常引起心肌损害和发生心律失常。最严重的心律失常是心室颤动，应尽早给予除颤。若出现呼吸、心搏停止，立即行心肺脑复苏。

(4)建立静脉通道，遵医嘱使用抢救药品。

(5)创面处理：局部烧伤创面处，清创并止血包扎，同时注射破伤风抗毒素预防破伤风，并给予抗生素预防感染。

2. 一般护理

(1)病情观察：严密观察生命体征及实验室检查结果、监测心律失常的类型及变化。

(2)药物护理：观察药物的作用及不良反应。

(3)输液护理：低血容量性休克和组织严重电烧伤的患者，应快速补液，补液量较同等面积烧伤者要多。

(4)基础护理：病情严重者注意口腔护理、皮肤护理，预防口腔炎和压疮的发生。保持患者局部伤口敷料的清洁、干燥，防止脱落。

(5)心理护理：做好患者及家属的心理疏导，增强他们战胜疾病的信心。

3. 健康指导

(1)加强安全用电常识的宣传教育，严格遵守技术操作规程。

(2)雷雨时不可在大树下躲雨，遇火灾或台风袭击时应切断电源。

(3)定期检查室内电线，如果受潮或被损坏，要及时修补或更换。

(4)不要用湿手直接接触电源开关，更不能随便触摸已经接通了电源的电线破损处。

4. 护理评价

经过治疗和护理，评价患者是否达到：①生命体征平稳。②掌握避免电击的安全知识。③能运用有效的应对技巧，情绪稳定，有战胜疾病的信心。

第九节 急性中毒的急救护理

一、急性中毒概述

急性中毒是指有毒的化学物质短时间内或一次超量进入人体而造成组织、器官造成器质性或功能性损害。急性中毒发病急骤、症状凶险、变化迅速，如不及时救治，常危及生命。

(一)护理评估

(1)病史：毒物接触史。

(2)生命体征及临床表现：瞳孔、皮肤、黏膜、神志情况等。

(3)辅助检查：血生化，血气分析，尿液检查，毒物检测，心电图、脑电图等。

(4)社会心理评估：患者及家属的情绪及心理反应。

(二)护理措施

1. 急救处理

(1)立即终止接触毒物：对有害气体吸入性中毒者立即离开现场；对皮肤、黏膜沾染接触性中毒者，马上离开毒源，脱去污染衣物，用清水冲洗体表、毛发、甲缝等。

(2)促进毒物的排除：常用催吐、洗胃、导泻、灌肠、使用吸附剂等方法清除胃肠道尚未吸收的毒物；通过利尿、血液净化等方法排出已吸收的毒物。

(3)保持呼吸道通畅，及时清除呼吸道分泌物，根据病情给予心电监护、氧气吸入，必要时气管插管。

(4)建立静脉通道，遵医嘱给予特效解毒剂及其他抢救药物。

(5)血液透析或血液灌流。

(6)高压氧治疗：主要用于急性一氧化碳中毒、急性硫化氢、氰化物中毒、急性中毒性脑病等。

2. 一般护理

(1)病情观察：严密观察生命体征及神志、瞳孔的变化，记录24h液体出入量等。

(2)药物护理：观察特效解毒剂的效果及不良反应。

(3)对症护理：昏迷者尤其需注意使其呼吸道保持通畅，维持其呼吸循环功能，做好皮肤护理，定时翻身，防止压疮发生。惊厥时应避免患者受伤，应用抗惊厥药物；高热者给予降温；尿潴留者给予导尿等。

(4)基础护理：保证充足的睡眠，合理饮食，做好口腔护理。

(5)心理护理：细致评估患者的心理状况，尤其对服毒自杀者，应尊重其隐私，要做好患者的心理护理，注意引导他们正确对待人生，做好家属的思想工作，正确引导，防范患者再次自杀。

3.健康指导

(1)加强宣传：在厂矿、农村、城市居民中结合实际情况，普及植物、药物等相关防毒知识，向群众介绍有关中毒的预防和急救知识。

(2)不吃有毒或变质的食品：如无法辨别有无毒性的蕈类、怀疑为有机磷杀虫药毒死的家禽、河鲀、棉籽油、新鲜腌制咸菜或变质韭菜、菠菜等，均不可食用。

(3)加强毒物管理：严格遵守有关毒物的防护和管理制度，加强毒物保管。厂矿中有毒物质的生产设备应密闭化，防止化学物质跑、冒、滴、漏。生产车间和岗位加强通风，防止毒物聚积导致中毒。农药中杀虫剂和杀鼠剂毒性很大，要加强保管，标记清楚，防止误食。

4.护理评价

经过治疗和护理，评价患者是否达到：①生命体征平稳。②安全意识增强。③能运用有效的应对技巧，情绪稳定，有战胜疾病的信心。

二、有机磷农药中毒

有机磷农药中毒：有机磷农药是胆碱酯酶抑制剂，与人体内的胆碱酯酶有很强的亲和力，抑制了胆碱酯酶的活性，导致乙酰胆碱在体内大量蓄积，从而发生一系列临床中毒症状，如多汗、流涎、流涕、肌肉纤颤及头昏、头痛、烦躁不安，甚至惊厥或昏迷。

(一)护理评估

(1)病史：有无口服、喷洒或其他方式的有机磷杀虫药接触史。

(2)生命体征及临床表现：毒蕈碱样症状、烟碱样症状和中枢神经系统症状。

(3)辅助检查：全血胆碱酯酶活力(CHE)测定和尿中有机磷杀虫药分解产物测定。

(4)社会心理评估：患者及家属的情绪及心理反应。

(二)护理措施

1.急救处理

(1)立即脱离现场，脱去污染的衣服，用肥皂水彻底清洗污染的皮肤、毛发和指甲等，减少毒物吸收。

(2)经口服中毒6h内者，应用清水、氯化钠溶液、2%碳酸氢钠溶液，如为美曲磷酯(敌百虫)中毒，忌用碳酸氢钠溶液，因碱性溶液能使其转化成毒性更强的敌敌畏(DDV)，或1:5000高锰酸钾溶液(硫代磷酸中毒忌用1:5000高锰酸钾溶液)反复洗胃，直至洗出液清亮无气味为止。洗胃结束，口服50%硫酸镁50~100mL导泻。

(3)保持呼吸道通畅，及时清除呼吸道分泌物，根据病情给予心电监护、氧气吸入，必要时应用机械通气。心搏骤停时，立即行心肺脑复苏等抢救措施。

(4)建立静脉通道，遵医嘱给予特效解毒剂及其他抢救药物。

2. 一般护理

(1)病情观察：严密观察生命体征、神志及瞳孔变化，以及有无中毒后"反跳"现象等。

(2)药物护理：观察解毒剂的疗效及不良反应。

(3)对症护理：重度中毒出现呼吸抑制者应迅速进行气管内插管，清除气道内分泌物，保持气道通畅，给氧；呼吸衰竭者，应用机械通气支持；发生休克、急性脑水肿及心搏骤停的患者给予相应的急救处理。

(4)基础护理：保证充足的睡眠，合理饮食，做好口腔护理。

(5)心理护理：了解患者服毒或染毒的原因，根据不同的心理特点予以心理疏导，以诚恳的态度为患者提供情感上的支持，并认真做好家属的思想工作。

3. 健康指导

(1)健康教育，普及宣传有机磷杀虫药急性中毒防治知识。

(2)严格执行有机磷杀虫药管理制度，加强生产、运输、保管和使用的安全常识和劳动保护措施教育。

(3)因自杀而中毒者出院后，患者应学会如何应对应激原的方法，树立生活的信心，并应争取获得社会多方面的情感支持。

4. 护理评价

经过治疗和护理，评价患者是否达到：①生命体征平稳。②安全意识增强。③能运用有效的应对技巧，情绪稳定，有战胜疾病的信心。

三、百草枯中毒

百草枯是目前最常用的除草剂之一，又名克无踪、对草快，接触土壤后迅速失活，对人、畜有很强的毒性作用。大多数中毒者是由于误服或自杀口服引起中毒，但也可经皮肤和呼吸道吸收中毒致死。

(一)护理评估

(1)病史：毒物接触史。

(2)生命体征及临床表现。

(3)辅助检查：肝、肾功能、肌钙蛋白、尿液检查、毒物检测、胸部 X 线检查等。

(4)社会心理评估：患者及家属的情绪及心理反应。

(二)护理措施

1. 急救处理

(1)现场急救：一经发现，立即给予催吐并口服白陶土悬液，或者就地取材用泥浆水 100～200mL 口服。

(2)减少毒物吸收：尽快脱去污染的衣物，用肥皂水彻底清洗被污染的皮肤、毛发。若眼部受污染，立即用流动清水冲洗，时间＞15min。用白陶土洗胃后口服吸附剂(药用炭或15%的漂白土)以减少毒物的吸收。

(3)建立静脉通道，遵医嘱应用抢救药物及其他药物。

(4)保持呼吸道通畅：慎用氧疗。轻、中度中毒者禁止吸氧；重度缺氧者当 $PaO_2 < 40mmHg$

时，可给予短时间、低流量、低浓度氧气吸入，当 $PaO_2 > 70mmHg$ 时，即可停止氧疗，以防加重中毒。若出现严重低氧血症，发生呼吸衰竭、ARDS 时，应尽早实施人工通气，改善氧合功能，减轻肺损伤。

(5)促进毒物排泄：除常规输液、应用利尿剂外，最好在患者服毒后 6～12h 内进行血液灌流或血液透析。

(6)防治肺损伤和肺纤维化：及早按医嘱给予自由基清除剂，如维生素 C、维生素 E、还原型谷胱甘肽、茶多酚等，以防止氧自由基形成过多过快，减轻其对细胞膜结构的破坏。早期大剂量应用肾上腺糖皮质激素，可延缓肺纤维化的发生，降低百草枯中毒的死亡率。

2.一般护理

(1)病情观察：严密观察生命体征及神志瞳孔的变化等。

(2)药物护理：观察药物的效果及不良反应。

(3)对症护理：加强对口腔溃疡、炎症的护理；呼吸衰竭者，应用机械通气支持。

(4)基础护理：保证充足的睡眠，合理饮食，做好口腔护理。

(5)心理护理：细致评估患者的心理状况，尤其对服毒自杀者，要做好患者的心理护理，防范患者再次自杀。

3.健康指导

(1)严格执行农药管理的有关规定，实行生产许可和销售专营制度，避免农药扩散和随意购买。

(2)开展安全使用农药教育，加强对购买使用百草枯药物人群的教育，告知其药物对人体损伤的不可逆性。

(3)因自杀而中毒者出院后，患者应学会如何应对应激原的方法，树立生活的信心，并应争取获得社会多方面的情感支持。

4.护理评价

经过治疗和护理，评价患者是否达到：①生命体征平稳。②安全意识增强。③能运用有效的应对技巧，情绪稳定，有战胜疾病的信心。

四、一氧化碳中毒

一氧化碳中毒俗称煤气中毒。一氧化碳与血红蛋白的亲和力是氧与血红蛋白亲和力的240 倍，一旦一氧化碳吸入体内后，85%与血液中的血红蛋白结合，形成稳定的、不具备携氧能力的碳氧血红蛋白(HbCO)，从而使血红蛋白携氧力降低，导致组织缺氧。临床表现为头痛、头晕、乏力、胸闷、恶心、耳鸣、心率加速、嗜睡、意识模糊、口唇黏膜呈樱桃红色，严重者可出现呼吸、血压、脉搏的改变，甚至发生深昏迷、呼吸和循环衰竭。

(一)护理评估

(1)病史：一氧化碳接触史、中毒时所处的环境、停留时间及突发昏迷情况等。

(2)生命体征及临床表现。

(3)辅助检查：血液 HbCO 测定、脑电图检查、头部 CT 检查等。

(4)社会心理评估：患者及家属的情绪及心理反应。

(二)护理措施

1. 急救处理

(1)脱离中毒环境:迅速将患者移至空气新鲜处,保持呼吸道通畅,注意保暖。如发生心搏、呼吸骤停,应立即进行心肺脑复苏。

(2)纠正缺氧:立即给予高浓度氧气吸入,8~10L/min,以后根据具体病情采用持续低浓度氧气吸入,有条件者应尽早行高压氧舱治疗,最佳时间为4h内。高压氧舱治疗能增加血液中的溶解氧,提高动脉血氧分压,使毛细血管内的氧容易向细胞内弥散,迅速纠正组织缺氧。必要时使用呼吸兴奋剂、建立人工气道。

(3)开放静脉通路,按医嘱给予输液和药物治疗。

(4)防治脑水肿:严重中毒时,应在积极纠正缺氧同时给予脱水疗法。

(5)对症支持治疗:频繁抽搐者,可应用地西泮、苯妥英钠等药物;积极防治继发感染,纠正休克,维持水、电解质及酸碱代谢平衡;应用促进脑细胞代谢药物,防止神经系统和心脏并发症的发生。

(6)监测HbCO的变化。

2. 一般护理

(1)病情观察:严密观察生命体征及神志、瞳孔的变化等,准确记录24h内液体出入量,合理控制输液的量及速度,防止脑水肿、肺水肿及电解质紊乱的发生。

(2)药物护理:观察药物的疗效及不良反应。

(3)预防护理:昏迷患者加强基础护理,预防坠积性肺炎、泌尿系统感染和压疮发生;做好安全防护,防止自伤和坠伤。

(4)心理护理:给予积极的心理支持护理,增强患者康复信心并做好健康指导。

3. 健康指导

(1)加强预防一氧化碳中毒的宣传,家庭用火炉要安装烟囱,确保烟囱严密不可漏气,保持室内通风。

(2)厂矿使用煤气或产生煤气的车间、厂房要加强通风,配备一氧化碳浓度监测、报警设施。

(3)进入高浓度一氧化碳的环境执行紧急任务时,要戴好特制的一氧化碳防毒面具,系好安全带,两人同时工作,以便彼此监护和互救。

(4)出院时留有后遗症的患者,应鼓励其继续治疗,并教会家属功能锻炼的方法。

4. 护理评价

经过治疗和护理,评价患者是否达到:①生命体征平稳。②安全意识增强。③能运用有效的应对技巧,情绪稳定,有战胜疾病的信心。

五、急性酒精中毒

急性酒精中毒是指因饮酒过量引起的以神经精神症状为主的中毒性疾病,严重者可累及呼吸、循环系统,导致意识障碍、呼吸和循环衰竭,甚至危及生命。饮入的酒精可经胃和小肠完全吸收,1h内血液中含量较高,以后很快降低。中毒时酒精对中枢神经系统具有先兴奋后抑制作用,大剂量可致中枢麻醉和心脏抑制。临床上分为三期:兴奋期、共济失调期、昏迷期。

(一)护理评估

(1)病史：饮酒量及个人耐受性。

(2)生命体征及临床表现：确认临床分期。

(3)辅助检查：肝、肾功能，血液电解质浓度，血中酒精浓度，心电图，头部 CT 检查等。

(4)社会心理评估：患者及家属的情绪及心理反应。

(二)护理措施

1.急救处理

(1)保持呼吸道通畅：立即使患者取平卧位，头偏向一侧，及时清除口鼻腔呕吐物及分泌物，给予氧气吸入。必要时予气管插管进行机械通气及心电监护。

(2)催吐及洗胃：轻度中毒者可用催吐法；重度中毒者中毒在 2h 内下胃管，接洗胃机进行自动洗胃。

(3)建立静脉通道，遵医嘱使用催醒药物及其他药物，尽量使用静脉留置针。

2.一般护理

(1)病情观察：严密观察生命体征及神志、瞳孔的变化；观察呕吐物及洗出液体的颜色、性质及量。

(2)药物护理：观察药物的效果及不良反应。

(3)安全防护：患者多数表现为烦躁、兴奋多语、四肢躁动，应加强巡视，使用床挡，必要时给予适当的保护性约束，防止意外发生；做好患者的安全防护外，还要防止其伤害他人(包括医务人员)。

(4)注意保暖：急性酒精中毒患者全身血管扩张，散发大量热量，有些甚至寒战。此时应适当提高室温，加盖棉被等保暖措施，并补充能量。

(5)基础护理：口腔护理、饮食护理等。

(6)心理护理：给予患者及家属积极的心理支持。

3.健康指导

(1)宣传大量饮酒的害处，帮助患者认识过量饮酒时对身体的危害，以及长期酗酒对家庭社会的不良影响。

(2)创造替代条件，加强文娱体育活动，帮助患者建立健康的生活方法，减少酒精中毒的发生。

4.护理评价

经过治疗和护理，评价患者是否达到：①生命体征平稳。②知晓过量饮酒的危害。③能运用有效的应对技巧，情绪稳定，生活态度积极健康。

六、急性催眠药中毒

急性催眠药中毒是由于服用过量的催眠药而导致的一系列中枢神经系统过度抑制的病症。催眠药是中枢神经系统抑制药，具有镇静、催眠作用，小剂量时可使人处于安静或嗜睡状态，大剂量可麻醉全身，包括延髓中枢。一次大剂量服用可引起急性催眠药中毒，其主要临床表现为嗜睡、情绪不稳定、注意力不集中、记忆力减退、发音含糊不清、步态不稳、眼球震颤、共济失调、明显的呼吸抑制等。

(一)护理评估

(1)病史：服药的原因。

(2)生命体征及临床表现。

(3)辅助检查：尿或胃内容物的血药浓度、血常规、尿常规等。

(4)社会心理评估：患者及家属的情绪及心理反应。

(二)护理措施

1. 急救处理

(1)保持呼吸道通畅：吸氧 3～4L/min，深昏迷患者应酌情予气管插管，呼吸机辅助通气；心电监护，监测心率、有无心律失常、观察血压及血氧饱和度。

(2)立即洗胃及导泻：1∶5000 高锰酸钾或温水洗胃，给予硫酸钠导泻。

(3)建立静脉通道：遵医嘱运用解毒剂及其他药物。贝美格 50mg 稀释于 10%葡萄糖注射液 10mL 中静脉注射或以 200～300mg 稀释于 10%葡萄糖注射液中缓慢静脉滴注；静脉滴注适量甘露醇或呋塞米以降低颅内压。

(4)血液灌流，血浆置换，促进毒物排泄。

2. 一般护理

(1)病情观察：严密观察意识状态、生命体征及瞳孔的变化。

(2)药物护理：观察药物的疗效及不良反应。

(3)基础护理：意识不清者注意体位，仰卧位时头偏向一侧，或侧卧位，防止舌后坠，做好口腔护理及皮肤护理，防止压疮和感染。

(4)饮食护理：昏迷时间超过 3～5d，营养不易维持的患者，可由鼻饲补充营养及水分。应给予高热量、高蛋白、易消化的流质饮食。

(5)心理护理：若是自杀患者，待其清醒后，要有的放矢地做好心理护理，尽可能地解决患者的思想问题，从根本上消除患者的自杀念头，应密切观察患者，避免患者独处，防止患者自杀。

3. 健康指导

(1)向失眠者普及睡眠紊乱的原因及避免方法等知识。

(2)长期服用大量安眠药的患者，不能突然停药，应逐渐减量后停药。

(3)加强药物管理：药房、医护人员对安眠药的保管、处方、使用管理要严格，家庭中有情绪不稳定或精神不正常者，家属对该类药物一定要妥善保管，以免发生意外。

4. 护理评价

经过治疗和护理，评价患者是否达到：①生命体征平稳。②生活态度积极。③能运用有效的应对技巧，情绪稳定，有战胜疾病的信心。

第十八章　重症疾病患者的护理

第一节　重症患者一般护理常规

一、重症患者的气道护理

气道即呼吸的通道，是由气管、喉、鼻道等连成的呼吸道，可分为自然气道和人工气道。人工气道是将导管经上呼吸道置入气管或直接置入气管所建立的气体通道，主要包括气管插管和气管切开。人工气道是保证气道通畅，迅速改善患者的缺氧状况，防止重要脏器的组织损害和功能障碍，抢救呼吸衰竭患者的重要手段。

(一)护理评估

(1)身体评估：患者的病情、意识、呼吸状况、合作程度、缺氧状态；患者的口腔、咽部皮肤黏膜情况，有无活动义齿；患者的年龄、体型，以便选择合适的气管导管型号；患者气道分泌物的颜色、性质、量及气道通畅情况。

(2)急救物品评估：负压吸引装置是否处于备用状态，插管用物及急救药物是否备齐。

(3)实验室检查：血气分析。

(4)社会心理评估：患者的情绪及心理反应。

(二)护理措施

1. 自然气道的护理

(1)保持病室内适宜的温度和湿度，室温控制在 20～24℃，湿度控制在 60%～70%。

(2)维持患者水电解质平衡，采取祛痰、抗感染等措施，促进气道分泌物排出。

(3)结合有效的胸部物理治疗，如体位引流、震动排痰等协助清除气道分泌物。

(4)对于清醒患者，应指导患者有效咳嗽、深呼吸和咳痰，防止呼吸道分泌物潴留。

2. 人工气道的护理

(1)保持气道通畅：清醒患者鼓励其咳嗽、深呼吸和咳痰；人工负压吸引，及时清除气管内的分泌物；必要时行雾化吸入或协助医生行纤维支气管镜吸痰。

(2)妥善固定管路：①对气管插管的患者，用干纱布擦净面部，放置牙垫，用胶布"X"形固定插管并记录插入深度。②对气管切开患者，用寸带绕颈部固定好套管，切忌过紧或过松，过紧则影响呼吸并且可能影响脑部血液供应；过松则容易造成套管脱出。根据病情适当使用保护性约束，避免意外拔管的发生。

(3)气道的湿化：临床上常用加热蒸汽加温加湿、气道内滴注加湿、雾化加湿、湿热交换器、超声雾化和"人工鼻"等稀释痰液，有利于痰液的排出，防止痰液干痂阻塞气道导致气道阻塞、肺不张、继发感染等并发症，并观察气道湿化的效果。使用蒸汽加温加湿时要避免由于机体摄入较多的湿化液而出现循环容量过多；湿热交换器不适宜用于分泌物多而黏稠的患者。

(4)气道内吸痰：吸痰过程中严密观察患者的生命体征；使用不超过气管导管内径 1/2 的吸痰管进行吸痰；吸引负压不超过 120mmHg，限制吸痰持续时间在 10～15s；吸痰前后充分氧合。

(5)套囊管理：应根据患者实际情况选择合适的套囊，将套囊压力维持在 20～25mmHg，临床上必须严密监测套囊压力。

(6)并发症护理：①感染：医护人员严格做好手卫生，遵守无菌技术操作原则。②皮肤损伤：保持局部皮肤的清洁干燥，气管切开伤口周围皮肤，每日用 2%聚维酮碘溶液(碘伏)消毒 4 次，并更换无菌纱布，定时检查面部及气管切开周围、颈部皮肤的情况，出现异常及时处理。

(7)药物护理：合理使用抗生素和镇静剂，遵医嘱使用沐舒坦等祛痰药物，并注意观察药物疗效和不良反应。

(8)心理护理：①主动亲近和关心患者，指导患者用非语言方式表达其需求。②密切观察病情变化，随时准备提供帮助，使患者有安全感。③适当安排家属探视，以满足双方对安全、关爱、归属等层面的需求，缓解患者的焦虑、恐惧，配合治疗早日康复。

3. 健康指导

(1)自行咳痰的患者，可嘱其多饮水、勤翻身、叩背，必要时行体位引流。

(2)需气管插管或气管切开的患者，术前说明建立人工气道的目的及意义，取得配合。

(3)告知患者雾化吸入和吸痰护理的重要性。

(4)指导患者学会非语言交流方式，以增进沟通，满足患者需求。

4. 护理评价

经过治疗和护理，评价患者是否达到：①了解建立人工气道的目的。②有效咳嗽、呼吸和咳痰，排除气道分泌物。③气道湿化满意。④改善缺氧状况，并有效预防感染等并发症。⑤焦虑减轻，恐惧减少。

二、重症患者的引流管护理

引流管主要是将人体组织间或体腔中积聚的脓、血、液体、气体导引至体外，或经引流管注入生理盐水及药物达到局部灌洗的目的，或做术前准备。常见的有三腔冲洗引流管、双腔负压吸引管、单腔引流管等。

(一)护理评估

(1)引流管的标志和位置是否正确。

(2)引流管固定方法是否妥当。

(3)引流管是否通畅，冲洗吸引负压大小设置是否正确。

(4)记录是否齐全：有无引流液颜色、性质和量的描述，液体出入量记录是否准确等。

(5)引流管周围皮肤是否正常。

(二)护理措施

1. 标志

每根引流管均做好明显标识，标明管道的名称、深度、置管时间等。

2. 妥善固定

(1)对于清醒患者告知引流管的目的、重要性，提高安全意识，以防意外脱管。

(2)对于烦躁或昏迷的患者，酌情使用约束带，防止意外脱管，必要时遵医嘱给予镇静剂。

(3)选择合理的长度、位置、角度、高度放置和固定引流管，如胃管用胶布贴于鼻尖部；胸腔和腹腔引流均要低于引流口 20～30cm，利于引流液排出；脑室引流悬挂高度应高于脑平面 10～15cm，以维持正常颅内压；三腔二囊管留置期间应定时抽吸、放气与充气。搬运胸腔引流患者时必须用血管钳将引流管夹闭，防止空气进入胸膜腔。

(4)保持通畅：防止引流管受压和扭曲，定期离心方向挤压引流管，以防止引流管堵塞；负压吸引维持一定压力并经常检查是否有效。病情允许可采取半卧位，并经常更换体位以利于引流。胃管若有阻塞可用生理盐水 20mL 低压冲洗，量出为入。

(5)预防感染：严格遵守无菌操作原则，每日更换引流装置及冲洗导管，防止感染。如引流管脱出，切不可将脱出的引流管再度插入体腔，以免造成损伤和感染。

(6)精确记录：精确记录冲洗引流出入量，防止腹腔内积液，并重视患者主诉，如有腹胀、腹痛等主诉及时通知医生处理。

(7)严密观察：观察引流液的颜色、性状及量的变化，若颜色异常或量过多、过少、冲洗不平衡及时通知医生做相应处理。

(8)皮肤护理：保持切口敷料干燥及引流管周围皮肤清洁干燥，可用凡士林纱布保护皮肤，必要时涂氧化锌软膏保护引流管口周围皮肤。

3. 健康指导

(1)告知患者放置引流管的目的及意义，取得配合。

(2)指导患者避免引流管受压、扭曲导致堵塞，保持引流管通畅。

(3)告知患者引流袋固定于合理的位置有利于引流。

(4)告知患者保持引流管周围皮肤清洁干燥的重要性。

(5)肠造瘘患者待病情稳定后指导其自我护理，更换造瘘袋及清洁局部皮肤。

4. 护理评价

经过治疗和护理，评价患者是否达到：①了解放置引流管的目的。②了解引流液的一般颜色、性质和量，以及日常保护措施。③了解预防感染的一些基本知识。④减轻焦虑及心理压力。⑤肠造瘘患者学会自我护理。

第二节　脓毒症和感染性休克患者的护理

脓毒症是指因感染或高度可疑感染灶引起的全身炎症反应综合征(SIRS)，其病原体包括细菌、真菌、寄生虫及病毒等。按脓毒症严重程度可分脓毒症、严重脓毒症和感染性休克，或称脓毒性休克。感染性休克，是指严重脓毒症给予足量的液体复苏后仍然伴有无法纠正的持续性低血压，也被认为是严重脓毒症的一种特殊类型。

(一)护理评估

(1)疾病史：患者是否有严重疾病，如严重烧伤、多发伤、外科手术史等。脓毒症也常见于有慢性疾病的患者如糖尿病、慢性阻塞性肺疾病、白血病、再生障碍性贫血和尿路结石等。

(2)诱发因素：临床上常见于肺炎、腹膜炎、胆管炎、泌尿系统感染、蜂窝织炎、脑膜炎、脓肿等。

(3)症状和体征：①体温>38℃或<36℃。②心率>90次/分。③呼吸频率>20次/分或 $PaCO_2<32mmHg$。④外周血白细胞>$12\times10^9/L$ 或<$4\times10^9/L$，或未成熟细胞>10%。⑤收缩压<90mmHg 或较基础水平下降40mmHg 以上。⑥少尿(<30mL/h)，或有急性意识障碍。

(4)实验室检查：血常规、病原学检查、尿常规、肾功能检查、血生化、凝血功能及血气分析等结果。

(5)社会心理评估：患者的情绪及心理反应。

(二)护理措施

1. 密切观察病情变化，监测生命体征

(1)持续监测体温、脉搏、血压、呼吸及中心静脉压(CVP)，体温低于正常者保温，高热者降温。

(2)意识状态：若原来烦躁的患者，突然嗜睡，或已经清醒的患者突然昏睡，表示病情恶化；反之，由昏睡转为清醒，烦躁转为平静，表示病情好转。

(3)皮肤色泽及肢端温度：面色苍白、甲床发绀、肢端发凉、出冷汗，都是微循环障碍、休克严重的表现。若全身皮肤出现花纹、瘀斑则提示弥散性血管内凝血。

(4)详细记录尿量：尿量是休克演变及扩容治疗等的重要参考依据。

2. 药物治疗与护理

(1)抗生素：遵医嘱正确合理使用抗生素，严密观察病情变化，及时反馈。

(2)血管活性药物：对于感染性休克的患者，去甲肾上腺素和多巴胺是首选药物；心排血量降低时，多巴酚丁胺是首选的心肌收缩药物。使用血管活性药时应密切关注患者血压、CVP、液体出入量，同时也要注意穿刺部位血管的护理，以免发生渗漏。

(3)糖皮质激素：对于经液体复苏后仍需升压药物维持血压的患者，可以考虑给予小剂量的糖皮质激素治疗，通常选择氢化可的松，每日剂量为200～300mg。长期应用糖皮质激素可引起向心性肥胖、满月脸、皮肤变薄、紫纹、低血钾、肌无力等，应注意观察。

(4)血糖控制：脓毒症患者存在胰岛素抵抗情况，应把脓毒症患者的血糖控制在合理的水平(<8.3mmol/L)，但同时应注意防止患者发生低血糖，因此要加强血糖监测。

(5)重组人活化蛋白C(rhAPC)：对于出现脏器功能衰竭的感染性休克患者，排除出血风险等禁忌后，可以给予rhAPC，但同时应密切监测其凝血功能状态。

(6)其他：可给予适量镇静剂，监测肝、肾功能，防止出现应激性溃疡、深静脉血栓、DIC等并发症。

(7)积极控制感染：①遵医嘱及时应用抗生素，观察其疗效及不良反应。②按时雾化排痰，保持呼吸道通畅。③做好皮肤、口腔护理，防止新的感染。④有创面的部位按时换药，促进愈合。

(8)维持液体和电解质平衡：①准确记录24h液体出入量。②监测血清中电解质的浓度。③观察水、电解质紊乱的表现，包括皮肤、黏膜、血压及神经肌肉功能等。

(9)减轻焦虑：①保持病室的环境舒适，避免过冷、过分潮湿或干燥，适当地保暖。②为患者提供生理和心理支持，以减轻焦虑。③遵医嘱给予患者适量镇静剂，用药后密切观察病情变化。

3. 健康指导

(1)预防感染：目前脓毒症的发病机制仍未完全阐明，针对发病原因应做好预防工作，努力降低诱发感染的危险因素对脓毒症的预防有着重要作用。

(2)识别病情变化：对于已经发生感染的伤口或者创面等，一定要提高警惕，正确对待，以免造成不良后果。

(3)饮食注意：提倡健康饮食生活，避免容易引起肠道感染的不洁饮食，避免暴饮暴食及过度饮酒。

(4)加强锻炼：通过锻炼不断提高自身免疫力。

4. 护理评价

经过治疗和护理，患者是否达到：①休克得到纠正。②病情得到有效控制。③患者减轻焦虑，配合治疗。

第三节　多器官功能障碍综合征患者的护理

多器官功能障碍综合征(MODS)是指在严重创伤、感染等原发病发生 24h 后，机体序贯或同时发生的两个或两个以上脏器功能失常甚至衰竭的综合征。一般最先累及肺，其次累及肾、肝、心血管、中枢神经系统、胃肠道、免疫系统和凝血系统。多器官功能障碍综合征发病的特点是继发性、顺序性和进行性。

(一)护理评估

1. 病因

(1)各种外科感染引起的脓毒症。

(2)严重的创伤、烧伤或大手术致失血、缺水。

(3)各种原因引起的休克，心搏及呼吸骤停复苏后。

(4)各种原因导致肢体、大面积的组织或器官缺血－再灌注损伤。

(5)合并脏器坏死或感染的急腹症。

(6)输血、输液、药物或机械通气。

(7)某些疾病的患者更容易发生 MODS，如心脏、肝、肾的慢性疾病，糖尿病，免疫功能低下等。

2. 症状和体征

(1)呼吸系统：急性起病，$PaO_2/FiO_2 \leq 26.7kPa$(无论是否有呼气末正压，即 PEEP)，胸部 X 线片示双侧肺浸润，肺动脉楔压(PAWP)＜18mmHg 或无左心房压力升高的证据。

(2)循环系统：收缩压＜90mmHg，并持续在 1h 以上，或需要药物支持才能使循环稳定。

(3)肾脏：尿肌酐(Cr)＞2mg/100mL，伴少尿或多尿。

(4)肝脏：血胆红素＞2mg/100mL，并伴 GPT、GOT 升高，大于正常值 2 倍以上，或已出现肝性脑病。

(5)胃肠道：上消化道出血，24h 出血量超过 400mL、胃肠蠕动消失不能耐受食物或出现消化道坏死或穿孔。

(6)血液：血小板计数降低 25%或出现 DIC。

(7)中枢神经系统：GCS＜7 分。

(8)代谢：不能为机体提供所需能量，糖耐量降低，需用胰岛素；或出现骨骼肌萎缩、肌无力等现象。

3.辅助检查及实验室检查

评估患者患病因素和早期的有关化验或监测对发现多器官功能障碍甚为重要。如测尿比重、血肌酐可以显示肾功能，测血小板计数、凝血酶原时间可显示凝血功能等。

(二)护理措施

1.一般护理

(1)基础护理：患者宜住单间，限制探视、减少人员流动，保持室内适宜的温度和湿度。加强皮肤护理，预防压疮的发生。

(2)心理支持：态度和蔼，尽可能多地同清醒患者交谈，掌握患者的心理需求，建立良好的护患关系；以娴熟的操作技术和高度的责任心取得患者信任；鼓励患者在恢复期做力所能及的事情，以逐渐消除其依赖心理；稳定家属情绪，鼓励患者树立康复的信心。

(3)安全护理：预防坠床和非计划性拔管的发生。

2.重症护理

(1)病情观察：密切观察患者的生命体征，意识，尿的颜色、质、量，以及皮肤的变化，发现异常及时通知医生。

(2)各系统和脏器的监测指标：①肺功能的监测和护理：血氧饱和度和血气分析是监测肺功能的主要指标。在使用呼吸机或改变通气方式 30min 后，应常规做血气分析，以后每 4h 进行 1 次血气分析，以便及时调整呼吸机参数。发现血氧饱和度下降要及时寻找原因，进行处理。②使用呼吸机的监测：注意呼吸机工作参数是否与病情相适应，是否发生人机对抗，呼吸机监测系统是否报警，及时解决各种异常情况。

3.衰竭脏器的护理

(1)循环功能衰竭：严密监测心功能及其前后负荷。确定输液用输液泵，控制输液速度，维持血压，尤其是脉压。

(2)呼吸功能衰竭：MODS 早期出现低氧血症，必须立即给予氧气吸入，使 PaO_2 保持在 60mmHg 以上。如病情进一步发展，就转变为 ARDS，此期应尽早使用呼吸机行机械通气治疗，常用 A/C 或同步间歇指令通气(SIMV)，加用 PEEP 方式治疗。

(3)急性肾衰竭：①每小时测量尿量和尿比重，注意血中尿素氮和肌酐的变化。②严格记录 24h 液体出入量，包括尿液、粪便、引流量、呕吐量、出汗等。③如条件允许，每日测体重 1 次。④密切观察补液量是否合适，可通过血流动力学监测来指导输液。⑤防止高血钾，密切监测心电图和水、电解质的变化，患者出现嗜睡、肌张力低下、心律失常、恶心、呕吐等症状，提示血钾过高，应立即处理。⑥积极防止水中毒，如发现血压升高、头痛、抽搐，甚至昏迷等脑水肿表现，或肺底听诊闻及啰音伴呼吸困难，咳血性泡沫痰等肺水肿表现，应及时报告医生，并采取急救措施。⑦行床旁透析治疗时，做好相应的护理。

(4)急性胃黏膜、肠道病变：①伤后 48～72h 是发生应激性溃疡的高峰期，故应常规留置胃管，定时抽吸观察胃液的变化，注意有无血便。②尽早使用肠内营养，对预防上消化道出血有一定作用。③注意观察是否出现血压下降、脉速，伴恶心、呃逆。④注意腹部症状、体征变化，听诊肠鸣音的变化。⑤及时应用止血药物。

4. 药物护理

(1)抗生素：对感染者必须根据微生物培养和药敏试验结果使用敏感抗生素给予有效控制，严格遵医嘱用药，确保血药浓度。

(2)强心剂：在心电监护下缓慢静脉注射，有条件者使用微量泵注射，严密观察洋地黄制剂的不良反应，如恶心、呕吐、黄视、绿视、视物不清等，发现异常通知医生及时处理。

(3)利尿剂：遵医嘱使用利尿剂，以减少回心血量，减轻心脏负荷，消除水肿，同时监测血钠、血氯浓度，尤其是血钾浓度。

(4)血管扩张剂：应用血管扩张剂时，首先判断血容量是否补足，宜使用微量泵从小剂量、低速度开始，硝普钠要注意避光、现配现用。

(5)保证营养与热的摄入：MODS时机体处于高代谢状态，体内能量消耗很大，机体免疫功能受损，代谢障碍，内环境紊乱，故保证营养至关重要。

5. 健康指导

(1)预防为主：MODS一旦发生就不易控制，而且死亡率相当高。当有三个系统或器官功能损害时死亡率可高达80%，因此预防更显得重要。

(2)心理护理：应根据患者的心理需求，通过语言、表情、手势等与患者交流，解释疾病的发展过程和积极配合治疗的重要性，鼓励患者树立战胜疾病的信心。

(3)饮食护理：饮食要清淡、易于消化，不宜进食刺激性的食物。

6. 护理评价

经过治疗和护理，患者是否达到：①患者的紧张或恐惧的心理得到缓解。②患者的水、电解质和酸碱平衡紊乱得到纠正。③患者的营养状况得到改善，肾功能得到恢复。④患者可能出现的并发症降至最低限度。

第四节 腹腔室隔综合征患者的护理

腹腔室隔综合征(ACS)是指腹内压进行性急剧升高引起的器官衰竭或器官功能不全，亦称急性腹腔高压综合征(AIH)或腹腔高压综合征、腹腔皮下综合征。腹膜和内脏水肿、腹腔积液致腹内压急剧升高引起腹腔室隔综合征时，可损害腹内及全身器官生理功能，导致器官功能不全和循环衰竭。

1. 护理评估

(1)一般情况：患者的病情、生命体征、意识状态以及配合程度。

(2)诱发因素：患者是否有腹部外伤、急性胰腺炎、急性腹膜炎、急性肠梗阻等诱因。

(3)症状和体征：患者是否出现腹胀、腹部膨隆、腹壁紧张、呼吸困难、肺顺应性下降、少尿、动脉血氧分压下降、二氧化碳潴留。

(4)辅助检查与实验室检查：患者肾功能、尿量和血气分析结果。

(5)社会心理评估：患者的情绪及心理反应。

2. 护理措施

(1)持续监测患者生命体征，密切观察腹部体征及全身变化。若发生腹部膨胀和腹壁紧张后又出现器官功能不全，及时开腹减压可降低腹腔室隔综合征的病死率。

（2）腹内压的监测：临床上以经尿道膀胱内气囊导管测压最常用，测压时患者仰卧位，经导管注水 50～100mL，取耻骨联合处为零点，水柱高度代表腹内压；另外还有经鼻胃管或胃造瘘管测压、输尿管内置管测压、经直肠测压等方法。经鼻胃管或胃造瘘管测压方法相同，取腋中线水平为零点。

（3）肾功能的监测：准确记录患者的液体出入量，观察尿量的变化。

（4）呼吸功能的监测：观察患者的呼吸和血氧饱和度；正确使用呼吸机，出现报警及时处理；注意血气分析结果的变化。

（5）循环功能监测：观察血流动力学变化，每搏输出量、心排血量、CVP、PAWP 等。

（6）严格遵医嘱用药，注意观察有无水、电解质及酸碱平衡紊乱，必要时行连续性血液净化治疗。

（7）做好基础护理，预防医源性感染和压疮的发生。

（8）做好心理护理和健康宣教。

3. 健康指导

（1）识别和避免诱发因素。

（2）识别病情变化：告知患者出现不适情况应及时向医护人员寻求帮助。

（3）改善呼吸功能：教会患者缩唇呼吸和腹式呼吸，有效地降低呼吸节律并改善呼吸深度和呼吸功能。

（4）指导合理用药：告知患者药物的名称、用法、用量及使用时的注意事项。

4. 护理评价

经过治疗与护理，患者是否达到：①了解疾病的原因，配合治疗。②腹部症状减轻，全身脏器功能好转。③安全有效地用药。④焦虑减轻。

第五节　危重患者的感染控制与护理

由于工作环境的特殊、危重患者病情危重、自身抵抗和保护能力差、医务人员在工作中操作不当或其他原因致使 ICU 患者的感染概率远大于其他科室。因此，加强监测管理和采取有效的护理措施，预防和控制感染的发生，对医疗和护理质量的提高起着非常重要的作用。

1. 护理评估

（1）病室环境：不同病种、不同部位与不同程度感染的危重患者同住一室；查房、治疗、护理内容多，室内医务人员流动性大；会诊、探视人员也易将病原菌带入病室内，造成交叉感染。

（2）呼吸道感染：ICU 住院患者中院内感染以呼吸道感染为主，其原因与患者原有肺部基础疾病、长期卧床、不能有效清理呼吸道、介入性操作及空气中微生物含量有关。

（3）泌尿系统感染：泌尿系统感染与长时间留置导尿管及导尿操作不规范导致尿管污染或将周围细菌植入膀胱有关。另外管道不通，如管道堵塞、管道扭曲、管道折叠等，也是造成感染的直接原因。

（4）切口感染：主要是切口受污染、手术时间过长、局部血运差、围术期护理不当、抗生素的应用不合理，所用的器械、物体表面、工作人员的手、空气等污染，消毒不彻底或无菌操作不严格等，导致院内交叉感染。加上患者的自身疾病，免疫力低下，也可导致切口感染。

(5)血液感染：侵袭性操作是造成血液感染的主要途径。如血流动力学监测应用的中心静脉导管、动脉测压导管，各种人工气道及治疗急性肾功能不全的动静脉血液过滤装置，为患者输液、输血及营养支持的血管置管等，均增加了菌血症发生的机会。

(6)抗生素的不合理应用：ICU 患者来源于院外和院内不同的科室，患者可能带有不同科室的各种细菌及耐药菌株，抗生素的不合理应用导致耐药菌株增加和繁殖，而且使机体失去了正常的抗菌能力，破坏了正常菌群，造成了微生物失衡，使正常情况下不致病的条件致病菌得以大量繁殖，从而引起条件致病菌和真菌的双重感染。

(7)消毒隔离制度执行不严格：医护人员手污染是造成院内感染的重要传播途径。医务人员院内感染意识淡漠，对其危害性认识不足，对监控措施重视不够，落实不到位，也是造成院内感染的重要因素。

2.护理措施

(1)加强院内感染知识培训：转变观念、提高认识是防治医院感染关键。因此要加强医务人员院内感染知识的培训，提高护理医务人员整体素质，使其充分认识到搞好护理工作对控制院内感染的重要性，自觉遵守各项规章制度和操作规程，预防和减少院内感染的发生。

(2)环境监测控制：感染患者做好床边隔离，并定期对病室环境、物体表面及工作人员的手进行微生物监测。

(3)严格执行消毒隔离制度：进行各项治疗操作时必须戴工作帽和口罩，治疗操作前后应严格按照"六步洗手法"洗手，必要时进行手消毒。各种留置管道在病情允许情况下，应尽早拔出，缩短插管时间。

(4)减少侵袭性操作，掌握有创监测指征，并严格执行无菌操作技术，各种置入体内导管不宜放置过久，尤其是动、静脉置管。应严密观察穿刺部位有无红、肿、热、痛等表现，一旦发现患者出现不明原因的高热，要及时通知医生处理。在处理不同患者或直接接触同一患者不同部位前后必须认真洗手。保持各种管道、监测装置的畅通，定期更换消毒液，室内各种装备、器械、物品进行消毒后保持干燥，避免污染。

(5)重视基础护理：①气道护理：参见本章第一节。②口腔护理：患者由于禁食、口腔自净能力下降，使口腔内环境改变，有利于细菌滋生，应根据患者口腔 pH 值选择不同性质的冲洗液来维持、稳定口咽部内环境，并正确使用擦洗法和冲洗法。③泌尿道护理：保持尿道口周围皮肤的清洁和干燥，每日用温水清洗会阴部，用碘伏消毒尿道口；留置导尿管者做好尿管的护理。④留置静脉导管的护理：留置静脉导管后，注意观察穿刺点周围皮肤情况，每日用碘伏消毒后更换新的敷料。

(6)合理使用抗生素：尽早明确病原学诊断是合理应用抗生素的前提。严格遵守合理使用抗生素的原则，并严格把握联合用药指征，尽可能在做细菌培养及药敏试验后选用抗生素。同时要求护士掌握药动学知识，在给药过程中，自觉按规定时间给药，以最大限度提高抗生素的使用疗效。

(7)重视监测工作：加强监测控制是预防医院内感染的主要措施。医院成立院内感染监控小组。对发生的院内感染类型、发生率及感染的病原学特点等方面进行定期监测，对存在的问题进行分析讨论，查找原因制定有效的防治措施。

3. 健康指导

（1）告知患者及家属 ICU 探视隔离制度，给予相关指导，取得患者及家属的配合。

（2）告知危重患者留置各种引流管期间的护理及注意事项。

（3）使用呼吸机患者，指导其自主配合，保持呼吸道畅通。

（4）饮食护理：告知家属为患者准备营养丰富、易消化的饮食，加强危重患者营养，增强抵抗力。

4. 护理评价

经过对危重患者感染的控制与护理，评价是否达到预防或减少危重患者感染的目的。

参考文献

[1]孙田杰，李晓波，郑瑾.外科护理学[M].上海：上海科学技术出版社，2016.

[2]徐燕，周兰姝.现代护理学[M].北京：人民军医出版社，2015.

[3]胡宝玉.医学实验及应试指导外科护理学[M].上海：第二军医大学出版社，2014.

[4]白厚军.儿科护理学[M].济南：山东科学技术出版社，2015.

[5]刘德芬.妇产科护理学[M].济南：山东科学技术出版社，2015.

[6]赵楠.现代临床外科护理进展集萃[M].石家庄：河北科学技术出版社，2014.

[7]刘建晓，高辉.肿瘤护理学[M].济南：山东大学出版社，2014.

[8]隋海英.临床及护理学[M].济南：山东大学出版社，2014.

[9]陈洪进.外科护理学[M].济南：山东科学技术出版社，2015.

[10]李永，何兰平.外科护理学[M].镇江：江苏大学出版社，2015.

[11]刘翠.中西医结合护理学[M].北京：科学技术文献出版社，2016.

[12]刘允建.内科护理学[M].济南：山东科学技术出版社，2015.

[13]姜桂春.肿瘤护理学[M].上海：上海科学技术出版社，2015.

[14]祝水英，高国丽，林彦涛.外科护理技术［M］.武汉：华中科技大学出版社，2015.

[15]丁淑贞，张素.ICU护理学[M].北京：中国协和医科大学出版社，2015.

[16]庞冬，朱宁宁.外科护理学[M].北京：北京大学医学出版社，2015.

[17]路潜，韩斌如.外科护理学[M].北京：北京大学医学出版社，2015.

[18]张萍，张梅英，樊海宁.外科护理学[M].北京：人民军医出版社，2015.

[19]李秀华.护士临床"三基"实践指南[M].北京：北京科学技术出版社，2016.

[20]辛长海.外科护理学[M].郑州：郑州大学出版社，2013.

[21]吴轶璇，王海勤.实用小儿泌尿外科护理学[M].武汉：湖北科学技术出版社，2013.

[22]余晓齐.外科护理学[M].郑州：河南科学技术出版社，2012.

[23]于景龙，邹文华.外科护理学[M].长春：吉林大学出版社，2012.

[24]吴文秀，钮林霞.外科护理学[M].沈阳：辽宁大学出版社，2013.

[25]盛振文，李少鹏，解辉.外科护理学[M].北京：北京理工大学出版社，2013.

[26]方汉萍，胡露红.外科护理学知识精要与测试[M].武汉：湖北科学技术出版社，2013.